Marie Sichtermann
Heilkunde, Therapie und Selbständigkeit

Marie Sichtermann

Heilkunde, Therapie und Selbständigkeit

Das Handbuch für die Praxis

Dritte, vollständig überarbeitete Neuauflage

Frauenoffensive

4. vollständig überarbeitete Auflage, 2010
(1. Auflage 2000)
© Verlag Frauenoffensive, 2000
(Weißenburger Str. 40, 81667 München)
www.verlag-frauenoffensive.de
info@verlag-frauenoffensive.de

ISBN 3-88104-330-4

Druck: CPI – Clausen & Bosse, Leck
Umschlaggestaltung: Erasmi & Stein, München

Dieses Buch ist gedruckt auf Papier aus chlorfrei gebleichtem Zellstoff.

INHALT

ABKÜRZUNGSVERZEICHNIS

ABL	Alte Bundesländer
AfA	Abschreibung für Anlagegüter
AMG	Arzneimittelgesetz
BDP	Berufsverband Deutscher Psychologinnen und Psychologen e.V.
BGB	Bürgerliches Gesetzbuch
BGH	Bundesgerichtshof
BOH	Berufsordnung für Heilpraktiker
BVerfG	Bundesverfassungsgericht
BVerwG	Bundesverwaltungsgericht
DRV	Deutsche Rentenversicherung
EStG	Einkommensteuergesetz
FBH	Frauenbildungshaus
GbR	Gesellschaft bürgerlichen Rechts
GebüH	Gebührenordnung für HeilpraktikerInnen
HPG	Gesetz über die Ausübung der Heilkunde ohne Bestallung
HP-Schein	Nachweis der Erlaubnis, die Heilkunde nach dem HPG ausüben zu dürfen
IfSG	Infektionsschutzgesetz
IHK	Industrie- und Handelskammer
Kleiner HP-Schein	Nachweis der Erlaubnis, die Heilkunde beschränkt auf Psychotherapie (oder Sprach- und Stimmtherapie) im Rahmen des HPG ausüben zu dürfen
KSK	Künstlersozialkasse
KV	Kassenärztliche Vereinigung
MedR	Medizinrecht (Zeitschrift)
NBL	Neue Bundesländer
NJW	Neue Juristische Wochenschrift
OVG	Oberverwaltungsgericht
PsychThG	Psychotherapeutengesetz
StGB	Strafgesetzbuch
TCM	Traditionelle Chinesische Medizin
UStG	Umsatzsteuergesetz
VO	Verordnung

Sie sind mir die liebsten von meiner Kundschaft, die Frauen, die sich ihre Berufe selber ausdenken, die gerade das tun im Leben, was ihnen am nächsten liegt, und die ihren Beruf als Ausdruck all dessen betrachten, was ihnen das Leben bisher an Wissen und Erfahrung eingebracht hat. Diese Frauen hatten wir im Sinn, als wir 1986 das Büro Geld & Rosen, Projekt- und Unternehmensberatung für Frauen gründeten.

Eine besondere Gruppe unserer Kundinnen waren immer die Heilerinnen, Therapeutinnen, Heilpraktikerinnen, die spirituellen Lehrerinnen und Medien – sie beeindrucken mich immer wieder tief durch ihren Mut und die Großzügigkeit, mit der sie den kleinlichen Regeln der Betriebswirtschaft, des Marktes und des Rechts ihre eigene Inspiration und Imagination entgegensetzen. Nicht alle kommen groß heraus, die meisten aber finden für eine Zeit ihr Glück und nehmen es mit in die nächste Runde des Gangs durch das Labyrinth. Und von manchen erreicht mich noch fünfzehn Jahre nach einer Beratung oder Begegnung ein Gruß oder eine Erfolgsmeldung. Ihnen allen ist dieses Buch gewidmet.

Zwischen der 1. Auflage aus dem Jahre 2000 und der 3. Auflage 2007 hat sich der Gesundheitsmarkt verändert. Außer den klassischen Psycho- und Körpertherapien werden mehr als zuvor neue Fertigkeiten und Ausbildungen angeboten. Entspannungstrainerinnen, Gesundheitspädagoginnen und Lerntherapeutinnen nenne ich beispielhaft, es gibt vieles mehr. Auch sie sollen in diesem Buch alle nötigen Informationen finden.

Nicht nur neue Entwicklungen und Gesetzesänderungen im Sozialversicherungs- und Steuerrecht machten eine neue Bearbeitung des Buches erforderlich. Erfreulicherweise hat sich in jüngster Zeit eine Wende in der Rechtsprechung zur Ausübung der Heilkunde im Sinne einer deutlichen Entspannung abgezeichnet. Viele Menschen, die geistige Heilweisen praktizieren, können nun aufatmen. Diese neuen Gerichtsentscheidungen habe ich in der 3. Auflage verwertet.

Wer sich die Mühe gemacht hat, mir Hinweise auf Neues oder auf Unstimmigkeiten zu geben, sei bedankt. Alle Informationen sind mir auch weiterhin willkommen.

Ich sage allen Dank, die zur Entstehung dieser dritten Auflage mit Rat und tatkräftiger Unterstützung beigetragen haben:

Meine Kolleginnen im Büro Geld & Rosen, Brigitte Siegel, Franziska Bessau und Petra Welz sind an erster Stelle zu nennen, sie haben mich in jeder nur denkbaren Weise unterstützt und ihre Fachkompetenz eingebracht. Brigitte Siegel hat das Kapitel „Buchhaltung und Steuern", Beatrixe Haussmann aus Moers das Kapitel „Die Abrechnung mit privaten Krankenversicherungen" auf den neuesten Stand gebracht. Von Anne Rensing aus Mauel in der Eifel bekam ich neue Informationen zur rechtlichen Einordnung der Therapie mit Blütenessenzen. Die Heilpraktikerinnen Christine Krüger und Sabine Herrlich haben ihre wunderbaren Geschichten ergänzt und fortgeschrieben.

Euskirchen, April 2007   *Marie Sichtermann*

Die Gruppe

Dieses Buch ist aufgebaut als Beratungsgespräch mit Frauen, die sich in einem Gesundheitsberuf, hier als Heilpraktikerinnen und Therapeutinnen selbständig machen wollen. Es sind immer ungewöhnliche Frauen, die diesen Beruf ergreifen, der ja, mit Ausnahme der Psychotherapeutinnen, keine geregelte Ausbildung hat. Heilen als Beruf kommt einer Frau meistens aufgrund besonderer Lebensumstände in den Sinn, nachdem sie zuvor schon eine andere Berufswahl getroffen hatte. Aus meiner Seminararbeit mit Heilerinnen weiß ich, daß sie sich nicht so gern belehren lassen – daher habe ich die Form des Gesprächs gewählt: Die Frauen der Gruppe fragen mich, was sie wissen wollen, aber sie antworten und recherchieren auch selbst. Die fünf Frauen, die in diesem Buch auftreten, kennen sich von gemeinsamem Lernen, Arbeiten und politischen Aktivitäten. Sie planen ihre Zukunft in Abstimmung miteinander.

Ich stelle sie nun vor. Alle Frauen haben die erforderlichen Prüfungen schon bestanden; doch ist auch eine dabei, Hannah, die sich nicht um eine Heilpraktik-Prüfung bemüht und nun herausfinden möchte, wie sie dennoch legal arbeiten kann.

Sophie, 38 Jahre alt, ist z.Zt. noch als **Krankenschwester** angestellt. Seit 3 Jahren praktiziert sie als Heilpraktikerin im kleinen Rahmen in ihrer Wohnung. Sie will nun in etwa einem halben Jahr die Anstellung aufgeben und sich ganz von der Arbeit als Heilpraktikerin ernähren. Sie möchte mit der Praxis aus der Wohnung heraus, schöne Räume mieten, in denen sie auch mit anderen Kolleginnen zusammenarbeiten kann. Ihre Methoden: Klassische Homöopathie, manuelle Therapie und Jin Shin Do. Außerdem unterrichtet sie Anatomie an einer Heilpraktik-Schule.

Lisa, 29 Jahre alt, ist **Buchhändlerin** und hat eine ¾-Stelle in einer Buchhandlung inne. Sie hat die HP-Prüfung gerade bestanden. Lisa lebt mit ihrer zehnjährigen Tochter und mehreren

Erwachsenen und Kindern in einer Hausgemeinschaft. Zunächst will sie nebenbei in ihrer Wohnung oder in einem gemieteten Raum praktizieren, dann aber so bald wie möglich die Praxis ausweiten und ihre Stelle im Buchladen reduzieren, um später ganz umzusatteln. Lisa wünscht sich eine intensive Zusammenarbeit mit Sophie. Ihre Methoden: Traditionelle Chinesische Medizin, Neuraltherapie und Lymphdrainage.

Juliana, 38 Jahre alt, ist klinische **Psychologin**, davor war sie Krankengymnastin. Sie ist in einem Krankenhaus angestellt und in einem Berufsverband aktiv. Sie ist geschieden, ihre dreizehnjährige Tochter lebt nur teilweise bei ihr. Juliana möchte eine Praxis in ihrer großen Wohnung eröffnen und ihre Anstellung aufgeben. Sie ist in verschiedenen psychotherapeutischen Methoden ausgebildet – Verhaltenstherapie und Feministisches Psychodrama. Außerdem ist sie fasziniert von Kinesiologie und möchte diese Methode mit Psychotherapie verbinden.

Angie, 33 Jahre alt, ist **Pädagogin** mit therapeutischer Zusatzausbildung und sechs Jahren praktischer Therapieerfahrung. Sie hat die Prüfung für den „Kleinen HP-Schein" abgelegt. Ihr Ehemann kommt für die Familie mit zwei Kindern (7 und 9 Jahre) auf, doch Angie möchte perspektivisch finanziell unabhängig werden. Ihre Methoden sind: Gesprächstherapie und Konzentrative Bewegungstherapie. Sie nimmt an Fortbildungen in schamanischen Heilmethoden teil und wünscht sich eine Zusammenarbeit mit Hannah.

Hannah, 49 J., ist gelernte **Bankkauffrau** und hat verschiedene geistige Heilweisen gelernt. Sie will nicht die HP-Prüfung ablegen. Sie lebt in einer Wohngemeinschaft, ihre beiden Kinder sind schon finanziell unabhängig. Hannah arbeitet seit 20 Jahren in verschiedenen Frauengesundheitszentren mit und gibt ebensolange Seminare für Frauen in feministischer Spiritualität und Selbstheilmethoden. Sie ist Reiki-Meisterin und gibt Reiki-Einweihungen. Auch Fußreflexzonenmassage möchte sie weiterhin anwenden. Ihr Wunsch ist es, einen Raum in einer größeren Frauenpraxis zu mieten; am liebsten bei Sophie und Lisa. Mit Angie will sie Seminare und Fortbildungsreihen anbieten.

Marie, 62 J., ist Juristin und war auch als Heilpraktikerin tätig. Sie ist Unternehmensberaterin für Frauen und Frauenprojekte, einer ihrer Schwerpunkte ist die Beratung von Frauen in Gesundheitsberufen

Berufsbezeichnungen

Ich nenne in diesem Buch die **Heilpraktikerinnen** Sophie und Lisa und die **Psychotherapeutin** Juliana bei ihrer Berufsbezeichnung; Angie, die den „Kleinen HP-Schein" hat, ist damit auch Heilpraktikerin; Hannah, die Frau ohne Prüfung, nennt sich selbst **Heilerin**, und so nenne ich sie auch. Es kann aber durchaus sein, daß ich alle Frauen der Gruppe unter dem Begriff **Therapeutin** oder auch **Heilerin** zusammenfasse. Ich denke, daß der Zusammenhang immer deutlich macht, wer gemeint ist.

Alles fließt

Eine Gruppe Frauen erarbeitet sich Informationen, Meinungen, Ansichten und Einstellungen. Alles, was ich auf diesen Buchseiten festhalte, verändert sich ständig in seinen Erscheinungsformen, mal schneller, mal langsamer. Für neue Informationen und Anregungen bin ich dankbar.

Ein Frauenbuch

Warum ein Buch für Frauen? Heilkunde und Therapie werden doch ebenso von Männern ausgeübt? Ich habe mich vor langer Zeit entschieden, in meinem Denken und Arbeiten die Lebenswirklichkeit von Frauen in den Mittelpunkt zu stellen. Dieser Blick ist mir zur Gewohnheit geworden. Ich verwende daher eine grammatisch korrekte Sprache, die das Subjekt und Objekt nach ihrem Geschlecht bezeichnet.

Ich habe mich auch des großen I bedient, um beide Geschlechter zu benennen. Manchmal war ich dieser Form jedoch auch müde und habe mich darauf verlassen, daß alle, die lesen können, wissen: Die Leserinnen können auch Leser sein.

13

Marie erhält eine Mail von **Sophie.**

Liebe Marie!
Ich praktiziere schon seit einem halben Jahr nebenberuflich als Heilpraktikerin und freue mich über jede Patientin, die den Weg zu mir findet. Meine Freundin **Hannah** arbeitet seit vielen Jahren als spirituelle Lehrerin und Heilerin, **Lisa, Angie** und **Juliana** wollen mit ihrer neuen selbständigen Berufstätigkeit jetzt erst anfangen. Neben unserer Aufregung und Freude machen wir uns auch Sorgen um die berufliche Zukunft als selbständige Frauen. Die Konkurrenz ist groß, die Leute haben immer weniger Geld. Und dennoch, es liegt uns am Herzen, Naturheilkunde anzuwenden, ganzheitlich zu behandeln, feministische Therapie auszuüben und unser besonderes Wissen im Beruf zu vertiefen. In den letzten Jahren sind etliche Gesetze erlassen worden, die Klarheit schaffen sollten, im wesentlichen aber Beschränkungen und Zweifelsfälle gebracht – wie das Psychotherapeutengesetz – und massiv in die Berufsausübung der nichtärztlichen Heilberufe eingegriffen haben. In vielerlei Hinsicht sind besonders Frauen betroffen. Uns scheint, wir werden nicht darum herumkommen, die Menschen, die wir erreichen wollen, auf uns aufmerksam zu machen.
Kannst du uns helfen, aus diesen sorgenvollen Gedanken herauszukommen? Laß uns Mails austauschen! Sophie.

Marie: Eure Sorgen sind berechtigt. Doch Sorgen verlieren an Gewicht, wenn ihr euch die Zukunft ausmalt. Planen gibt Energie und macht euch zu Meisterinnen eures Geschicks. Ich gebe dir und deinen Freundinnen eine Aufgabe, für die nun der richtige Zeitpunkt gekommen ist.
Es geht um **Marketing.** Das bedeutet: zum Markte gehen, das eigene Angebot bekannt machen und dafür sorgen, daß es gekauft wird. Oh, ich spüre deinen Widerstand. Ja, auch Therapeutinnen müssen ihre Leistungen verkaufen. Wenn du Menschen behandeln willst, ohne Geld dafür zu nehmen, so mag das ehrenwert sein, aber da du nicht das große Vermögen geerbt hast, gehen wir bes-

ser davon aus, daß deine Praxis deinen Lebensunterhalt sichern muß. Darum mußt du die Menschen, die zu dir kommen sollen, informieren, daß du ihnen etwas anzubieten hast. Und hoffentlich warten viele gerade auf diese Information!

1. Die Klarheit in der Planung

Du hast gelernt, wenn deine Intention klar ist, finden die Menschen zu dir. Das ist gut – aber ich würde mich darauf allein nicht verlassen. Es könnte dazu führen, daß du an deiner Intention zweifelst, wenn anfangs niemand kommt. Solche Zweifel kosten Energie. Diese Energie kannst du schon jetzt, noch bevor du große Praxisräume gemietet hat, besser einsetzen. Mach dir einen Plan! Der Plan besteht aus vielen guten Fragen, die du beantworten sollst. **Laß dich ein auf ein Marketingkonzept mit den Elementen:**

wer/welche	wo	wie	was	wann	Ziel

Wer, welche? Das ist die Zielgruppe. Welche Menschen willst du behandeln, welche sollen zu dir kommen? Du mußt wissen, welche Menschen du anziehen willst, weil du dorthin gehen mußt, wo deine Zielgruppe ist, um sie zu informieren, daß du eine Praxis eröffnet hast. Nehmen wir an, dein Schwerpunkt sollen allergische Kinder sein. Dann sind deine Zielgruppe Kinder und ihre Eltern.

Wo sind die Eltern kranker Kinder zu finden? Natürlich können sie überall sein, aber wo würdest du sie suchen? Z.B. in Elternbeiräten, Selbsthilfegruppen, Sportvereinen, Parteien, Arztpraxen.

Wie kannst du sie erreichen? Mach dir bitte eigene Gedanken, hier sind Vorschläge: mit Vorträgen bei Elternvereinigungen, Krankenkassen, Volkshochschulen, mit Artikeln in Zeitschriften der Organisationen chronisch kranker Menschen, durch aktive Mitgliedschaft in einem örtlichen Verein oder einer Initiative.

Was hast du bisher dafür getan, dich deiner Zielgruppe bekannt zu machen? Denk fünf Jahre zurück. Vielleicht fällt dir ein, daß du vor drei Jahren einen Kinderladen gegründet hast, seit sieben Jahren Aikido im Verein betreibst, dich an einer Initiative für die Unterstützung bosnischer Frauen beteiligt oder die Gründung eines Geburtshauses aktiv unterstützt hast.

Es ist gut, wenn deine künftige Zielgruppe dich in anderer Funktion erlebt als nur als Heilpraktikerin, Therapeutin, Heilerin. Es ist gut, wenn du einen Bereich hast, in dem du mit anderen deinen politischen und kulturellen Leidenschaften nachgehen kannst. Du hast nichts dergleichen getan? Dann denk darüber nach, mit welchen Aktivitäten du dich in den letzten fünf Jahren beschäftigt hast. Es mag sein, daß du dir schon eine andere Zielgruppe erschlossen hast. Du hast mit deinem Chor in Altenheimen gesungen? Vielleicht findest du deine Kundschaft dort? Du bist erst kürzlich in diese Stadt gezogen, niemand hier hat dich wahrgenommen in den letzten Jahren? Dann wird es Zeit, dies zu ändern! Welches sind deine Interessen? Geh dorthin, wo du andere triffst, die diese Interessen teilen. Für die eine ist der Schritt in die Öffentlichkeit die Beteiligung an der Gründung eines Frauenkulturhauses, für die andere die Mitwirkung im örtlichen Hundeclub oder Reitverein, einem Chor oder einer BürgerInneninitiative gegen die Staubmülldeponie.

Wann willst du damit anfangen, dich bekannt zu machen? Wann willst du dich mit deinen Freundinnen zusammensetzen, um die Fragen zu beantworten? Mach sofort einen Termin – nehmt euch drei Stunden für diese Forschungs- und Planungsarbeit.

Ich sage dir gleich, es ist nicht gut, die Begegnung mit deiner künftigen Klientel auf die Zeit nach der Einrichtung der Praxis zu verschieben. Es könnte sein, daß man und frau dir dann schnell anmerkt, daß du verzweifelt nach PatientInnen suchst. Mach es jetzt, melde dich an zum Fest des Sportvereins, auch wenn du vorher nie dort warst, geh zur Eröffnung des neuen Buchladens und frag ein paar Tage später nach, ob du einen Vortrag halten kannst über die Wirkung von Homöopathie bei Kindern mit chronischen Hautkrankheiten oder über Traditionelle Chinesische Medizin.

Das waren die Planungsfragen. Wenn du sie beantworten kannst, hast du ein Marketingkonzept.

2. Ideensammlung

Mail von **Sophie** an **Marie**: Von den Aufgaben habe ich mir die leichteste ausgesucht und Lisa, Juliana, Angie und Hannah zu einem gemeinsamen Marketingnachmittag eingeladen. Da werden wir zusammen die Fragen beantworten und Pläne machen. Doch vorher ist eine kurze Diskussion erwünscht.

Lisa: Muß es wirklich sein, daß wir Vereinsmeierei betreiben, damit unsere Praxen laufen? Wann sollen wir denn dafür Zeit haben? Es gibt doch noch ein Privatleben, Kinder, Freundinnen, Kultur.

Marie: Zugegeben, Frauen haben es da schwer. Für Männer ist es selbstverständlich, daß sie zu Veranstaltungen in Sport- und Schützenvereinen gehen, während ihre Frauen zu Hause die Kinder ins Bett bringen. Aber Vereinsleben, Parteipolitik und Sport sind kein Selbstzweck – da lernt man sich kennen und vertrauen, da werden Geschäfte abgesprochen, Lehrstellen vermittelt, da macht sich der Anwalt bekannt und der Steuerberater, der neue Augenarzt – und auch der Heilpraktiker, euer Konkurrent. Geschäfte laufen selten von allein. Ich will euch nun nicht zu jeder Art ehrenamtlicher Arbeit animieren. Ihr sollt etwas tun, das für euch und andere von Vorteil ist. Eure Vereinsarbeit sollte am besten Vorstandsarbeit sein, die euch Beziehungen einbringt – aber natürlich muß sie auch Freude machen. Wenn du voll innerem Abscheu in einem Karnevalsverein mitarbeitest, wirst du dich kaum beliebt machen. Und für Parteipolitik hat nicht jede die Nerven.

Angie: Alle sagen doch, daß Mund-zu-Mund-Werbung die beste ist! Wie kriegt Hannah ihre Seminare voll – dadurch daß die Teilnehmerinnen davon sprechen!

Hannah: Genau! Aber was geht denn von Mund zu Mund, wenn niemand dich kennt? Damit die Menschen gut über dich sprechen können, müssen sie dich erlebt haben – und zwar nicht nur als Heilpraktikerin. Mir ist nach dieser Einführung ins Marketing klargeworden, daß es nicht reicht, wenn ich Faltblätter auslege, seien sie auch noch so ansprechend und informativ. Wir leben nicht in einer Leistungs-, sondern in einer Beziehungsgesellschaft. Um als Heilerin oder Therapeutin einen Namen zu bekommen in einer Stadt oder einem Landkreis, muß ich auch in anderer Funktion bekannt sein. Ich muß Beziehungen knüpfen. Laßt uns zusammentragen, wo wir unsere zukünftigen PatientInnen und KursteilnehmerInnen finden und wie wir sie erreichen können.

Ergebnis einer gemeinsamen Ideensammlung:

Systeme, in denen Menschen mit gleichen Interessen sich treffen:	
Bildung/ Kultur	Vereine, Buchläden, Zentren, Frauenbildungshäuser, Elterngruppen, Clubs
Sport/Spaß	Sportvereine, Fitneßstudios, Kampfkunstschulen, Tanzkurse
Religion	Kirchenkreise, Hospize, Kirchl. Einrichtungen, Tagungen, Meditationsgruppen
Kunst	Theatergruppen, Galerien, Fördervereine, Chöre
Gesundheit	Diätclubs, Selbsthilfegruppen, Seniorenheime, Krankenkassen
Politik	Parteien, Initiativen, Frauengruppen

Weitere Ideen:
- Mein Name muß auftauchen! Schon die Ankündigung eines VHS-Kurses kann nützen, auch wenn er dann ausfällt!
- Gedächtnistraining im Altenheim.
- Vor Pflegerinnen/Erzieherinnen über alternative Heilmethoden sprechen.
- Gegenseitige Empfehlungen vereinbaren mit: Hebammen, ÄrztInnen, Bio- und Esoterikläden, SupervisorInnen.

Marie: Hier ist eure **Aufgabe**:
1. Jede erstellt ihr erstes Marketingkonzept anhand der **Tabelle** auf der nächsten Seite.
2. Jede zeichnet für sich ein großes Kalendarium in Form einer Schlangenlinie oder eines Kreises und trägt dort ein, was sie wann machen will, um ihren Plan zu verwirklichen.

Wenn ihr diese Aufgaben erfüllt habt, habt ihr einen Plan. Dieser Plan erlegt euch Handlungen auf. Geht in kleinen Schritten vor und prüft einmal im Monat nach, ob ihr entsprechend eurem Plan gehandelt habt.

3. Das Unternehmenskonzept

Ihr habt gemerkt, daß euer Marketingkonzept noch nicht genau ist, euch ist noch nicht klar, welcher Zielgruppe ihr welche Lei-

Welche Menschen sind meine Zielgruppe?	Wo sind sie zu finden?	Wie erreiche ich sie, mit welchen Mitteln spreche ich sie an?	Was habe ich in den letzten 5 Jahren getan, um mich bekannt zu machen	Wann fange ich an? Ausführlicher Zeitplan
Beispiel	Beispiel	Beispiel	Beispiel	Beispiel
Menschen mit chronischen Hautkrankheiten	Selbsthilfegruppen	Vorträge bei Treffen, Krankenkassen, Behindertensportvereine	Bürger-Innen-initiative gegen Staubmüll-deponie, Freies Radio	2. März Adressen herausfinden, Kalender
Junge Familien	Schulen, Kindergärten, Stadtteilfeste	Viele junge Leute kennenlernen	Ich habe ein Kreistagsmandat und bin politisch aktiv	
Männer, die gut verdienen	Exklusive Sportclubs Unternehmen			
Berufstätige Frauen in der Lebensmitte				

stung anbieten wollt – das hat Auswirkungen auf die Klarheit der Planung. Also wird bei der nächsten Gelegenheit ein kurzes Konzept gemacht. Ein Konzept hat viele Aspekte, es ist für dich, außerdem – gegebenenfalls – für die Bank und schließlich für das Publikum. Ein Konzept läßt sich leicht entwickeln, wenn die richtigen Fragen gestellt werden. Diese Fragen habe ich für euch zusammengestellt – ihr braucht nur noch zu antworten!

Habe ich ein Konzept?

1. Was will ich anbieten?   Welche Methoden?

   In welcher Weise will ich mein Wissen und Können anbieten?
   Behandlungen/Therapien   Vorträge   Seminare

2. Womit fühle ich mich
   sehr sicher   recht sicher   weniger sicher?

3. Welche Berufe habe ich gelernt? Ausgeübt? Wie lange?

4. Welche Kenntnisse und Erfahrungen aus Beruf und Leben kann
   ich für meine Arbeit als Therapeutin, Ausbilderin, Beraterin gebrauchen?

5. Welche Menschen will ich erreichen? (Zielgruppe)

   Was habe gerade ich gerade dieser Zielgruppe anzubieten?

6. Welche Kontakte helfen mir?

7. Was ist das Besondere an mir und meinem Angebot? Was will
   ich herausstellen?

8. An welchem Ort will ich arbeiten, wie groß ist mein Einzugs-
   bereich, mein Wirkungskreis?

9. Welche Konkurrenz gibt es am Ort meiner Wahl?

Habe ich der Konkurrenz gegenüber Vorteile?
Nachteile?

Welcher Umgang mit der Konkurrenz? Ist Zusammenarbeit möglich? (Gemeinsame Werbung – Konsultationen – Empfehlungen?)

10. Meine finanzielle Situation:
Ich habe Eigenkapital
- für die Gründung (Investitionen)   Ja: Euro
- für meinen Lebensunterhalt bis
  6 Monate nach der Gründung   Ja: Euro
Ich muß mir wahrscheinlich Geld leihen   Euro
Ich habe – ausreichende – Einkünfte aus:
                     Berufstätigkeit
                     Rente
                     Ehe
                     Sonstiges

11. Ich muß von meinem therapeutischen Beruf leben
zusätzlich   ausschließlich
Ich muß nicht, aber ich will davon leben in   Jahren.

12. Welche Art Unterstützung brauche ich von wem?
Was muß ich dafür tun?

13. In welche Richtung will ich mich entwickeln, weiterbilden?

Wenn ich alle diese Fragen beantworten kann, habe ich ein Konzept – wenn nicht, muß ich es entwickeln.

Angie: Wir dürfen als Heilpraktikerinnen und Therapeutinnen für unsere Arbeit werben, hast du uns erzählt. Wir haben aber auch schon gehört, daß wir nicht werben dürfen, andererseits sehen wir allenthalben Werbung von Heilpraktikerinnen und Heilerinnen ohne Prüfung und von Psychotherapeutinnen. Außerdem gibt es offenbar eine Menge gesetzlicher Beschränkungen! Wie ist es nun richtig? Was müssen wir wissen?

Marie: Zum Glück läßt sich zum Kapitel Werbung recht eindeutig sagen, was richtig ist – in Grenzen natürlich, wie immer. Ich möchte außerdem das Thema Werbung mit dem Thema „Qualität eurer Arbeit" verbinden.

1. Werbung – Geschichte und Ende des Verbots

Die Verwirrung müßte sich legen, wenn ihr die Geschichte dieses Problems kennt.

Das Werbeverbot für HeilpraktikerInnen war niemals gesetzlich geregelt. Der Staat regelt die Werbung allgemein durch das „Gesetz gegen unlauteren Wettbewerb (UWG)" und die Werbung im Heilwesen durch das „Gesetz über die Werbung auf dem Gebiete des Heilwesens" – Heilmittelwerbegesetz (HWG). Ein Werbeverbot für Berufsgruppen wurde nie ausgesprochen. Das besorgten die Berufsgruppen selber, speziell die Ärzte. Die Gerichte übertrugen das ärztliche Standesrecht auf andere Heilberufe. Die HP-Verbände lehnten sich in ihrer Berufsordnung (BOH) eng an die standesrechtlichen Bestimmungen der Ärzteschaft an. So durften Anzeigen nur aufgegeben werden bei Praxiseröffnung, Umzug, Urlaub usw. Die Verteilung von Faltblättern war nicht erlaubt. Das Ganze war kompliziert und gab zu Zweifeln und Übertretungen Anlaß. Eine Wende kam Ende der 80er Jahre. Zuerst entschied das Bundesverfassungsgericht allgemein, daß ein Berufsverband nicht durch ein Werbeverbot in das Grundrecht auf freie Berufsausübung eingreifen darf – speziell für HeilpraktikerInnen stellte das der Bundesgerichtshof 1989 fest. Damit wurde klargestellt:

1. Es gibt kein allgemeines Werbeverbot für HeilpraktikerInnen.
2. Wenn ein Verband ein Werbeverbot ausspricht und ein Mitglied dagegen verstößt, so hat das nur vereinsinterne Folgen.
3. Die BOH gilt nur für die Menschen, die sie anzuwenden wünschen, also die, die sich einem Verband anschließen, der die Berufsordnung für anwendbar erklärt.

Die großen HP-Verbände haben die BOH längst geändert, da steht kein Werbeverbot mehr drin. Warum mehr als fünfzehn Jahre danach noch immer an HP-Schulen das Werbeverbot unterrichtet und in Prüfungen geprüft wird? Vielleicht veraltetes Lehrmaterial? Schlecht informierte DozentInnen? Oder eindeutige Interessen, die junge Konkurrenz vom Markt fernzuhalten?

2. Werbung – die Auswahl

Also: Ihr dürft – und ihr solltet werben, denn andere tun es auch. Ihr wißt, ihr müßt euch bekannt machen. Ihr haltet nicht viel von Werbung, denkt gar, wenn ich gut bin und die richtige Energie ausstrahle, dann kommen die Menschen zu mir? Auch das ist richtig. Werbung allein genügt nicht – aber nur wenige können es sich leisten, auf sie zu verzichten!

Hier verzahnen sich die Kapitel Marketing und Werbung. Marketing oder Public Relation ist deine gesamte Strategie, dich deiner Zielgruppe bekannt zu machen, auch die Vorstandstätigkeit im örtlichen Kinderschutzbund oder Hospizverein (wenn du vor lauter AnwältInnen und PolitikerInnen hineinkommst!).

Von Werbung sprechen wir dann, wenn ein Personenkreis, mit dem du noch nicht in einer vertraglichen Beziehung stehst, über deine Leistungen informiert wird. So ist ein Vortrag, bei dem du über deine Methode, deine Arbeitsweise sprichst und dann deine Karten verteilst, Werbung – das Verschicken von Neujahrskarten an deine PatientInnen dagegen nicht.

Später wenden wir uns den Feinheiten des Rechts zu; doch zuerst laßt uns die Phantasie auf die Möglichkeiten von Werbung richten. Welche Werbeträger wollt ihr nutzen? Ich gebe euch eine

Aufgabe: Fragt Freundinnen, die werben, und solche, an die sich die Werbung richtet, welche Erfahrungen sie gemacht haben, und hört dabei gut zu.

Angie: Hier ist zunächst das Ergebnis einer Befragung erfolgreicher Kolleginnen: Wir müssen unterscheiden zwischen dem Gewinnen neuer PatientInnen und dem Halten eines PatientInnenstamms. Mit Werbeträgern sprechen wir in erster Linie Leute an, die uns noch nicht kennen, aber wir bringen uns auch bei denen in Erinnerung, die schon von uns gehört haben oder bei uns waren. Folgende Werbeträger und Werbearten haben wir in einem Brainstorming zusammengetragen. Nicht alle halten wir für geeignet. Wir erwarten dazu deinen Kommentar.

```
Faltblatt/Karten auslegen,       KundInnen direkt anschrei-
  wo unser Publikum hingeht:       ben
- Bioläden
- Therapie-/Kulturzentren        Vorträge
- Apotheken(?)                   - vor Selbsthilfegruppen
                                 - vor Eltern
Artikel mit Fotos/Adressen       - in Seniorenheimen
  im örtl. Anzeigenblatt         - in Kooperation mit Apo-
Wurfwerbung (?)                    theken und Krankenkassen
Anzeige/Adresseneintrag in       - in Familienbildungs-
- Gelben Seiten                    stätten
- Frauenbranchenbüchern          - in Gesundheitszentren
- Stadtzeitungen
- Anzeigenblättern               Beiträge im regionalen
                                 Radio

Briefkopf,Umschläge,Rech-        Eröffnungsfest mit Einla-
  nungsblock                       dungen an wichtige Leute
Internetseite
KFZ-Aufkleber                    Regelmäßige „Tage der
Kataloge, falls wir etwas          offenen Tür" und Infor-
  verkaufen                        mationsveranstaltungen
                                   in der Praxis
```

Marie: Die wichtigsten Werbemittel sind **persönliche Auftritte, Faltblätter und Artikel von und über euch.** Vorträge sollte nur diejenige halten, die das auch gern tut und gut kann. Ein guter Vortrag ist mehr als Information, er ist ein sinnliches Erlebnis, bei dem die Frau mit ihrer ganzen Persönlichkeit wahrgenommen wird. Mit einer langweiligen, abgelesenen Rede, bei der man dir die Anspannung anmerkt, gewinnst du keine Kundschaft. Wenn dir öffentliche Auftritte nicht liegen, schreib lieber einen gescheiten Artikel und bring ihn unter die Leute!

Wenn du Seminare bei schlecht zahlenden Institutionen wie der VHS gibst, so kann das einen guten Werbeeffekt haben – allerdings nur, wenn die Teilnehmerinnen auch mitkriegen, daß du eine Heilpraxis betreibst.

Woher sollen sie das wissen, wenn du es ihnen nicht sagst? Du solltest immer mal wieder auf deine Erfahrung in deiner Heilpraxis zu sprechen kommen. Das Ganze hat natürlich nur dann einen Werbeeffekt, wenn Seminarort und Praxisort nah beieinander liegen. Wenn du Seminare in Bautzen gibst, deine Praxis aber in Dresden hast, nützt dir das wenig.

Lisa: Ich gebe also den Kurs, lege einen Stapel Faltblätter auf die Fensterbank und bitte die Leute, sich zu bedienen. Ich kann so etwas schlecht.

Marie: Leg sie nicht auf die Fensterbank. Nimm die Blätter und drück gleich am ersten Abend jeder Teilnehmerin eines in die Hand, als wäre es ein Geschenk; atme so, wie du Atmung unterrichtest, und schau jeder einzelnen dabei in die Augen!

Sophie: Ich möchte auch meine Praxis als Raum bekannt machen. Es wird sicher gut sein, dort Veranstaltungen zu organisieren.

Marie: Ja, nutze jede Gelegenheit, wie einen „Tag der offenen Tür", um dich als kompetent, erfahren, freundlich und geduldig zu zeigen. Veranstalte Vorträge, Liederabende oder was immer dir selbst Freude macht. Wenn du unter einem Gastgeberinnensyndrom leidest und bei solchen Gelegenheiten hypernervös bist, laß dich von Freundinnen unterstützen. Auch Aufkleber auf Autos und Wurfsendungen gelten nicht als unangemessene Werbung für Gesundheitsberufe.

Sophie: Okay. Werbung muß sein, selbst wenn es mir schwerfällt, von der Vorstellung abzugehen, daß meine gute Arbeit keine Werbung braucht. Auch die Werbung soll gut sein, aber was ist gute Werbung?

Marie: Gute Werbung ist die Werbung, die deine unverwechselbare Person mit ihrer einmaligen Leistung so darstellt, daß alle es gern lesen, sich gut informiert fühlen, neugierig werden, Lust darauf bekommen, gerade zu dir zu gehen, und dann noch dies alles in Erinnerung behalten, bis sie dich wirklich brauchen. Deine Werbung muß die Essenz deiner Persönlichkeit und deines Angebots wiedergeben. Dein Werbeträger, vielleicht ein Faltblatt, soll folgende Angaben enthalten:

- Deine Methoden, deren kulturellen Hintergrund und mögliche Wirkungsweise und Besonderheiten – z.b., daß sie am bekleideten Körper ausgeübt wird.
- Dein Gebrauch dieser Methoden, dein Zugang, vielleicht deine LehrerInnen.
- Wer bist du, was charakterisiert dich? Alter, vielleicht deine erlernten Berufe, Erfahrungen, Ziele – auch ein Foto sagt etwas über dich aus, macht dich unverwechselbar und wiedererkennbar: „Ja, diese Frau habe ich schon gesehen!" Vergiß nicht dich selbst in deinem Werbeträger! Viele Frauen fassen ihre Werbung so ab, daß die Leserin nach der Lektüre neugierig auf die Heilmethode ist, sich aber fragt, wo und wie sie diese kennenlernen kann, weil sie nicht gemerkt hat, daß da eine Therapeutin um PatientInnen wirbt.
- Adresse, Telefonnummer mit Vorwahl! Der Preis deiner Leistungen sollte auch nicht fehlen.

Und dein Faltblatt sollte in einem Format daherkommen, das sich gut aufbewahren läßt, und in einer Schrift, die auch für die zu lesen ist, deren Augen schwächer geworden sind. Es sollte sich leicht fotokopieren und faxen lassen, ohne an Lesbarkeit zu verlieren.

Lisa: Gibt es nichts Originelleres als Faltblätter? Die haben alle!

Marie: Ja, weil sie praktisch sind. Doch Postkartenformate sind genauso gut. Du wirst gezwungen, dich kurz zu fassen, und kannst dich dennoch auch künstlerisch ausdrücken. Originell ist sicher auch Bandenwerbung in der Straßenbahn.

Lisa: Meinst du das im Ernst?

Marie: Ich weiß nicht, ob es schon eine probiert hat, und auch nicht, wie teuer das ist, doch Werbung in Verkehrsmitteln kann sehr wirksam sein! Gestaltete Anzeigen mögen schön aussehen, lohnen sich aber selten. Da ist es schon besser, sich einen Text für den Kleinanzeigenteil einer Zeitung auszudenken – unglaublich viele Menschen lesen regelmäßig Kleinanzeigen! Z.B.:

> **Endlich Akupunktur für Frauen auch in Posemuckel!**
> Sophie Engel, Heilpraktikerin

Wenn frau sich dazu überwinden kann, erlebt sie oft überraschende Effekte, denkt mal darüber nach! Vielleicht nützen Anzeigen in Programmen von Tagungen und Kongressen, die zu deinem Thema in deiner Umgebung stattfinden – auch eine Anzeige in der Ankündigung der Lila Karnevalssitzung kann für dich gut sein! Wichtig ist, daß dein Name immer mal wieder auftaucht.

Viele Frauen erzählen, daß immer wieder Patientinnen über eine Eintragung im Branchenbuch der Post, den Gelben Seiten, zu ihnen kommen. Dann müßt ihr aber für einen Fettdruck eurer Methoden in die Tasche greifen – der Name allein bringt nicht viel.

Homepages werden immer wichtiger – auch für Therapeutinnen aller Art. Ihr solltet jedoch nur dann im Internet[1] auftreten, wenn ihr es selbst regelmäßig nutzt und die Resonanz prüfen und auch beantworten könnt.

3. Werbung – die Kosten

Sophie: Kann ich das selber machen? Wer kann das für mich machen? Wem soll ich trauen? Wie finde ich die richtige Frau für diesen heiklen Job? Und was kostet das?
Marie: Zur Frage der Kosten der wichtigste Grundsatz vorweg:

> Die Werbung darf so teuer sein, wie deine Zielgruppe es mag.

Teure oder eher preiswerte Werbung ist als solche erkennbar. Der Aufwand an Geld und Können ist sichtbar am Faltblatt, an deiner Karte oder der Gestaltung der Anzeige. Auch an der Einrichtung deiner Praxis ist sofort zu sehen, ob sie teuer oder billig war. Jede Kundin, jede Patientin, die deine Räume betritt, deine Karte in die Hand nimmt, weiß instinktiv: *Das muß ich bezahlen.* Alle Menschen in unserem Kulturkreis wissen, daß es in teuer eingerichte-

---

1 Zur Therapie im Internet s. Kapitel „Umherziehen, Fernbehandlungen und Internet".

ten Läden und Büros teure Sachen und Leistungen zu kaufen gibt und in einfach eingerichteten Läden die billigeren.

Wenn du eine Zielgruppe hast, die eher wenig Geld hat (StudentInnen, Rentnerinnen, Eltern chronisch kranker Kinder), sollen deine Einrichtung und deine Werbung so aussehen, daß diese Zielgruppe dich für bezahlbar hält. Wenn du dich eher an wohlhabende Leute wenden willst, mußt du wissen, daß sie gern unter ihresgleichen sind, unter Leuten, die sich etwas leisten können. Sie erwarten von dir teure Werbung, gediegene Kleidung, eine schicke Praxis. Dann dürfen auch deine Preise entsprechend hoch sein.

Etliche Werbeagenturen bieten preisgünstige Leistungen für Gründerinnen an – natürlich in der Hoffnung auf Folgeaufträge. So ein Gründerinnenpaket kann Logo, Briefpapier und Anzeige umfassen und unter 700 Euro kosten. Ein Faltblatt muß extra bezahlt werden. Willst du dir eine gute Grafikerin leisten, die gerade kein Sonderangebot macht, kann der Preis um 2.000 Euro liegen, mehr oder weniger. Für eine Homepage kann noch einmal soviel dazukommen. Es ist sehr wichtig, daß ihr über die preislichen Bedingungen vorher sprecht. Viele Gründerinnen recherchieren im Internet nach preiswerten Möglichkeiten, ihre eigenen Entwürfe layouten und drucken zu lassen. Die Qualität ist oft erstaunlich gut und günstig. Auch professionelles Webdesign findet sich über das Internet, verbunden mit einem Servicepaket, das Domain-Recherche, Anmeldungen, Pflege der Seiten und dergleichen mehr umfaßt. Vor allen Dingen muß dir die Werbung selbst zusagen.

Wenn du wirbst, solltest du alle, die zu dir kommen, danach fragen, woher sie von dir gehört haben, dann wirst du nach ein paar Jahren wissen, welche Werbung sich für dich lohnt.

4. Werbung – die Verbindung zu den PatientInnen

Was gehört noch dazu? Dein Ziel ist, daß die Menschen dich kennenlernen, zu dir kommen, mit dir zufrieden sind und wiederkommen. Daher mußt du dir Gedanken machen über:

• **Erreichbarkeit.** Gibt es feste Anrufzeiten, eine Ansage, der zu entnehmen ist, wann du zu sprechen bist, rufst du zurück? Hast du Fax und Email? Schaust du da auch rein?

• **Wirkung am Telefon.** Weint im Hintergrund dein Kind, lärmt deine Wohngemeinschaft, spielt das Radio? Hast du den Kalender und die PatientInnenkartei griffbereit?

• **Zuverlässigkeit.** Hältst du Absprachen, Termine und Zusagen ein? Machst du dir nach jeder Begegnung Notizen über den Verlauf und die von dir übernommenen Aufgaben, z.B. etwas rauszusuchen, etwas zuzuschicken?

• **Sauberkeit, Aussehen, Umgangsformen.** Eine Praxis in der Wohnung wirkt nun mal privat, mach das beste draus. Der Behandlungsraum sollte klar nur für diesen Zweck eingerichtet sein. Was ziehst du in der Praxis an? Der Kittel hatte etwas für sich, ist aber passé. Gibst du den PatientInnen die Hand? Sprichst du sie mit Namen an? Wie nimmst du ihnen die Scheu, sich auszukleiden?

• **Umgang mit Beschwerden** und Klagen über deine Behandlungen und andere Leistungen. Widersprich bitte nicht, dadurch wird alles nur schlimmer. Wenn eine Antwort von dir erwartet wird, nimm dir Zeit zum Nachdenken und teile dann das Ergebnis mit.

• **Umgang mit Zeit und Honorar.** Wissen deine Patientinnen vorher, wieviel Geld du für welche Leistung verlangst? Ist es klar, welche Telefongespräche berechnet werden und was passiert, wenn ein Termin versäumt wird? Überziehst du öfter die vereinbarte Zeit oder kürzt du sie ab? Wirkt sich das auf das Honorar aus?

Lisa: Ich muß doch aber als Heilpraktikerin wohl kein Telefontraining oder einen Managementkurs absolvieren!

Juliana: Nein, aber es stimmt, daß wir unseren PatientInnen ein Gefühl von Sicherheit geben müssen: durch unsere Stimme und Ruhe am Telefon sowie durch die Technik, die uns erreichbar macht. Wenn du in der Wohnung praktizierst, müssen die Räume aufgeräumt, sauber und nicht allzu persönlich aussehen. Sonst könnten sie sich als Eindringlinge fühlen.[2]

5. Die Qualität der Arbeit

Marie: Ihr merkt sicher schon, daß die Qualität der Werbung in einem engen Zusammenhang zur Qualität eurer Arbeit steht.

Sophie: Was heißt das? Wenn ich eine Werbegrafikerin beauftrage,

2   Zur Praxis in der Wohnung s. Kapitel „Praxis – Räume", S. 141 ff.

so entwirft sie mir einen Prospekt, ohne von meinem Können als Heilpraktikerin eine Ahnung zu haben.

Marie: Natürlich wissen alle, daß gute Werbung kein Beweis für gute Arbeit ist, aber sie macht geneigt, das Produkt auszuprobieren. Wenn die Werbung hervorragend ist, die Arbeit dagegen minderwertig, wird sich eine Praxis nicht lange halten. Gute Werbung informiert auch gut, doch eben nicht nur mit Hilfe von Worten, sie nutzt auch die Sprache der Farben und Symbole. Sie läßt subtil die Erfahrung, den Hintergrund und somit auch das Können zur Leserin und zum Leser sprechen. Eine geschickte Werbefachfrau wird genau das bei dir erfragen und deine Besonderheit so darstellen, daß du stolz darauf sein kannst und die Werbung gern unter die Leute bringst.

Zuvor müßt ihr euch jedoch selber fragen, was für euch Qualität ist. Hier gibt es einen engen Zusammenhang mit dem Begriff Professionalität und damit zur höheren Perspektive einer Berufspolitik. Diesem Thema wird allenthalben hohe Aufmerksamkeit gewidmet, auch in den Berufsverbänden. Ich wundere mich über den Glauben an die Meßbarkeit von Qualität. Außerdem höre ich oft, daß über das „unprofessionelle" Verhalten einer Kollegin geredet wird.

Wo seht ihr als Berufsanfängerinnen eure „Professionalität" oder das Gegenteil, und welche Verbindung gibt es zur Qualität? Ist beides das gleiche? Woran meßt ihr die Qualität eurer therapeutischen Arbeit?

Juliana: Ich kann das beantworten, denn ich war schon mal selbständig als Physiotherapeutin und bin aktive Verbandsfunktionärin. Ich kenne die Diskussionen.

Zuerst zu den Begriffen: Mit Qualität bezeichnen wir die Güte unserer Behandlungen und Therapien – mit Professionalität die Art und Weise, wie wir unser kleines Unternehmen führen und uns den KundInnen vermitteln. Also gehören zur Professionalität das Verhalten am Telefon, die Vermittlung von Klarheit über den Ablauf der Behandlung, das Auftreten gegenüber Krankenkassen, Ämtern und anderen Kostenträgern. Im weiteren Sinne gehört zur Professionalität die Vermittlung eines Berufsbildes an die Öffentlichkeit, das geschieht in der Regel durch Berufsverbände.

Professionalität sagt etwas, aber nicht alles über die Qualität der therapeutischen Arbeit aus, manchen liegt Professionalität im Blut, anderen gar nicht. Vieles daran ist lernbar, sogar sehr leicht, dazu zähle ich das klare Auftreten gegenüber PatientInnen. Der Umgang mit Ämtern und Kassen hängt wohl stark mit einem grundsätzlichen Selbstbewußtsein zusammen, das manche Menschen, vor allem Frauen, einfach nicht aufbringen. Das läßt sich ausgleichen durch gute Kontakte zu Kolleginnen. Gerade Verhandlungen mit Ämtern gelingen besser, wenn du Fakten kennst und weißt, wie andere vor dir vorgegangen sind und abgeschnitten haben. Natürlich sind hier auch Berufsverbände wichtig. Sie sollen Wissen vermitteln und ihre Mitfrauen und Mitglieder unterstützen.

„Qualität der Arbeit" ist eine viel heißere Frage. Gesetze und Berufsordnungen stellen Qualitätskriterien auf nach Länge und Inhalt von Ausbildungen und Fortbildungen. Für Gesetze ist das verständlich – es gibt keine anderen objektiven Maßstäbe. Bei Berufsverbänden steckt dahinter, daß mit einem Mehr an Ausbildung auch immer ein Mehr an Prestige verbunden wird.

Marie: Ich kenne kaum eine Berufsgruppe, die sich derart umfangreich und konsequent bildet und fortbildet wie Heilpraktikerinnen, Heilerinnen und Therapeutinnen. Viele haben drei, vier, fünf solide Ausbildungen in verschiedenen Methoden absolviert und sind dennoch befangen und wenig selbstbewußt, wenn sie damit fremde Menschen, nämlich ihre PatientInnen, behandeln sollen.

Lisa: Das stimmt, wir haben in Aus- und Fortbildungen wenig Gelegenheit, real mit Menschen außerhalb der Lerngruppe umzugehen. Es fehlen Ambulatorien, in denen wir unter Supervision unser Können erproben und aus Erfahrungen lernen können.

Marie: Ich glaube, es fehlt auch an Ermutigung, eure Fähigkeiten schon bald nach Beginn einer Ausbildung – z.B. in einer Körpertherapie oder Pflanzenheilkunde – an Menschen in eurer Umgebung zu erproben. Heutzutage sind viele Ausbildungen lange und schwer, und der professionelle Kontakt mit Klientinnen liegt zeitlich recht spät. Ich möchte euren Blick darauf richten, daß das nicht immer so war. Der Methodenboom in der Naturheilkunde, der noch anhält, setzte erst vor knapp fünfundzwanzig Jahren ein.

Davor gab es wenig Vielfalt. Es gab Homöopathie, Chinesische Medizin, soweit sie hier schon bekannt war, Phytotherapie, einige andere Klassiker wie Neuraltherapie und Ausleitungsverfahren und eine Handvoll Körpertherapien. Auch in der Psychotherapie war das Angebot übersichtlich.

Und heute? Es vergeht kein Seminar, in dem Frauen mir nicht von neuen Methoden berichten, die sie gelernt haben und von denen sie begeistert sind. Kaum ist eine neue Methode ein Weilchen auf dem Markt, gibt es einen Verband, der Ausbildungsrichtlinien und Qualitätskriterien erarbeitet, die immer diejenigen aufstellen, die die Ausbildungen leiten wollen.

Sophie: Willst du damit sagen, daß das Ganze letztlich nur ein Geschäft ist?

Marie: Nein, nicht nur – aber ein Geschäft ist es eben auch. Qualitätskriterien fallen nicht aus den Sternen, sie werden von Interessengruppen gemacht. Wo es Interessen gibt, da gibt es immer auch andere Interessen, die nicht schlechter sein müssen. Stellt euch vor, zwei Frauen haben in Kanada, Indien oder Nepal ein altes, hier unbekanntes Akupressursystem gelernt, sagen wir, in einem Kurs, der zwei Monate gedauert hat. Die eine geht hin und wendet diese Methode in ihrer Praxis an. Zwei Jahre später verwendet sie ihr Wissen und ihre Erfahrung auch in Seminaren. Nehmen wir an, ihr liegt daran, diese Methode zu verbreiten. Die andere gründet zwei Jahre nach dem Kennenlernen einen Verband und ein Ausbildungsinstitut und erläßt Richtlinien, die ganz auf ihre Person als Ausbilderin zugeschnitten sind. Vielleicht gelingt es ihr sogar, den wohlklingenden Namen der Methode schützen zu lassen, und so kann sie den Gebrauch des Namens von der Erteilung eines Zertifikats in ihrem Institut abhängig machen. Die erste, die genauso viel gelernt hat und kann, erfüllt diese Kriterien nicht, und wenn sie Pech hat, darf sie nicht einmal mehr den Namen verwenden ohne Genehmigung der anderen. Ich will nicht sagen, das sei alles nur Geschäftemacherei, ich will überhaupt nicht schlecht über irgendein Ausbildungsinstitut reden. Ich will euch jedoch zeigen, daß Qualitätskriterien und Ausbildungsgänge immer auch ausschließen sollen.

Hannah: Mir ist vor allem wichtig, wieviel Erfahrung eine selber im Leben gesammelt hat. Ich finde es schwer, bei der Qualitätsdebatte in der Heilbranche nicht an die Diskussionen im Handwerk um den Wert der Meisterprüfung zu denken. Da kommen eindeutige Interessen zum Ausdruck. Ich besuche viele Fortbildungen und gebe selber welche. Es sind letztlich immer die eigene praktische Erfahrung und das Lernen aus den eigenen Fehlern, die zu einer guten Arbeit führen. Jede sollte auch durch die Phasen gegangen sein, in denen ihr Wunder gelingen, die sie dann nicht wiederholen kann. Es ist diese Mischung aus Demut und Selbstbewußtsein, die zur Qualität der Arbeit führt.

Da ich seit zwanzig Jahren im Geschäft bin, habe ich mitbekommen, wie sich die Maßstäbe gewandelt haben. Was früher persönlich von Frau zu Frau in einem Lehrverhältnis übermittelt wurde, ist nur noch in der dreijährigen Ausbildung mit theoretischen und praktischen Prüfungen zu haben. Das ist auch ein deutsches Phänomen. Dessen sollten wir uns bewußt sein. Viele Methoden sind in den Ursprungsländern, auch den USA, leichter zugänglich.

Sophie: Vielleicht sollten wir, wenn wir selber Qualitätskriterien entwerfen, uns immer fragen, welche Gruppe wir damit ausschließen wollen, und diese Menschen fragen, welche Anforderungen sie denn an die Qualität stellen würden. Vielleicht sind es dieselben oder gar höhere.

Lisa: Andererseits dient es doch auch dem Schutz der PatientInnen, wenn es strenge Richtlinien für Ausbildungen gibt.

Angie: Tut es das? Das PsychThG hat sehr viele Frauen von der legalen Ausübung ihrer therapeutischen Tätigkeit getrennt, denn sie haben aus gesetzgeberischer Sicht das falsche Studium absolviert. Ich habe mir den eingeschränkten HP-Schein noch rechtzeitig ergattert, weil ich das kommen sah. Aber die Gesetzgeber haben auch immer damit argumentiert, daß etwas für den Verbraucherschutz getan werden müsse. Das ist letztlich nicht geschehen, die VerbraucherInnen haben jetzt weniger Auswahl, es stehen ihnen weniger TherapeutInnen mit Praxis- und Lebenserfahrung zur Verfügung. Daß nur diejenigen gute Therapie machen, die Psychologie studiert haben, ist doch wirklich unwahrscheinlich.

Marie: Über das PsychThG und seine Folgen für euch alle werden wir noch zu reden haben.[3] Dieses Beispiel zeigt sehr gut und klar, daß bei der Aufstellung von Qualitätskriterien immer die Macht eine Rolle spielt, das gilt für Gesetze ebenso wie für Regelungen in einem Verband.

Das wichtigste Stichwort der Debatte über Qualität ist schon gefallen: **Erfahrung.** Zum einen ist Naturheilkunde Erfahrungsmedizin und beruht auf der über lange Zeit gemachten Erfahrung vieler Menschen, der Kranken ebenso wie derjenigen, die sich mit Heilung und Linderung beschäftigt haben. Das waren, wie ihr wißt, jahrhundertelang andere als Ärzte, vor allem Frauen. Zu dieser Erfahrung sollte eine Heilerin Zugang haben. Für mich als Patientin wäre es wichtig und beruhigend zu wissen, daß meine Heilerin eine gute Lehrerin hatte, von deren Erfahrung sie zehren kann.

Sophie: Was du jetzt sagst, spricht gegen uns als Anfängerinnen. Wir haben eben weniger Erfahrung als eine Frau, die schon jahrelang praktiziert.

Marie: Das stimmt. Eine Berufsanfängerin sollte sich deshalb darauf besinnen, welche Erfahrungen ihres Lebens für diesen Beruf wichtig sind, und dies auch in ihrem Informationsmaterial betonen. Außerdem läßt sich ein Mangel an Erfahrung bei einer Anfängerin teilweise durch Begeisterung, Neugier und Engagement aufwiegen. Und schließlich rechtfertigen sich dadurch auch niedrigere Honorare.

Angie: Juliana und ich können bestätigen, daß für eine Therapeutin die Arbeit mit tatsächlichen KlientInnen völlig anders läuft als die theoretischen und praktischen Ausbildungsfälle. Sie verhalten sich oft anders, als wir es meinten gelernt zu haben, darauf war ich zuerst nicht vorbereitet. Das geht auch Heilpraktikerinnen so. Du denkst, du hast es mit klassischen Symptomen zu tun, und du denkst, du weißt das richtige Mittel – und dann läuft nichts mehr klassisch. Die innere Ruhe, sich auf das ganz individuelle, immer andere Phänomen Patientin einzustellen, gewinnt jede von uns durch Praxis. Aber es gibt auch wichtige Hilfen: Qualitätsgruppen,

3   S. Kapitel „Psychotherapie".

Supervisionsgruppen, Zusammenarbeit, offener Austausch – nicht nur über die Erfolge, auch über Zweifel, Ängste, Fehler. Es ist ein sehr schwerer Beruf, wenn du ganz allein bist.

Sophie: Gemeinsames Lernen und Austausch klappen vor der Prüfung meistens besser als danach. Wenn jede ihren Lebensunterhalt verdienen will, dann kommt auch Konkurrenz ins Spiel und behindert den offenen Austausch.

Marie: Das ist eine sehr wichtige Beobachtung. Behaltet das Stichwort Konkurrenz bitte im Sinn, wenn ihr an eine Zusammenarbeit miteinander denkt. Qualitätsgruppen, Austauschgruppen, Fortbildungsgruppen funktionieren besser, wenn sich Frauen treffen, die in verschiedenen Orten praktizieren.

Lisa: Unausgesprochene Rivalität herrscht auch zwischen Frauen, die haupt- oder nebenberuflich als Heilpraktikerinnen arbeiten, und natürlich auch zwischen uns und den Frauen, die ohne eine Prüfung therapeutisch tätig sind. Heilpraktikerinnen wollen gern glauben, daß ihre Arbeit besser ist, weil sie eine Prüfung hinter sich haben und eine Ganztagspraxis führen. Ich praktiziere in meiner Wohnung, arbeite deswegen aber nicht schlechter, doch spüre ich genau, daß andere Kolleginnen mich weniger ernst nehmen.

Hannah: Einer Heilerin schlägt viel Mißtrauen von Heilpraktikerinnen entgegen. Wahrscheinlich besteht die Vorstellung von einer Rangordnung auch zwischen psychologischen Psychotherapeutinnen und den psychotherapeutisch tätigen Heilpraktikerinnen.

Juliana: Natürlich ist das so. Wer lange Psychologie studiert, anerkannte Ausbildungen absolviert, sich Berufs- und Kassenzulassung erkämpft hat, glaubt gern an die eigene Überlegenheit. Das ist ja auch verständlich.

Wir können nur immer wieder aufmerksam für unser eigenes Wertesystem sein und schauen, was es uns bringt und wen es ausschließt. Ehrlich gesagt, ich habe auch meine Zweifel gegenüber den heilpraktischen Therapeutinnen, die sich ihre Kenntnisse und Fähigkeiten in ein paar Kursen angeeignet haben...

Angie: Und wir als „Schmalspurtherapeutinnen" haben genau deswegen unsere Ängste und Minderwertigkeitsprobleme. Daher eilen wir von Fortbildung zu Fortbildung. Ob Konkurrenz unser Geschäft belebt, weiß ich nicht, jedenfalls belebt sie das Geschäft der Aus- und Fortbildungsinstitute.

Marie: So steigert Konkurrenz letztlich doch die Qualität. Lassen wir es dabei und widmen wir uns nun der Frage, welche Werbung die Gesetze erlauben und verbieten.

6. Was darf ich, was darf ich nicht in der Werbung?

Werbung im Sinne der Gesetze sind Maßnahmen, mit denen der Absatz wirtschaftlicher Güter, Waren und Leistungen gefördert werden soll. Der Grundsatz heißt: Werbung ist erlaubt. Nun kommen die Ausnahmen.

Es gibt zwei gesetzliche Regelungen, die ihr bei eurer Werbung zu beachten habt: Das Gesetz gegen den unlauteren Wettbewerb (UWG) und das Gesetz über die Werbung auf dem Gebiete des Heilwesens – Heilmittelwerbegesetz (HWG).

1. Zuerst zum **UWG**:
Das UWG verbietet es euch in § 1, im Wettbewerb mit anderen gegen *die guten Sitten zu verstoßen* – d.h. ihr dürft euch nicht in irreführender Weise selbst anpreisen: „Meine Heilmittel sind die besten in Augsburg!" – „Garantiert Nichtraucherin nach einer Ohr-akupunktur" oder MitbewerberInnen öffentlich schlecht machen.

Außerdem dürft ihr nach § 3 UWG über eure Leistungen und deren Preis keine **irreführenden Angaben** machen. Wenn du sagst: „Erstmalig in Leipzig – Shiatsu!" oder: „Seit 20 Jahren im Dienste der Natur und Ihrer Gesundheit", dann muß das wahr sein.

Nach § 4 UWG schließlich riskiert ihr eine einjährige Freiheits-strafe, wenn ihr in der Absicht, ein besonders günstiges Angebot zu machen, **wissentlich unwahre und irreführende** Behauptungen aufstellt.

2. Realistischer ist für euch die Möglichkeit eines Verstoßes gegen das **HWG**. Die für euch interessanten Vorschriften sind im Anhang abgedruckt. Das Gesetz ist lesbar und läßt nicht allzu viele Zwei-felsfragen offen. Bevor ihr eure Werbung drucken laßt, müßt ihr es lesen und es auch eurer Grafikerin zeigen. Die wichtigsten

Grundsätze fasse ich hier für euch zusammen, und die schwierigsten Stellen werde ich interpretieren: Es geht um Werbung für Mittel, Verfahren, Behandlungen und Gegenstände. Das HWG[4] unterscheidet Werbung innerhalb und außerhalb von Fachkreisen. Die strengen einschränkenden Grundsätze des Gesetzes gelten für die Werbung gegenüber dem fachlich nicht gebildeten Publikum. Obwohl das Gesetz noch nicht uralt ist (von 1978), paßt es schwerlich in unsere Zeit. Es will die VerbraucherInnen schützen, hat aber nicht mündige Menschen vor Augen, die selber zwischen Schein und Wirklichkeit unterscheiden können, sondern die, die sich von jeder Gestalt in einem weißen Kittel blenden lassen. Daher verbietet z.B. § 11 Nr. 4 HWG (lest euch bitte jede Ziffer durch!) Werbung mit Abbildungen von Angehörigen der Heilberufe in **Berufskleidung** oder bei der Ausübung ihrer Tätigkeit. Also bitte keine Fotos, wie ihr gerade eine besonders elegante Streckung bei einer Patientin ausführt, ihr eine Ohrkerze übers Ohr haltet oder Schröpfköpfe auf den Rücken setzt.

Da die Menschen auch auf wohlklingende **Fremdworte** oder **Fachausdrücke** hereinfallen, untersagt § 11 Nr. 6 deren Gebrauch, soweit sie nicht in die deutsche Sprache eingegangen sind. Wenn eure Methoden fremdländische Namen haben (Jin Shin Do, Reiki, holotropes Atmen), dürft ihr die verwenden.[5] Jedoch dürft ihr bei der Beschreibung der Wirkung von Mitteln oder Methoden Fachausdrücke wie „diuretisch", „roborierend", „Sedativum" oder „Carminativum" nicht verwenden – es sei denn, ihr übersetzt diese Worte sogleich ins Deutsche.

Nach § 11 Nr. 10 darf man auch nicht mit Veröffentlichungen werben, die zur **Eigendiagnose und Selbstheilung** anleiten. Laut einem Urteil aus dem Jahr 1971 müssen die Menschen geschützt werden vor einer „Verleitung zur Selbstbehandlung" (BGH 10.3.71 I ZR 109/69). Eine besonders heikle Vorschrift, die allen, die Selbstheilungsmethoden anbieten und diese in ihrem Informationsmaterial darstellen wollen, enge Grenzen setzt. Wenn eure PatientInnen erst in eurer Praxis sind, dürft ihr ihnen Selbstheilungsmethoden zeigen – das ist Information und Behandlung, nicht Werbung.

4   S. Anhang.
5   Das ist meine Meinung. Doch es hat auch hier schon Abmahnungen gegeben. Laßt euch nicht alles gefallen.

§ 11 Nr. 7 verbietet Werbeaussagen, die Angstgefühle hervorrufen oder ausnutzen – z.B. so: „Dieser Keks könnte Ihr letzter sein! Kommen Sie in meine Fastengruppe!" oder: „Sie rauchen sich zu Tode? Hypnose kann Sie retten!"

In § 9 findet ihr das Verbot der **Werbung** für **Fernbehandlungen**, die definiert werden als Behandlungen, die nicht auf eigener Wahrnehmung an dem zu behandelnden Menschen oder Tier beruhen. Nur die Werbung ist verboten, nicht die Behandlung![6]

Die Anlage zu § 12 HWG schließlich zählt Krankheiten auf, auf die sich eine Werbung außerhalb von Fachkreisen nicht beziehen darf. Für euch ist wichtig die Erwähnung „bösartiger Neubildungen". Das bedeutet, daß ihr das Wort „Krebs" aus eurer Werbung streichen müßt, „onkologisch" ist als Fremdwort (s.o.) auch kein Ausweg. Dasselbe gilt für Suchtkrankheiten mit Ausnahme der Nikotinsucht. Für Zigarettenentzug dürft ihr also werben. Noch eine Kuriosität: Um § 12 braucht man sich nicht zu kümmern, wenn man in einem Kurort wirbt. Lest bitte das Gesetz im Anhang!

3. Geltung für Heilerinnen

Hannah: Als Heilpraktikerin dürfte ich also nicht damit werben, daß ich Hilfe für Menschen mit Krebs anbiete. Bin ich als Nicht-Heilpraktikerin in meiner Eigenschaft als Lehrerin einer Selbsthilfemethode an die Beschränkungen des Heilmittelwerbegesetzes gebunden und darf deshalb Krebs und Tumore nicht erwähnen?

Marie: Das HWG gilt für „die Werbung für... Verfahren, Behandlungen...", soweit sich die Werbeaussage auf die Erkennung, Beseitigung oder Linderung von Krankheiten, Leiden, Körperschäden oder krankhaften Beschwerden bei Menschen und Tieren bezieht".[7] Wenn du darüber in deiner Werbung nichts sagst, findet das Gesetz auf dich keine Anwendung. Wenn du dir da nicht ganz sicher bist, halte dich lieber an die Beschränkungen des HWG. Verbraucherschutzgesetze werden sehr ernst genommen.

Ihr seht an dieser Formulierung, daß das HWG in seinen Begriffen weiter geht als § 1 HPG. Im HWG ist auch von „krankhaften Beschwerden" die Rede, im HPG nicht. Irgendwann hat ein Gericht festgestellt, Hühneraugen seien krankhafte Beschwerden...

6 S. auch Kapitel „Umherziehen, Fernbehandlungen und Internet".
7 So die Formulierung von § 1 Abs. 1 Nr. 2 HWG.

Gibt es noch Unklarheiten mit den Gesetzen? Es ist wichtig, daß du deine innere Freiheit bewahrst und dich nicht mit Vorschriften herumplagst, bevor es nötig ist. Entwirf lieber erst eine Werbung nach deinen Vorstellungen und lies dann das HWG! Wenn du danach Zweifel an der Rechtmäßigkeit deiner Werbeaussagen hast, kannst du sie immer noch ändern.[8]

7. Gemeinschaftswerbung

Lisa: Können wir auch dann zusammen werben, wenn wir nicht gemeinsam in einer Praxis arbeiten?

Marie: Rechtlich bestehen dagegen selbstverständlich keine Bedenken – ihr müßt jedoch die Grundsätze beachten, die im Kapitel Rechtsformen für gemeinschaftliches Auftreten besprochen werden. Eine andere Frage ist, ob gemeinsame Werbung nützlich ist. Ich finde ja! So könnten sämtliche Homöopathinnen oder Osteopathinnen in einer Region eine gemeinsame Veranstaltung initiieren und auch gemeinsame informative Werbung verteilen. Sicher fallen euch noch andere Gelegenheiten ein. Gemeinsame Aktionen sind die beste Werbung überhaupt.

Angie: Wenn ich als Inhaberin des eingeschränkten HP-Scheins mit Hannah zusammen spirituelle Kurse gebe – darf ich mit ihr gemeinsam Werbung auf einem Faltblatt machen?

Hannah: Ja natürlich! Das wäre ja noch schöner. Nur die Ärzteschaft darf nicht mit Heilpraktikerinnen zusammen auftreten und werben, weil ihr eigenes Standesrecht ihnen das verbietet. Alle anderen dürfen mit mir, einer Heilerin, eine Gemeinschaftspraxis führen, Seminare geben und mit mir zusammen werben.

Juliana: Für psychologische Psychotherapeuten gilt das nicht uneingeschränkt, die Heilberufsgesetze der Länder und die Berufsordnungen halten unterschiedliche Regelungen bereit.

Marie: Das behandeln wir in den Kapiteln „Psychotherapie nach dem Psychotherapeutengesetz" und „Die Rechtsform".

8 Es gibt rechtliche Neuigkeiten für das Impressum von Homepages. Siehe dazu das Kapitel „Die Homepage und der Name der Praxis".

1. Freier Beruf

Angie: Heilpraktik und Psychotherapie sind **Freie Berufe**. Was bedeutet das? In welchem Verhältnis steht der Begriff „freiberuflich" zum Begriff „selbständig"?

Marie: Gewerbe ist die Regel, Freie Berufe sind die Ausnahme. Freier Beruf ist ein steuerrechtlicher Begriff. „Selbständigkeit" bezeichnet einen Gegensatz zu abhängiger Beschäftigung. Freie Berufe werden in unserer Rechtsordnung gegenüber dem Gewerbe vielfach bevorzugt. Sie sind angesehener und steuerlich besser gestellt. Gewerbetreibende zahlen Gewerbesteuer, Freie Berufe nicht. § 18 EStG enthält eine Aufzählung der wichtigsten Freien Berufe. „Heilpraktiker" werden ausdrücklich erwähnt. Frauen sind im Gesetz mitgemeint.

> **§ 18 Abs. 2 Nr. 1 S. 2 EStG**
>
> Zur freiberuflichen Tätigkeit gehören die selbständig ausgeübte wissenschaftliche, künstlerische, schriftstellerische, unterrichtende oder erzieherische Tätigkeit, die selbständige Berufstätigkeit der Ärzte, Zahnärzte, Tierärzte, Rechtsanwälte, Notare, Patentanwälte, Vermessungsingenieure, Architekten, Handelschemiker, Wirtschaftsprüfer, beratenden Volks- und Betriebswirte, vereidigten Buchprüfer..., Steuerbevollmächtigten, **Heilpraktiker**, Dentisten, Krankengymnasten, Journalisten, Bildberichterstatter, Dolmetscher, Übersetzer, Lotsen und **ähnliche Berufe**.

Psychotherapeutinnen werden analog den Ärztinnen behandelt. Die Inhaberinnen des eingeschränkten HP-Scheins sind ja schon Heilpraktikerinnen und damit Freiberuflerinnen im Sinn des § 18 EStG. Und **Hannah**, die Heilerin ohne Prüfung? Kein ganz einfaches Problem. Vor dem Gesetz ist Hannah keine Heilerin, da sie die Heilkunde nicht ausüben darf. Folglich können wir sie nicht einfach steuerrechtlich gleichstellen. Vor derselben Frage stehen Entspannungstrainerinnen, Gesundheitspädagoginnen und verwandte Berufe.

Hannah: Bin ich „Freiberuflerin", weil ich einen „ähnlichen" Beruf ausübe wie eine Heilpraktikerin?

Marie: Ein „ähnlicher" Beruf muß einem der in § 18 EStG aufgezählten Berufe in der Ausbildung und in der Ausübung vergleichbar sein. Heilpraktikerinnen brauchen keine Ausbildung zu absolvieren, haben aber immerhin eine Überprüfung beim Gesundheitsamt abzulegen. Eine Ähnlichkeit scheidet daher aus. Soweit Hannah Kurse gibt, übt sie allerdings eine „unterrichtende Tätigkeit" aus, die ebenfalls Freier Beruf ist. Wenn sie andere Methoden anwendet, die beim besten Willen nicht als Unterricht angesehen werden können, liegt kein Freier Beruf vor, und damit ist sie Gewerbetreibende. Wer sich speziell Kindern zuwendet, z.B. mit Lerntherapie, übt eine unterrichtende oder eine erzieherische Tätigkeit aus, beides ist Freier Beruf.

Wenn eine deiner Tätigkeiten als Gewerbe einzustufen ist, färbt dies in der Regel ab auf die anderen Tätigkeiten. Sie würden ebenfalls als Gewerbe behandelt. Ein Beispiel: Du unterrichtest Qui Gong und Hypnosetherapie, insoweit übst du einen Freien Beruf aus. Außerdem verkaufst du Halbedelsteine, Duftöle, Trommeln und Gongs. Das ist Gewerbe. Du könntest beide Geschäfte räumlich, organisatorisch, in deiner Werbung und buchhalterisch trennen. Wenn du das nicht tust, ist alles miteinander Gewerbe. Ich möchte Hannah in der Tat raten, ein Gewerbe anzumelden.

Hannah: Hat das Nachteile, und welches Risiko gehe ich ein, wenn ich das nicht mache?

Marie: Wenn du ein Gewerbe betreibst, ohne es angemeldet zu haben, riskierst du ein Bußgeld. Meldest du das Gewerbe an, zahlst du die Gebühr für den Gewerbeschein, das sind rund dreißig Euro. Die Gewerbesteuerpflicht setzt erst bei 24.500 Euro Gewinn ein. Das ist für eine Heilerin nicht einfach zu erreichen. Allerdings meldet das Gewerbeamt dich auch der IHK, die dich dann als Mitglied begrüßt und einen Beitrag einfordert. Den kannst du wiederum abwenden mit dem Hinweis darauf, daß du gerade ganz klein anfängst. Im übrigen entschließen sich viele Menschen, die sich am Rande der Heilkünste bewegen, ohne HeilpraktikerIn zu sein, ganz bewußt für die Gewerbeanmeldung. Das gibt ihnen einen Status, und sie sind die Sorge los, in die Mühlen zwischen Gewerbeamt und Gesundheitsamt zu geraten.[1]

Hannah: Als welches Gewerbe soll ich meine Tätigkeit anmelden?

Marie: Du könntest zum Beispiel angeben, du machst entspannende Massage oder Lebensberatung, oder du nennst dich Spirituelle Lehrerin. Das hätte allerdings Auswirkungen auf eine eventuelle Rentenversicherungspflicht.[2]

Hannah: Ich werde darüber nachdenken, ob mich eine Gewerbeanmeldung innerlich beruhigt und damit auch freier macht.

Angie: Wenn ich als heilpraktische Psychotherapeutin zusammen mit Hannah Ritualkurse gebe – ist das Gewerbe? Freier Beruf?

Marie: Seminare sind Unterricht, das sollte genügen für die Einstufung als Freier Beruf. Wenn allerdings Hannah ein Gewerbe anmeldet und auch noch Ritualkurse gibt, müßte sie ganz klar diese beiden Tätigkeiten voneinander trennen.

Damit ist es genug. Wenn wir uns in den Kleinlichkeiten der Gesetzgebung und Rechtsprechung verlieren, kommen wir nicht weit. Es ist wichtig, daß ihr die rechtlichen Grundsätze kennt und selbstbewußt damit umgehen könnt. Aber gebt nicht eure innere Freiheit auf. Die Freiberuflichkeit hat auch Bedeutung für eure **Anmeldeschritte.** Als Freiberuflerinnen müßt ihr euch nicht beim Gewerbeamt anmelden, braucht keinen Gewerbeschein, unterliegt nicht der Gewerbesteuer – Änderungen sind im Gespräch. Eure Anmeldeschritte sind: erst **Gesundheitsamt** für Heil- und Therapiepraxis, dann **Finanzamt** und **Berufsgenossenschaft.**

Angie: Wie mache ich das? Rufe ich an oder wie?

Marie: Die Anmeldung machst du am besten schriftlich, du behältst eine Fassung für deine Unterlagen, damit du weißt, was du geschrieben hast. Dies gilt für alle drei Stellen.

Die Antwort vom **Gesundheitsamt** sollte eine Bestätigung sein. Näheres zu den Auflagen, die das Gesundheitsamt machen kann, findet ihr im Kapitel „Praxis, Räume..."

1 S. dazu auch das Kapitel „Heilerinnen".
2 S. S. 46 ff.

Vom **Finanzamt** erhältst du einen Erfassungsbogen. Er umfaßt drei Seiten und ist derselbe für einen Betrieb mit mehreren Angestellten wie für eine kleine Praxis. Laß dich nicht verwirren und laß vor allem die Fragen aus, die Lohn- und Umsatzsteuer betreffen. Diese Fragen gehen dich nichts an. Der Rest ist einfach.

Die **Berufsgenossenschaft** (BG) für Gesundheit und Wohlfahrtspflege erwartet, daß du ihr die Eröffnung der Praxis mitteilst, damit sie wiederum dich fragen kann, ob du abhängige Arbeitnehmerinnen beschäftigst.[3] Kurze Erläuterung: Die Berufsgenossenschaft ist die gesetzliche Unfallversicherung für abhängig Beschäftigte. Wenn du andere beschäftigst, und sei es eine Praktikantin, mußt du sie bei der BG melden. Diese Versicherung kannst du freiwillig auch für dich abschließen, wozu ich dir dringend rate. Sie übernimmt die Kosten, die mit einem beruflich bedingten Unfall zusammenhängen, z.B. auf dem Weg zur Arbeit oder zu einer Patientin. Natürlich würde auch deine Krankenkasse die Behandlungs- und Krankenhauskosten tragen. Die Leistungen beider Versicherungen überschneiden sich. Doch die Leistungen der Berufsgenossenschaft gehen über die der Krankenkasse hinaus. Nach drei Wochen Arbeitsunfähigkeit aufgrund des Unfalls erhältst du ein Verletztengeld, das sich nach deinem zu versteuernden Einkommen richtet und ein Trostpflaster für entgangene Einnahmen ist. Der Beitrag für die BG richtet sich nach Gefahrenklassen und beträgt für euch etwa zwischen 95 und 140 Euro im Jahr.

Sophie: Und wie ist es mit dem **Bauamt**? Als ich meine Praxis in der Wohnung anmeldete, hat mir das Gesundheitsamt geschrieben, daß ich mich auch beim Bauordnungsamt melden müsse. Ich habe das allerdings nicht getan, weil ich den Grund nicht einsah. Daraufhin ist nichts passiert.

Marie: Um so besser. Wenn das Gesundheitsamt euch ans Bauordnungsamt verweist, könntet ihr zuerst das Gesundheitsamt nach dem Grund fragen. Wenn es landesrechtliche Vorschriften für die bauliche Gestaltung der Praxis gibt, müßte euch eigentlich das Gesundheitsamt darauf aufmerksam machen.[4]

3 Berufsgenossenschaft für Gesundheit und Wohlfahrtspflege, Pappelallee 35/37, 22089 Hamburg, Tel. 040/20207-0.
4 S. auch Kapitel „Die Praxis".

2. Mehrere Tätigkeiten

Lisa: Kann ich den Freien Beruf – Heilpraktik – auch neben einem Gewerbe und neben meiner Tätigkeit als Buchhändlerin ausüben?

Marie: Wenn es keine arbeitsrechtlichen Einschränkungen gibt – ja. Hauptsache, du zahlst deine Steuern. Beim Nebeneinander von abhängiger und selbständiger Tätigkeit tauchen jedoch sozialversicherungsrechtliche Fragen auf. Daher der nächste Punkt: Die Einschränkungen der Freien Berufe durch Regelungen der Sozialversicherungen.[5]

3. Selbständigkeit und Abhängigkeit

Die Begriffe „**selbständig**" und „**abhängig beschäftigt**" bilden ein Gegensatzpaar; sie haben Bedeutung im Sozialversicherungsrecht. Im Grundsatz gilt: Wer abhängig beschäftigt ist, muß sozialversichert sein. Wer selbständig ist, muß nicht, darf aber freiwillig in die Rentenversicherung einzahlen – zu den Ausnahmen kommen wir noch – und unter Umständen (vorherige abhängige Beschäftigung) in die gesetzliche Krankenkasse oder eine Ersatzkasse. Die gesetzliche Unfallversicherung der ArbeitnehmerInnen, die Berufsgenossenschaften, steht auch Selbständigen für eine freiwillige Versicherung offen. Seit 2006 können Selbständige freiwillig der Arbeitslosenversicherung beitreten.

Selbständig ist, wer nicht weisungsabhängig beschäftigt ist, Inhalt, Umfang und Preis für ihre Arbeit selbst bestimmt, mit eigener Werbung am Markt auftritt und ein unternehmerisches Risiko trägt.

Abhängig beschäftigt sind diejenigen, die sich sagen lassen müssen, wann und wo und wie sie arbeiten sollen, die eine für Angestellte typische Beschäftigung ausüben und in einen Betriebsablauf integriert sind (§ 7 SGB IV).

Wer in Wahrheit abhängig ist, von der Arbeitgeberin aber als Selbständige, d.h. ohne Sozialversicherung, geführt wird, ist „scheinselbständig". Wenn sie erwischt werden, müssen Arbeitgeberin und Arbeitnehmerin die Versicherungsbeiträge nachzahlen.

---

5 S. dazu auch „Vom Nebenberuf zum Hauptberuf".

Sophie: Wie ist es mit einer, die unterrichtet und Seminare gibt? Meine Reiki-Kurse organisiere ich selbst, außerdem gebe ich Seminare in Frauenbildungshäusern. Auch der Anatomie-Unterricht an der HP-Schule läuft auf Honorarbasis. Und Hannah gibt Seminare bei Freien Trägern, ist das problemlos?

Marie: Es gab einige Jahre lang eine recht klare und handliche Aufzählung der Kriterien für die Scheinselbständigkeit, die, wie schon gesagt, keine besondere Art der Selbständigkeit, sondern in Wahrheit eine abhängige Beschäftigung ist. Diese Aufzählung ist seit 2003 wieder aus dem § 7 Abs. 4 SGB IV gestrichen. Nun kommt es vor allem darauf an, ob die Beschäftigte nach Weisungen handelt und in den Betrieb integriert ist oder nicht. Diese allgemeine Regelung vergrößert den Ermessensspielraum der Versicherungsträger.

Wir prüfen das mal für Sophie und Hannah. Wenn du die Seminare selbst organisierst, bleibst du insoweit ohnehin selbständig. Unterrichtstätigkeiten bei verschiedenen Bildungsträgern sind auch jeweils selbständige Tätigkeiten, wenn du dort nicht deinen Schreibtisch stehen hast und ständig aus und ein gehst.

Was deinen Anatomie-Unterricht an der HP-Schule anbelangt, so ist es etwas kniffliger. Es kommt auf die Gestaltung des Einzelfalls an. Die Rechtsprechung sieht Lehrbeauftragte an Hochschulen und Schulen, auch privaten, als Selbständige an, wenn ihre Verpflichtungen zeitlich begrenzt sind und ihre Tätigkeit sich von fest angestellten Kräfte erheblich unterscheidet. Trifft das auf deinen Unterricht an der HP-Schule zu?

Sophie: Nein, ich bin dort eingebunden, ich gestalte den Lehrplan mit und vertrete auch andere Kolleginnen, die alle auf derselben Basis beschäftigt sind. Ich muß mich an den Lehr- und Stundenplan halten. Fällt ein Kurs oder eine Stunde aus, werde ich trotzdem bezahlt, übrigens kulanterweise auch, wenn ich krank bin.

Marie: Ich rate dir, eine Statuserklärung bei der DRV zu beantragen. Die Schule und du, ihr solltet beide ein Interesse daran haben, nicht nach Jahren Beträge nachzahlen zu müssen, wenn bei einer Betriebsprüfung herauskommt, daß alle Lehrenden scheinselbständig, also in Wahrheit abhängig beschäftigt waren. Sprich mit der Schulleitung darüber, denn es ist die Schule, die das größte Risiko eingeht. Eventuell muß sie für alle DozentInnen bis zu vier Jahre rückwirkend Sozialabgaben zahlen.

Jetzt schauen wir uns auch noch **Hannah** an, deren Tätigkeit etwa zur Hälfte aus Seminaren bei freien Trägern besteht. Wenn Hannah als Referentin verschiedene Auftraggeberinnen hat, den Inhalt ihrer Kurse selbst bestimmt und das Risiko mitträgt, ob ein Kurs zustandekommt, ist sie selbständig. Hannah und Sophie bekommen aber andere Probleme – nämlich die Rentenversicherungspflicht. Dazu unten.

4.Handel in der Praxis

Angie: Ich übe als Therapeutin einen Freien Beruf aus. Wenn ich nun außerdem in meiner Praxis Aura-Soma-Öle verkaufen will, Kräuter oder Nahrungsergänzungsmittel, muß ich dann ein Gewerbe anmelden?

Marie: Handel ist Gewerbe. Ob du dieses Gewerbe anmelden mußt, wird eine Frage des Umfangs sein. Tatsache ist, daß keine Behörde Interesse hat, einen Mini-Handel, den gelegentlichen Verkauf von Yogamatten oder Ölen zu beaufsichtigen und zu verwalten. Es gibt aber keine in Euro und Cent festgelegte Bagatellgrenze. Wenn ihr in euren Praxen in geringem Umfang etwas verkauft, so solltet ihr dies in eurer Buchhaltung gesondert ausweisen, indem ihr Konten für Einkauf und Verkauf einrichtet. Und dann wartet ihr einfach mal ab. Der Gewinn aus dem Handel muß natürlich versteuert werden. Wer mit Kräutertees handelt, Vitaminen und ähnlichem, muß bei der IHK nachfragen, ob sie einen „Nachweis der Sachkunde im Einzelhandel mit freiverkäuflichen Arzneimitteln" dafür braucht. Gebührenpflichtige Prüfungen nimmt die IHK ab.

Sophie: Ist es für das Ansehen einer Heilpraktikerin oder Therapeutin nicht schädlich, wenn sie ihren PatientInnen noch was verkaufen will?

Marie: Fragen wir doch die Psychologin.

Juliana: Es schädigt dein Ansehen, wenn es dir selbst peinlich ist. Wenn du es aber als wichtige Information für die Patientin betrachtest, daß sie ein Öl, einen Tee oder einen Bergkristall bei dir kaufen kann, wird sie sich der Freiheit bewußt sein, ja oder nein dazu zu sagen. Es ist eine Frage der inneren Einstellung. Darf ich als psychologische Psychotherapeutin einen kleinen Handel betreiben? Ich wollte gern Meditationskissen und Klangschalen verkaufen.

Marie: Das regeln die Berufsordnungen (BO), die von den Psychotherapeutenkammern der Länder verfaßt werden, verschieden. Die BO aus Niedersachsen, Bayern und Schleswig-Holstein z.b. untersagen einen Handel im Zusammenhang mit der Berufsausübung, die BO NRW macht dazu keine Aussage. Fragt eure Kammer!

5. Die Rentenversicherungspflicht für Lehrende

Durch das Gesetz zur Regelung der Scheinselbständigkeit aus dem Jahr 1999 ist der § 2 SGB VI in das Interesse der Rentenversicherungsträger gerückt. Diese Vorschrift gilt schon seit 1924, führte aber einen Dornröschenschlaf.

§ 2 SGB VI regelt:
Versicherungspflichtig sind selbständig tätige
1. Lehrer und Erzieher, die im Zusammenhang mit ihrer selbständigen Tätigkeit keinen versicherungspflichtigen Arbeitnehmer beschäftigen.
2. Pflegepersonen in der Kranken-, Wochen-, Säuglings- oder Kinderpflege; Hebammen, die im Zusammenhang mit ihrer selbständigen Tätigkeit keinen versicherungspflichtigen Arbeitnehmer beschäftigen.
(es folgen einige andere Berufsgruppen)

Versicherungsträger ist die DRV, und die versicherungspflichtigen Personen müssen sich dort anmelden. Leider wird „Lehrer und Erzieher" von der Rechtsprechung der Sozialgerichte sehr weit ausgelegt, jede Übermittlung von Wissen, Können und Fertigkeiten gehört dazu – von Yoga über Sprachunterricht bis zur Kletterschule. Eine pädagogische Qualifikation ist nicht erforderlich. Es trifft also all die vielen Frauen, die als „Bildungsreferentin" oder „Trainerin" Kurse und Seminare geben.[6]

6 BfA, „Selbständige in der Rentenversicherung", S. 23.

Also: Wenn ihr es geschafft habt, euch mit Seminaren und Kursen selbständig zu machen, lauert hinter der nächsten Ecke die DRV mit einer Beitragsforderung von rund 487 Euro im Monat.

Alle: Was???

Marie: Ja! Es geht nicht um Kleinigkeiten. In den ersten drei Jahren der Selbständigkeit wird dieser Betrag **auf Antrag** auf die Hälfte reduziert, wenn das Einkommen niedrig ist. Es gibt auch die Möglichkeit, auf Antrag nach dem realen Einkommen eingestuft zu werden, dann zahlt ihr den gerade geltenden Rentenversicherungssatz, das sind zur Zeit zwischen 19 und 20 % vom zu versteuernden Einkommen. Also bitte, Hannah, leg diesen Betrag zurück! Oder du mußt dir überlegen, ob du eine versicherungspflichtige Angestellte beschäftigst – auch das befreit dich nach § 2 SGB VI von der Versicherungspflicht. Sie muß mehr als 400 Euro brutto verdienen. Geringfügige Beschäftigung zählt nicht! Aber ich denke, das kommt einstweilen für dich nicht in Frage, denn das erlaubt deine finanzielle Situation nicht. Eine andere Möglichkeit ist, den Seminarbetrieb zu reduzieren und mehr Praxis zu machen.

Juliana: Ich kenne diese Regelung aus meiner früheren Tätigkeit als Physiotherapeutin. Physiotherapeutinnen sind als selbständige „Pflegepersonen" rentenversicherungspflichtig. Es scheint mir höchst willkürlich, welche Berufsgruppen in die Versicherungspflicht einbezogen worden sind. Warum Physiotherapeutinnen und „Lehrerinnen" – warum nicht Heilpraktikerinnen?

Marie: Bring bitte niemanden auf diese Idee! Die Erklärung ist einfach. Die Vorschrift im SGB stammt von 1924 – das HPG von 1939! Vorher gab es noch die allgemeine Kurierfreiheit als Teil der Gewerbefreiheit.

Hannah: Läßt sich nicht irgendein gutes Wort dafür sagen, daß ich durch diese Zahlung immerhin einen Rentenanspruch erwerben würde?

Marie: Laß dir ausrechnen, wieviel Rente dir deine Beitragszahlung tatsächlich einbringt.

Sophie: Auch ich gebe ja als Heilpraktikerin Seminare. Gibt es eine

Regelung über den Umfang der Lehrtätigkeit im Rahmen der Versicherungspflicht?

Marie: Das ist eine naheliegende Frage, die nicht leicht zu beantworten ist. Das SGB VI bestimmt in § 5, daß versicherungsfrei ist, wer nur eine geringfügige selbständige Tätigkeit im Sinne des § 8 Abs. 3 SGB IV ausübt. Geringfügig selbständig tätig ist, wer regelmäßig weniger als 400 Euro an zu versteuerndem Einkommen im Monat erzielt.

Geringfügig ist eine selbständige Tätigkeit auch, wenn die Tätigkeit innerhalb eines Jahres seit ihrem Beginn auf längstens zwei Monate oder 50 Arbeitstage nach ihrer Eigenart begrenzt zu sein pflegt oder im voraus vertraglich begrenzt ist und nicht berufsmäßig ausgeübt wird.

Lisa: Ein Beispiel bitte.

Marie: Wenn du in einer HeilpraktikerInnen-Schule einmal im Jahr einen Prüfungsvorbereitungskurs gibst, der fünf Wochen dauert, ist diese selbständige Tätigkeit geringfügig und unterliegt nicht der Versicherungspflicht. Wenn du jedoch diese Tätigkeit zu deinem Beruf gemacht hast, dann ist sie es wieder nicht. Sei also besser kein Profi. Das letzte Merkmal verkompliziert die Sache ungemein und wird daher meistens weggelassen, auch von Behörden.

Wenn du mehrere solcher geringfügigen Lehrtätigkeiten hast, so werden sie addiert, und dann geht es darum, ob sie zusammen die Geringfügigkeitsgrenze überschreiten. Im Zweifel frag die DRV.

1. Die nebenberufliche Praxis

Marie: Lisa will neben der Tätigkeit als Angestellte in der Buchhandlung ihre Praxis aufbauen. **Sophie** macht das bereits seit drei Jahren – sie arbeitet als angestellte Krankenschwester und ist selbständig in ihrer häuslichen Heilpraxis. Also lassen wir Sophie über die Vor- und Nachteile sprechen.

Sophie: Vorteile sind: Ich bin kranken- und rentenversichert über meine Hauptbeschäftigung. Ich kann Verluste meiner Heilpraxis durch diesen Verdienst auffangen, ich bin auf die Einnahmen aus der Praxis nicht angewiesen. Ich kann ausprobieren, wie meine Behandlungen ankommen und wie sich die Nachfrage entwickelt. Ich kann meinen PatientInnen gegenüber Gelassenheit zeigen, wenn sie die Behandlung zu teuer finden oder nicht so oft kommen wollen, wie ich es für richtig halte, oder gar absagen. Was immer ich ihnen vermittele – finanzielle Notwendigkeiten sind es nicht. Das entlastet mich ungemein.

Ein weiterer handgreiflicher Vorteil ist, daß ich meine Fortbildungen und Anschaffungen voll als Betriebsausgaben von der Steuer absetzen kann. Das setzt allerdings voraus, daß ich über die Praxis nach ein paar Jahren ein Einkommen erziele, das die Ausgaben übersteigt. Sonst stuft das Finanzamt meine Praxis als Liebhaberei ein (s. S. 197). Dann ist es vorbei mit den Betriebskosten. Aber ich habe mich ja nun auf den Weg zu einer Vollerwerbspraxis begeben, weil die Vorbereitungszeit mir Mut gemacht hat.

Nachteile: Ich kann mich nicht voll auf die Dynamik einlassen, wenn die Praxis immer nur das zweite Bein ist. Ich komme an den Punkt, daß ich mehr für die Praxis da sein möchte und an Grenzen von Zeit und Kraft stoße. Außerdem weiß ich nicht, ob Flauten in der Praxis daher kommen, daß ich oft nicht zur Verfügung stehe. Daher habe ich mir einen Zeitpunkt zum Wechseln gesetzt.

Lisa: Mich hat dieser Weg überzeugt, daher werde ich es auch so machen. Allerdings sind Fragen zur Renten- und Krankenversicherung bei mir noch offen. Muß ich einen Teil meines Verdienstes als Heilpraktikerin in die Rentenversicherung abführen?

Marie: Nein, Heilpraktikerinnen sind nicht rentenversicherungspflichtig. Du solltest aber prüfen lassen, ob dann, wenn du deine angestellte Tätigkeit aufgibst und hauptberuflich praktizierst, eine freiwillige Weiterversicherung in deiner Lebenssituation ratsam ist. Die Gemeinde nennt dir eine Rentenberaterin oder einen -berater. Du kannst auch direkt bei der DRV anfragen.

Lisa: Und wie steht es mit der Krankenversicherung? Ich bin als Angestellte in einer Ersatzkasse versichert. Muß ich mich für den selbständigen Teil meiner Arbeit extra versichern – oder deckt meine Krankenversicherung als Angestellte auch diesen Teil ab?

Marie: Die Beantwortung der Frage hängt von der Höhe und der Verteilung des Einkommens auf deine beiden Tätigkeiten ab.

Überwiegt zeitlich und finanziell deine abhängige Beschäftigung, bist du darüber ausreichend versichert. Wenn zeitlich und finanziell deine Selbständigkeit überwiegt, mußt du dich freiwillig privat oder in einer Ersatzkasse versichern (§ 5 Abs. 5 SGB V). Bemessungsgrundlage für deinen Beitrag bilden nun alle deine Einkünfte, auch die aus abhängiger Beschäftigung. Dieser Weg wird also teurer, als wenn deine Selbständigkeit untergeordnet ist – tu nichts, ohne dich mit der Krankenkasse ausgiebig beraten zu haben.

Angie: Ich bin zur Zeit nicht berufstätig und über meinen Mann in der Familienversicherung einer Ersatzkasse. Wie lange kann ich diesen schönen Zustand halten, wenn ich meine Praxis eröffne?

Marie: Wenn dein Jahresbetriebsgewinn höher ist als ein durchschnittlicher Monatsverdienst von 350 Euro, bist du nicht mehr mitversichert, sondern mußt einen eigenen Beitrag bezahlen.

Angie: Aber der Mindestbeitrag bei einer gesetzlichen Krankenkasse liegt schon um die 180 Euro einschließlich Pflegeversicherung und Krankentagegeldversicherung. Da bleibt ja nichts übrig.

Marie: Richtig, das ist ein Hemmnis für die Selbständigkeit von Ehefrauen. Allerdings stehen sie nicht schlechter da als jede nicht verheiratete Frau, die sich selbständig machen will. Zudem haben einige gesetzliche Krankenkassen einen Sondertarif für nicht hauptberuflich Selbständige. Wenn deine jetzige Krankenkasse dir das nicht bieten will, kannst du unproblematisch in eine andere wechseln.

2. Der Übergang

Marie: Lisa will sich noch Zeit lassen, sie kann von Sophie lernen. Sophie hat ihren Übergang von der Nebenberuflichkeit zur hauptberuflichen Praxis etwa ein Jahr vorher geplant. Eine solch langfristige Planung ist aus meiner Sicht optimal. Manchmal bricht der Übergang über eine Frau herein durch Arbeitslosigkeit oder durch ein Angebot, eine Praxis zu übernehmen oder irgendwo einzusteigen. So ein ungeplanter, spontaner Zugriff kann die Nerven überbeanspruchen – in einer schnellen, riskanten Entscheidung kann aber auch viel Energie und Glück stecken. Wenn indes Zweifel kommen – nehmt sie ernst. Welche guten Ratschläge gebt ihr Sophie für ihren Übergang in die Selbständigkeit?

Hier sind die gesammelten Tips der Gruppe für Sophie.

- Werbung und Marketing planen und umsetzen.
- Zähl deine PatientInnenkartei durch: Wie viele sind es, wer war nur einmal bei dir, wer ist wiedergekommen, wie oft, welche Behandlungen gehen weiter, welche laufen bald aus?
- Wähle einen guten Zeitpunkt für Kündigung und Eröffnung – zwischen Weihnachtsgeld im alten Job und dem Sommerloch!
- In Ruhe über Renten- und Krankenversicherung Informationen sammeln.
- Einen guten Abgang von der alten Arbeitsstelle vorbereiten – vielleicht kommen deine Kolleginnen später in deine Praxis.
- Nimm alle Hilfe an, die du kriegen kannst, um ein rauschendes Abschieds- und Einweihungsfest zu feiern, von dem alle noch lange sprechen.
- Erfüll dir einen Wunsch, leiste dir noch was!

3. Praxisaufbau neben der Arbeitslosigkeit

Wenn eine Frau arbeitslos ist, so ist nunmehr ihre Hauptbeschäftigung, dem Arbeitsmarkt zur Verfügung zu stehen. Wenn sie neben dieser Hauptbeschäftigung noch einer Nebenbeschäftigung nachgehen will, darf sie das, wenn sie nicht mehr als 14,9 Stunden pro Woche für die Nebenbeschäftigung verwendet. Sie ist in dieser Zeit über die Arbeitsagentur krankenversichert, muß aber eventuelle Einnahmen angeben. Sie darf allerdings von ihren Einnahmen die „Werbungskosten" für ihre Tätigkeit abziehen und hat dann noch einen Freibetrag von 165 Euro (§ 141 SGB III). Nicht alle Arbeitsagenturen weisen darauf hin.

Wenn die Arbeitslose den Übergang in die Selbständigkeit plant, hilft ihr die Agentur mit einem **Gründungszuschuß** nach §§ 57–58 SGB III.

Bedingungen für den Gründungszuschuß: Du bist arbeitslos mit Bezug von Arbeitslosengeld I und hast bei Aufnahme der selbständigen Tätigkeit noch einen Anspruch auf Arbeitslosengeld von mindestens 90 Tagen. Du weist der Agentur für Arbeit die Tragfähigkeit der Existenzgründung nach und legst deine Kenntnisse und Fähigkeiten zur Ausübung der selbständigen Tätigkeit dar.

Sophie: Und wie weise ich das nach?

Marie: Die Arbeitsagentur gibt dir ein Formular, das eine sogenannte „fachkundige Stelle" ausfüllen und abstempeln muß. Diesen Stempel bekommst du, wenn du einen „Businessplan" mit Wirtschaftlichkeitsrechnung vorlegst. Das ist im Prinzip das, was du im Kapitel „Planen und Rechnen" lernst, selber zu machen.

Sophie: Welche Stelle ist fachkundig?

Marie: Berufs- und Fachverbände, Kammern, Kreditinstitute, aber auch Steuerberaterinnen und Unternehmensberaterinnen.

Sophie: Und wieviel Geld bekomme ich?

Marie: Du bekommst neun Monate lang dein Arbeitslosengeld plus 300 Euro. Danach wird überprüft, ob du auch geschäftlich tätig warst. Fällt das positiv aus, bekommst du weitere sechs Monate lang 300 Euro.

Sophie: Gilt das auch, wenn ich selbst kündige?

Marie: Leider mußt du dann den Ablauf der Sperrfrist von drei Monaten abwarten.

Sophie: Kann ich zurück in den Arbeitslosengeldbezug, wenn mein Unternehmen kein Erfolg wird?

Marie: Das geht nicht mehr ohne weiteres. Du mußt den Gründungszuschuß so rechtzeitig beantragen, daß dir bei Bewilligung noch 90 Tage des Arbeitslosengeld-I-Bezuges bleiben. Der Anspruch auf Arbeitslosengeld I verbraucht sich, während der Gründungszuschuß bezogen wird. Aber es gibt etwas Neues, nämlich die Arbeitslosenversicherung für Selbständige.

4.Arbeitslosenversicherung für Selbständige

Seit 2006 haben Selbständige die Möglichkeit, in die Arbeitslosenversicherung einzutreten und für einen sensationell günstigen Beitrag (ab 2007 sind es rund 26 Euro im Monat) im Fall der Arbeitslosigkeit hervorragende Leistungen zu bekommen. Die Leistungen richten sich nicht nach dem Gewinn aus selbständiger Tätigkeit, sondern nach dem Berufsabschluß. Ein Hochschulabschluß bringt ein Arbeitslosengeld zwischen 1.042 und 1.364 Euro im Monat ein, je nach Steuerklasse. Wer ohne Ausbildung ist, kann immerhin noch mit einem Arbeitslosengeld zwischen 617 und 767 Euro rechnen. Wer in den letzten 24 Monaten noch mindestens 150 Tage angestellt gearbeitet hat, bekommt das Arbeitslosengeld nach diesem letzten Verdienst berechnet. Diese schöne Möglichkeit gibt es vorläufig nur bis zum Jahr 2010. Dann wird über eine Verlängerung entschieden.

Sophie: Wann bin ich denn als Selbständige arbeitslos?

Marie: Das SGB III sagt in § 16: „Arbeitslose sind Personen, die wie beim Anspruch auf Arbeitslosengeld

1. vorübergehend nicht in einem Beschäftigungsverhältnis stehen,

2. eine versicherungspflichtige Beschäftigung suchen und dabei den Vermittlungsbemühungen der Agentur für Arbeit zur Verfügung stehen und

3. sich bei der Agentur für Arbeit arbeitslos gemeldet haben."
Das bedeutet, du mußt dich bei der Agentur für Arbeit arbeitslos
melden und einen Antrag auf Arbeitslosengeld I stellen und nachweisen, daß du von deiner selbständigen Tätigkeit zur Zeit nicht
mehr leben kannst.

Angie: Das wäre ja eine wunderbare Absicherung für meine er-
träumte Auszeit! Kann ich als Selbständige einfach so eintreten?

Marie: Leider nicht mehr. Im Jahre 2006 bestand kurz die Möglichkeit für alle Selbständigen, der Arbeitslosenversicherung beizutreten, das hat der Gesetzgeber blitzschnell geändert. Dagegen laufen
allerdings Klagen. Im Moment sind die Bedingungen für den Beitritt folgende:

* Ein Aufnahmeantrag muß in der Frist von einem Monat nach
  der Gründung bei der Agentur für Arbeit gestellt werden.
* Du mußt in den letzten 24 Monaten mindestens 12 Monate lang
  sozialversichert gewesen sein. Die Zeit des Bezugs von Arbeits-
  losengeld I zählt mit.
* Es darf keine versicherungspflichtige Teilzeittätigkeit neben der
  Selbständigkeit ausgeübt werden.
* Die Selbständigkeit muß über 15 Stunden in der Woche betragen.

Sophie: Angie, die schon länger selbständig ist, kann nicht hinein,
aber ich könnte im Monat meiner Gründung beitreten. Ist das
denn ratsam? Und wie komme ich da wieder raus?

Marie: Der Beitritt zur Arbeitslosenversicherung ist sicher für die zu
empfehlen, die sich nicht ganz sicher sind, ob ihre Selbständigkeit
erfolgreich sein wird. Genau diese Menschen werden eintreten
und auch die Zahlungen in Anspruch nehmen. Daher ist es fraglich, wie lange die Arbeitslosenversicherung für Selbständige so
niedrige Beiträge und so gute Leistungen anbieten wird.

Mit dem Beitritt wird ein Versicherungspflichtverhältnis begründet. Wer aber drei Monate lang keine Beiträge zahlt, fliegt raus. So
einfach ist das.

Zur Finanzierung einer Auszeit eignet sich dieses Modell nur
bedingt. Denn ihr müßt ja als Arbeitslose auch dem Arbeitsmarkt
zur Verfügung stehen. Wie gut da die Chancen für jede sind, werdet ihr selbst wissen.

1. Was ist Heilen

Marie: Ich möchte mit euch über den Begriff „Heilen" und seine Bedeutung sprechen. Eine Ebene wird die des HPG sein, eine andere eure Einstellung. Das HPG spricht von „Ausübung der Heilkunde" und definiert sie in § 1 Abs. 2.

> Ausübung der Heilkunde im Sinne dieses Gesetzes ist jede berufs- oder gewerbsmäßig vorgenommene Tätigkeit zur Feststellung, Heilung oder Linderung von Krankheiten, Leiden oder Körperschäden bei Menschen, auch wenn sie im Dienste von anderen ausgeübt wird.

Da das PsychThG sich in der Definition von Psychotherapie daran anlehnt, stelle ich euch diese Definition hier auch vor. Aber Achtung: Das PsychThG definiert Psychotherapie nur für die psychologischen PsychotherapeutInnen, nicht für die Heilpraktikerinnen, die im Rahmen des HPG Psychotherapie anbieten. Dennoch mag es sein, daß das PsychThG über die Rechtsprechung Rückwirkungen auf die Ausübung psychotherapeutischer Heilkunde nach dem HPG hat.

> **§ 1 Abs. 3 S. 1 PsychThG**
> Ausübung von Psychotherapie im Sinne dieses Gesetzes ist jede mittels wissenschaftlich anerkannter psychotherapeutischer Verfahren vorgenommene Tätigkeit zur Feststellung, Heilung oder Linderung von Störungen mit Krankheitswert, bei denen Psychotherapie indiziert ist.

Die Definition des HPG wird uns noch vielfach beschäftigen. Wichtig ist, daß der Begriff „Heilung" vorkommt und neben die Feststellung und Linderung von Krankheiten gesetzt wird. Doch die beiden Gesetze kennen „heilen" nicht als Tätigkeitswort. Es ist mir wichtig, in unserem Gespräch dem Sprachgebrauch des Gesetzes nicht mehr Bedeutung zuzumessen, als einem gesetzlichen Begriff zukommt. Es geht darum, die gesetzliche Definition, ihre

Bedeutung und ihre Grenzen zu kennen. Da das PsychThG sich im Wortlaut an das HPG anlehnt, ist dieses Kapitel auch für Psychotherapeutinnen interessant.

Die andere Ebene ist die unserer und eurer Realität, wenn ihr mit eurem Wissen und euren Methoden auf Menschen zugeht – und wenn wir darüber sprechen. Und es gibt die Ebene der Erwartung derjenigen, die euch aufsuchen. Ich möchte von euch wissen, wie ihr das Wort „Heilen" außerhalb der Gesetzesauslegung verwendet und wie ihr dazu steht, wenn ich sage: „Du heilst – mit welcher Methode heilt ihr – usw." Ich weiß aus meiner Arbeit mit Heilpraktikerinnen und Therapeutinnen, daß viele Frauen es heftig von sich weisen, ihre Tätigkeit „Heilen" zu nennen. Dabei spreche ich nicht davon, ob Frauen dieses Wort in ihrer Werbung oder gegenüber ihren PatientInnen verwenden sollten. Sondern es geht um Gespräche untereinander. Ich möchte mit euch eine Diskussion darüber führen, denn ich glaube nicht, daß es nur um die Bestimmung eines Begriffs geht, es geht auch um den Inhalt.

Sophie: Ich finde es anmaßend zu sagen, daß ich heile. Ich glaube, niemand kann heilen. Ich kann meine Patientinnen nur in ihrem Heilungsprozeß begleiten. Heilung ist ein innerer Vorgang.

Lisa: So sehe ich das auch. Wir regen mit unseren Methoden Körper, Geist und Seele der Patientin an, einen Weg aus der Krankheit in Richtung Heilwerden zu gehen, wir regen die Selbstheilungskräfte an. Heilen können sich die Menschen nur selbst.

Angie: Ich bin noch nicht festgelegt in meiner Meinung. Einerseits wird gerade in der Psychotherapie sehr deutlich, daß ich die, die zu mir kommen, in ihrem Prozeß begleite. Andererseits nehme ich auch die Verantwortung an, die Methoden auszuwählen, den Zeitpunkt zu bestimmen, wann ich interveniere, ob ich auffordere weiterzugehen oder Grenzen setze. Ich weiß ja nicht immer, ob ich in einem gegebenen Moment die Selbstheilungskräfte wirklich anrege, vielleicht versuche ich doch, heilend einzugreifen. Sollte ich das dann nicht auch „Heilen" nennen?

Marie: Genau das ist die Frage. Was tut ihr – und wie nennt ihr das, was ihr tut? Bist du sicher, Sophie, daß du mit deiner Argumentation nicht ein Tabu bekräftigst, das vor Jahrhunderten aufgestellt wurde, als den Frauen das Heilen aus den Händen genommen wurde, als heilkundige Frauen zu Tausenden als Hexen verbrannt wurden?

Sophie: Nein, sicher bin ich da natürlich nicht. Wenn ich Heilen höre, wehre ich sofort ab. Ich will nicht ausschließen, daß ich mich auch, wie Angie es eben angedeutet hat, vor der Verantwortung fürchte. Glaubst du wirklich, daß die Hexenverbrennung noch so lange nachwirkt? Du meinst, die Frauen sagen mal wieder in vorauseilendem Gehorsam, daß sie gar nicht wollen, was sie auch nicht sollen, nämlich Heilen?

Marie: Verfolgungen, Vertreibungen, Grausamkeiten, Kriege schlagen sich für sehr lange Zeit in den Gefühlen, den Gedanken, dem Verhalten der Opfergruppe nieder; aber auch die Gruppe der Täter trägt die Erinnerung weiter und drückt sie aus.

Angie: Vielleicht müssen wir nicht so weit zurückgehen. Ich meine vielmehr, die seriösen Therapeutinnen und Heilpraktikerinnen wollen sich abgrenzen gegen die leichtfertigen Heilversprechen der New-Age-Anzeigen in entsprechenden Zeitschriften.

Juliana: Die New-Age-Bewegung muß oft für leichtfertige Kritik herhalten. Wir alle verdanken dieser Bewegung doch sehr viel – die Entwicklung neuer Methoden und Ideen, gute Bücher, die Vielfalt spiritueller Wege. Wenn wir genauer hinsehen, werden dort gerade keine Heilungsversprechen gemacht, sondern die Selbstheilung, der eigene Weg zur Kraft, steht im Mittelpunkt. Uns behagt oft die amerikanisch anmutende Darstellung in der Werbung nicht. Die dynamisch lächelnden schönen Menschen, die sich als LehrerInnen anpreisen, wirken auf uns wie InvestmentfondsverkäuferInnen. Ich glaube, daß für unseren Geschmack der New-Age-Weg der Selbstheilung als zu sicher, zu schön, um wahr zu sein, dargestellt wird.

Doch zurück zu uns und unserem Heilen. Ja, es ist wahr – auch ich habe Hemmungen, meine Tätigkeit „Heilen" zu nennen. Es ist leichter, sich hinter dem griechischen Wort Therapie zu verstecken. Fremdworte klingen oft seriöser, und wir Psychotherapeutinnen haben diesen Begriff nun auch noch als gesetzlich geschützte Berufsbezeichnung bekommen.

Marie: In dem Buch von Jeanne Achterberg finden wir eine gute Definition: „Heilen, was ein eigenständiges Bemühen, anderen zu helfen, ,heil zu werden', impliziert, beinhaltet auch, daß Menschen durch diesen Prozeß eventuell kuriert werden."[1] Kurieren ist wiederum nur ein altertümlicher, aus dem Lateinischen entlehnter Ausdruck: curare heißt heilen. Kennt ihr nicht den Moment als Therapeutin, wenn die Nadel, das Kügelchen, die Körperbehandlung tatsächlich die Leiden, die Krankheit eines Menschen zu beenden scheinen? Ist das nicht Heilung?

Ich habe noch eine Quelle zu diesem Begriff: Die „Ethik-Richtlinien für die Praxis der Klassischen Homöopathie"[2] beziehen sich in „1. Grundwerte" auf Hahnemanns Formulierung: „Des Arztes höchster und einziger Beruf ist es, kranke Menschen gesund zu machen, was man heilen nennt", und weiter: „Das höchste Ideal der Heilung ist die schnelle, sanfte, dauerhafte Wiederherstellung der Gesundheit oder Hebung und Vernichtung der Krankheit in ihrem ganzen Umfange auf dem kürzesten, zuverlässigsten Wege, nach deutlich einzusehenden Gründen."

Lisa: Ich wollte, wir könnten derart einfache Aussagen auch heute noch und auch für uns machen.

Hannah: Und was ist mit mir? Ich bin keine Heilpraktikerin, ich bin Heilerin, Körper- und Geistheilerin. Nach dem Gesetz darf ich die Heilkunde nicht ausüben, das bedeutet, ich darf nichts tun für die Heilung und Linderung von Krankheiten, Leiden oder Körperschäden. Ich habe den Eindruck, daß Frauen, die die HP-Prüfung oder eine Approbation haben, ganz gern glauben, daß sie durch diese Zulassung auch inhaltlich zu etwas befähigt seien, woran ich als ungeprüfte Frau keinen Anteil habe. Wollt ihr es nun wirklich einem Gesetz aus dem Jahre 1939 überlassen, rechtlich, sprachlich und ethisch festzulegen, was Heilen heißt?

Seht euch doch diese absurde Situation an: Ihr dürft aufgrund einer Prüfung laut Gesetz heilen – und streitet es ab. Ich sage: Ja, Frauen können heilen und ich auch, obwohl das Gesetz es mir verbietet. Heilen ist ein gutes Wort für das, was wir tun. Ich glaube auch, daß es historische Wurzeln hat, wenn Frauen heute ihre

---

1   S. 247.
2   Zu beziehen über den Verband Lachesis e.V.

Tätigkeit nicht mehr Heilen nennen wollen. Ich möchte mich vor dem Gesetz Heilerin nennen dürfen und vor meinen Kolleginnen auch. Zum Glück hat das BVerfG 2004 eine weise Entscheidung gefällt, die meine Situation wesentlich erleichtert.[3]

Lisa: Hannah, wenn du den Eindruck hast, daß die meisten Heilpraktikerinnen und Psychotherapeutinnen dich nicht als gleichwertig betrachten, hast du wahrscheinlich recht. Ja, es ist kläglich, wenn wir uns dabei an ein Gesetz klammern, das wir sonst dauernd kritisieren. Und da unsere Fähigkeiten im Umgang mit leidenden Menschen auch gar nicht Gegenstand der Prüfung sind, kann sich keine geprüfte Frau vormachen, dir per se etwas vorauszuhaben. Dennoch fühlen viele so und verhalten sich entsprechend. Da hilft nur, miteinander im Gespräch zu sein.

Zurück zum Heilen: Wir können uns doch auf Hildegard von Bingen berufen. Hildegard lebte von 1098 bis 1179, ihr war es zu dieser Zeit noch möglich, als gelehrte Frau geachtet und anerkannt zu sein und ein Buch über Heilkunde zu schreiben, ihr medizinisches Werk „Causae et Curae", das heute wieder die ForscherInnen beschäftigt, weil es so gut ist. Was ist zwischendurch geschehen?

Marie: Nehmen wir das Buch von Jeanne Achterberg zur Hilfe: Im dreizehnten Jahrhundert begann die Verdrängung der Frauen aus der Heilkunde, und sie hielt an bis in die jüngste Vergangenheit. Die Hexenverfolgung endete in Mitteleuropa erst 1775 – Abertausende von Frauen waren in einem Zeitraum von rund 200 Jahren grausam hingerichtet worden; viele von ihnen deswegen, weil sie heilkundig waren. Wenn Frauen die Heilkunde ausübten und erfolgreich waren, mußten sie mit den Mächten des Bösen in Verbindung stehen.[4] Die Kirche erklärte, Frauen, die zu kurieren wagten, ohne studiert zu haben, seien Hexen und müßten sterben. Wer Wissen um die Heilkraft von Kräutern hatte, mußte dies verleugnen und war dennoch ständig in Gefahr. Das alte Wissen verbrannte und verging. 1775 wurde die letzte Hexe in Deutschland ermordet. Das ist gut 225 Jahre her, das ist noch nicht lang. Die Bedrängnis heilkundiger Menschen hat noch immer kein Ende gefunden. In der ehemaligen Sowjetunion wurden SchamanInnen

---

3 Zu dieser Entscheidung mehr S. 64, 73 ff.
4 Achterberg S. 107 f.

grausam verfolgt. Ich weiß wenig darüber, aber auch in Afrika wurde den Frauen nach der Kolonialzeit das Heilen aus der Hand genommen, indem sie als Hexen diffamiert wurden.

Die Geschichte bietet viele Gründe für Frauen, den Beruf Heilen mit ausgestreckten Armen von sich zu weisen. Gerade darum ist es wichtig, daß Frauen das Heilen als Beruf und Recht wieder zu sich nehmen. Denn der Ausschluß der Frauen aus der Heilkunde hat noch eine andere Bedeutung und Wirkung. Es ging immer auch darum, wer die Herrschaft über den weiblichen Körper mit seiner Gebärmutter hat, medizinisch und philosophisch. So konnten Mediziner lange unwidersprochen behaupten, daß die Entwicklung des Denkvermögens den Uterus der Frauen schrumpfen lasse.[5] Mit solchen Argumentationen wurden Frauen jahrhundertelang von Bildung und geistigen Berufen ferngehalten.

Hannah: Ich habe in meinem Bücherschrank das immer noch lieferbare ehrwürdige Buch „Hexen, Hebammen und Krankenschwestern" von Barbara Ehrenreich und Deidre English.[6] Auch diese Autorinnen sind Amerikanerinnen wie Jeanne Achterberg; sie zeigen, wie in Europa die Hexenverfolgung zusammenhängt mit dem Aufstieg der Medizin als Wissenschaft, der Konkurrenz zwischen Männern und Frauen und nicht zuletzt mit sozialen Schichten. Und was mich besonders beeindruckt hat: Noch keine hundert Jahre ist es her, daß in den USA, es war im Jahr 1910, die regierenden weißen Männer der Oberschicht es schafften, durch geschickte Zuschußpolitik die Medizinschulen, an denen mehrheitlich Schwarze und Frauen lernten, zu ruinieren.[7] Was den Frauen blieb, war die Pflege, in den USA wurde ihnen sogar die Geburtshilfe verboten, der Hebammenberuf abgeschafft. Wir leben seither immer noch mit der Unterscheidung zwischen „Schulmedizin" hier und „Erfahrungsheilkunde" dort. 2005 ist das Arzneimittelgesetz (AMG) in Deutschland novelliert worden, und es bringt etliche Verschärfungen und Erschwerungen für die Anwendung und den Verkauf von Naturheilmitteln. Daran erkenne ich, daß die Diskriminierung der Erfahrungsheilkunde nicht zu Ende ist. Keine von uns ist vor gesetzlichen Eingriffen sicher.

5 Ehrenreich, English, „Zur Krankheit gezwungen", S. 29.
6 Frauenoffensive 1975, noch immer lieferbar.
7 ebd., S. 40.

Marie: Über Medikamente in der Praxis werden wir noch sprechen.[8]

Sophie: Ich werde darüber nachdenken und lesen, ich war mir der historischen Bedeutung meines Unbehagens gegenüber dem Begriff „Heilen" nicht bewußt. Vielleicht sollten wir unsere Bedenken stehenlassen und uns auf eine sprachliche Regelung einigen? Ich schlage vor, wir nennen Hannahs und unsere Tätigkeit **Heilen** und definieren den Begriff, wie wir unsere Berufsausübung verstehen: „Heilen ist ein Tun, das zum Ziel hat, die selbstheilenden Kräfte eines Menschen anzuregen und auf diesem Weg zu begleiten."

Marie: Eine weise Lösung! Doch bleibt bitte sensibel dafür, daß wir uns mit diesem pragmatischen Begriff der gesetzlichen Definition nähern und die Frage nicht beantwortet haben, ob Frauen sich das Recht zurücknehmen sollen, Heilerinnen zu sein und das Wort „Heilen" mit Stolz und Selbstbewußtsein zu gebrauchen.

Demgegenüber ist die Interpretation des HPG ein leichteres Kapitel, denn das Gesetz haben nicht wir gemacht. Da müssen wir uns an die Vorgaben der Gerichte und Behörden halten.

2. Ausübung der Heilkunde nach dem „Gesetz über die berufsmäßige Ausübung der Heilkunde ohne Bestallung" (Heilpraktikergesetz, HPG) vom 17.2.1939

Das HPG hat eine interessante Geschichte.[9] Es löste die in Deutschland geltende „Kurierfreiheit" (Kurieren = Heilen) ab, die als Teil der allgemeinen Gewerbefreiheit und schon vor dem Inkrafttreten der Gewerbeordnung für das Deutsche Reich im Jahr 1878 galt. Diese Kurierfreiheit gibt es in Großbritannien noch heute. Insofern war das HPG eine erhebliche Einschränkung. Es sollte ein Übergangsgesetz sein, dem ein Verbot folgen würde. Dazu ist es nicht gekommen. Interessant ist auch, daß das Fehlen einer Ausbildungsordnung im HPG seinen Grund darin hatte, daß man Naturheilkunde nicht durch eine Prüfung in diesem Fach anerkennen und aufwerten wollte. Dieser Grund spielt sicher auch heute noch eine Rolle.

8   Kapitel „Die Praxis, Räume, Medikamente".
9   Kerner S. 143, Liebau S. 15.

Und so sieht es heute aus: Das HPG enthält eine Strafvorschrift.

§ 5 HPG: „Wer, ohne zur Ausübung des ärztlichen Berufes berechtigt zu sein und ohne eine Erlaubnis nach § 1 zu besitzen, die Heilkunde ausübt, wird mit Freiheitsstrafe bis zu einem Jahr oder mit Geldstrafe bestraft."

Hannah, der Heilerin, droht eine Strafe, wenn sie die Heilkunde ohne Erlaubnis ausübt. In den letzten Jahren hat sich eine deutliche Entspannung bei der Auslegung des HPG eingestellt. Das BVerfG hat 2004 in zwei Beschlüssen klargestellt, daß § 1 HPG an der Freiheit der Berufsausübung nach Art. 12 des GG gemessen und die möglichen Gefahren nach vernünftigen Gesichtspunkten beurteilt werden müßten.[10] Diese Vernunft hatte der früheren Rechtsprechung oft gefehlt. Die Auslegung des HPG läßt sich nun wie folgt zusammenfassen: Eine Ausübung der Heilkunde liegt nur vor, wenn die Tätigkeit

• direkt oder mittelbar gesundheitliche Schäden zur Folge haben kann und

• nach allgemeiner Auffassung ärztliche oder heilkundliche Fachkenntnisse voraussetzt.

Die Gefahr eines gesundheitlichen Schadens muß dabei „nennenswert", also mehr als nur geringfügig sein. In einem Urteil zur Methode „Vitametik" hat das OVG Lüneburg[11] gesagt, die Tätigkeit sei zwar heilkundlich, da sie darauf abziele, Rückenschmerzen zu lindern und das Nervensystem zu entspannen, eine unmittelbare Gesundheitsgefahr sei auch nicht gänzlich ausgeschlossen. Doch lasse sich nicht feststellen, daß diese Gefahr mehr als nur geringfügig sei. Dies ist wirklich eine sensationelle Gerichtsentscheidung! Außerdem wird noch gesagt, es sei Aufgabe der Behörde, die eine Tätigkeit verbiete, das Gefahrenpotential zu ermitteln und darzulegen. An diesen Grundsätzen können Therapeutinnen ohne HP-Schein in Zukunft abschätzen, ob ihre Tätigkeit rechtmäßig ist oder nicht.

Nun noch zur „mittelbaren Gefahr"[12]: Eine Patientin mit einer ernsten Erkrankung könnte meinen, ärztliche Hilfe erübrige sich

10 Die beiden Beschlüsse vom 2.3.2004 und 3.6.2004.
11 Beschluß vom 20.7.2006.
12 Darauf kommen wir später noch zu sprechen, s. S. 74.

nach dieser Behandlung. Dieser Gefahr kann eine Heilerin begegnen, indem sie ihre Kundschaft aufklärt, daß ihr Tun einen Arztbesuch nicht ersetzt, und ein Stück Papier mit entsprechendem Text bereit hält, den sie sich unterschreiben läßt.

Sophie: Und nun wissen wir auch, daß die alte Frau, die in unserem Dorf so erfolgreich Warzen bespricht, sich nicht strafbar macht, denn wo ist die Gefahr?

3. Behandlungsverbote

Welche Verbote gibt es noch für Heilpraktikerinnen?[13]

Lisa: Das lernen alle für die Prüfung. Den Zahnärztinnen, FrauenärztInnen und Hebammen dürfen wir nicht in die Quere kommen. Aber wie ist das genau gemeint?

Marie: Zunächst zu den Zähnen.

§ 6 HPG lautet: „Die Zahnheilkunde fällt nicht unter die Bestimmung dieses Gesetzes."

Bedeutung: Mund und Mundhöhle sind den ZahnärztInnen vorbehalten. Hier gibt es jedoch Grenzfälle: Cranio-Sacrale Therapie und Osteopathie nehmen sich des Kiefergelenks an, dabei gehen die Therapeutinnen auch von innen ans Gelenk. Auch die Muskelfunktionstherapie arbeitet manuell am Kiefer und hat Wirkungen auf die Zahnstellung. Da die Zahnärzte selbst diese Therapie nicht ausüben, sie aber eine ausgezeichnete Methode ist, sind die Behörden überwiegend pragmatisch und erlauben Heilpraktikerinnen, Logopädinnen, Physiotherapeutinnen die Ausübung. Wer sichergehen will, frage beim zuständigen Gesundheitsamt nach. Ob sie eine fundierte Auskunft erhält, weiß natürlich niemand. Woher sollen die Ämter dies auch alles wissen? Letztlich müssen wieder die Gerichte entscheiden.

Das Gesetz zur Bekämpfung der Geschlechtskrankheiten ist durch die Neufassung des Infektionsschutzgesetzes (IfSG) vom 20.7.2000 abgelöst worden. Nunmehr ist Heilpraktikerinnen die

---

13 Die hessische Richtlinie zur Durchführung des HPG gibt einen guten Überblick über die Verbote, sie ist deshalb im Anhang abgedruckt.

Behandlung übetragbarer Krankheiten, soweit in § 24 IfSG erwähnt, verboten. Neu ist also: Die Behandlung von Krankheiten der Geschlechtsorgane ist erlaubt, soweit die Ursache nicht eine übertragbare Krankheit nach § 24 IfSG ist.

§ 4 des **Hebammengesetzes** behält die Geburtshilfe den Ärztinnen, Ärzten und Hebammen vor. Ihr dürft nur in Notfällen Geburtshilfe leisten wie alle anderen Menschen auch.

4. Was bleibt übrig für die nicht geprüfte Heilerin?

Hannah: Ich darf legal das tun, was mir das HPG übrig läßt.

Marie: Im Geltungsbereich des HPG darfst du nicht tätig werden. Aber jenseits dieser Grenzen beginnt dein Feld. Wie eben gesagt, haben die Gerichte jüngst den Spielraum für TherapeutInnen ohne HP-Prüfung entscheidend erweitert (vgl. S. 74).

Laßt uns zuerst der Frage nachgehen, ob und wie eine Frau ohne Approbation und Prüfung Methoden anwenden und ankündigen darf, die mit der Körperlichkeit oder den Fähigkeiten des Körpers und des Geistes arbeiten. Den Geistheilerinnen, spirituellen Lehrerinnen und Schamaninnen wird ein eigenes Kapitel gewidmet.

Alle, die **Körperarbeitsmethoden** gelernt haben und anbieten, sollten das HPG in seiner Auslegung durch die Gerichte kennen. Dies gilt auch für diejenigen, die Tanztherapie, Kunsttherapie, Sporttherapie, Sozialtherapie oder ähnliches anbieten.

Den Heilerinnen ohne HP-Schein sind daher der folgende Abschnitt und das nächste Kapitel gewidmet – sie müssen sehr genau wissen, was sie dürfen und was nicht.

Wir nehmen uns noch einmal den § 1 Abs. 2 HPG vor:

> Ausübung der Heilkunde im Sinne dieses Gesetzes ist jede berufs- oder gewerbsmäßig vorgenommene Tätigkeit zur Feststellung, Heilung oder Linderung von Krankheiten, Leiden oder Körperschäden bei Menschen, auch wenn sie im Dienste von anderen ausgeübt wird.

Gesetze sind meistens ungenau – sie geben einer späteren Interpretation Raum. Was soll wohl „**berufs- oder gewerbsmäßig**" bedeuten – schließlich habe ich euch schon erklärt, daß Heilpraktik kein „Gewerbe", sondern ein „Freier Beruf" ist. Es gibt keinen einheitlichen Begriff des Gewerbes im Recht. Im Kapitel „Ein Freier Beruf" lernt ihr den steuerrechtlichen Gewerbebegriff kennen. Im HPG heißt „berufs- und gewerbsmäßig", daß die Heilkunde dann ausgeübt wird, wenn die Absicht da ist, es relativ regelmäßig zu tun.[14] Wenn ein Entgelt verlangt wird, ist das ein Indiz für die Berufsmäßigkeit, aber nicht Bedingung; wer Entgelt verlangt, handelt aber „gewerblich", obwohl Heilpraktik nach § 18 EStG zu den Freien Berufen zählt.[15]

„Feststellung, Heilung oder Linderung" ist jedes Tun, das zum Ziel hat, eine Diagnose zu stellen oder zu bewirken, daß eine Veränderung des Zustands eintritt. Es ist egal, ob die Patientin mit den Händen berührt wird oder der Kontakt ausschließlich geistig ist.

Hier liegt der legale Bereich des Unterrichts von Selbsthilfemethoden – den alten ehrwürdigen wie Yoga, Tai Chi, Qi Gong und den neueren wie Zilgrei, Wildwuchs oder Feldenkrais. Wer eine dieser oder ähnlicher Künste unterrichtet, heilt oder lindert nicht selbst, sondern bringt das den Teilnehmenden bei.

Angie: Hier kommt mir eine Zwischenfrage in den Sinn: Wenn eine Yoga- oder Qi Gong-Lehrerin auch Heilpraktikerin ist, wird dann ihr Unterricht zur Therapie im Sinne des § 1 HPG?

Marie: Das ist eine gescheite Frage. Der Unterricht wird zur Therapie, wenn die Lehrerin, die Heilpraktikerin ist, dies will und die Veranstaltung auch als Gruppen- oder Einzeltherapie durchgehen kann. Ein solches Vorgehen kann etliche Vorteile haben: Eine Heilpraktikerin ist nicht rentenversicherungspflichtig, eine Yogalehrerin ist es (§ 2 SGB VI), eine Heilpraktikerin ist mit Sicherheit nicht umsatzsteuerpflichtig (§ 4 Nr. 14 UStG), bei einer Yogalehrerin läßt sich das nicht so einfach sagen. Nun kann man nicht einfach jeden Yogakurs dem Finanzamt und der DRV gegenüber als Gruppentherapie ausgeben – es muß auch stimmen, daß diese Heilpraktikerin mit dieser Methode zum Zwecke des Heilens und Linderns von Krankheiten und Leiden handelt.

Weiter mit dem HPG: „Krankheiten, Leiden oder Körperschä-

14 Scharl S. 7.
15 Firngau S. 93.

den" – das ist nicht alles, was einen Menschen dazu bringen kann, dich aufzusuchen. Wer sich unwohl, angespannt oder verkrampft fühlt, kann von dir legal behandelt werden, aber auch die Menschen, die ihr Bewußtsein erweitern wollen. Das ist das Feld der Energiearbeit, das Feld der Massagen, der Fitness und Wellness. Denjenigen, die nicht die HP-Prüfung abgelegt haben, bleiben:

• **Beratung**	Lebensberatung, Gesundheitsberatung, Begleitung und ähnliches.
• **Prävention**	Vorbeugung – mit allem, was gut tut, die Kräfte steigert, die Selbstheilung fördert.
• **Entspannung**	Abbau von Energieblockaden, Befreiung des Geistes, Steigerung des Wohlbefindens usw.
• **Massage**	ist ein weites Feld. Sie kann eine Berührung des Körpers mit den Händen sein oder eine Klärung der Aura mit Obertönen. Die Benennung als Massage ist eine gute Möglichkeit, eine neue Methode zu erklären und Vertrauen dafür zu schaffen.
• **Alle Verfahren,**	die keine Gesundheitsgefährdung darstellen und nach allgemeiner Anschauung keine ärztlichen Fachkenntnisse voraussetzen.
• **Unterricht**	ist immer frei und darf ohne die Zulassung als Ärztin oder Heilpraktikerin gegeben werden. Selbsthilfemethoden werden unterrichtet, z.B. Alexanderarbeit, Feldenkrais, Yoga, Tai Chi, Atemarbeit, teilweise auch Kinesiologie. Die Aufzählung ist nicht vollständig.

Hannah: Doch was ist mit der sog. „Eindruckstheorie" des BGH? Gilt sie nicht mehr?

Marie: Hier der BGH wörtlich aus dem Jahre 1977: „Unter einer Tätigkeit im Sinne des § 1 Abs. 2 HPG ist jedes Tun zu verstehen, das bei den Behandelten den Eindruck erweckt, es ziele darauf ab, sie zu heilen oder ihnen Erleichterung zu verschaffen; das kann auch dadurch geschehen, daß angeblich übernatürliche Gewalten mit vermeintlichen oder vorgetäuschten übersinnlichen Kräften bekämpft werden..."[16]

16 BGH 13.9.1977 – 1 StR 389/77, zitiert nach Liebau S. 484.

Über diese weite Auslegung des Heilbegriffes sollte man aber nicht vergessen, daß Gerichte und Rechtslehre immer wieder betont haben, der § 1 HPG diene der Verhütung von Gefahren, die dadurch entstünden, daß unqualifizierte Personen Kranke behandelten oder die Verzweiflung Leidender ausnutzten. Das OVG Lüneburg[17] sagt: Der Eindruck der behandelten Person reiche nicht aus, eine Gefahr müsse hinzukommen. Andererseits sagt dasselbe Gericht im Urteil zur Synergetik[18], es komme darauf an, „ob bei objektiver Betrachtung bei den angesprochenen Personen durch das Vorgehen des Therapeuten der Eindruck erweckt wird und werden soll, die Tätigkeit ziele darauf ab, bei ihnen Krankheiten zu lindern oder zu heilen", prüft dann später aber auch noch ausgiebig, ob die Synergetik-Therapie wegen ihrer Ähnlichkeit mit Hypnose eine Gefährdung darstellen könne, und bejaht dies. Das BVerfG sah in seinen Beschlüssen aus dem Jahre 2004[19] gar keine Veranlassung, sich mit dieser Theorie auseinanderzusetzen. Das heißt: Der nachvollziehbare Eindruck spielt eine Rolle, aber nicht allein, die Gefährdung muß hinzukommen.

Im Licht dieser neuen Entwicklung sind sicher die Methoden, die mit künstlerischem Ausdruck arbeiten – Kunsttherapie, Musiktherapie, Bibliotherapie, Tanztherapie und ähnliches – ganz klar als ungefährlich einzustufen und damit außerhalb der Gefahrenzone. Nun gibt es aber etliche gute Methoden, die von Gerichten vor diesen neuen Entscheidungen als Ausübung der Heilkunde eingestuft wurden. Dazu gehören außer Shiatsu und Akupressur auch Fußreflexzonenmassage und Reiki.[20]

Lisa: Ich kenne Frauen, die diese Methoden ausüben, ohne HP zu sein. Viele Fußpflegerinnen bieten Fußreflexzonenmassage an.

Marie: Es ist ja auch gut so. Es besteht ein Bedarf, und die Frauen decken ihn. Wenn aber solche Fragen vor einem Verwaltungsgericht landen, dann ist nicht mit Sicherheit abzusehen, wie die Entscheidung aussehen wird. Kann ein Gefährdungspotential durch die Anwendung dieser und anderer Methoden ausgeschlos-

---

17 Urteil vom 23.11.2006 – 5 A 102/04.
18 Urteil vom 20.7.2006.
19 Dazu mehr im Kapitel „Heilerinnen" u. S. 61, 64.
20 OVG Koblenz 88, MedR 1990, zitiert nach Firngau, S. 155.

sen werden? Bei Reiki wird man das bejahen können, zumal das „Handauflegen" nunmehr den Segen des Bundesverfassungsgerichts hat. Bei körperorientierten Methoden kann es auch zu Nebenwirkungen kommen, so ist es m.E. bei cranio-sacraler Therapie. Die Anwenderinnen müssen sicherstellen, daß die Art und Weise, wie sie z.b. Shiatsu oder Atemtherapie ausüben, eine Gesundheitsgefährdung ausschließt. Bei Methoden, bei denen die Argumentation wackelig erscheint, empfehle ich, sich einem guten Berufsverband anzuschließen, der gegenüber Abmahnungen und Ärger mit Behörden Unterstützung anbietet.
Jetzt ist Hannah dran. Was bedeutet das alles für dich?

Hannah: Erstens: Wenn ich keine Heilpraktikerin bin, muß ich den Eindruck vermeiden, daß das, was ich tue, Ausübung der Heilkunde ist. Was ist eigentlich mit dem Begriff „Therapie"?

Lisa: Das ist griechisch und bedeutet soviel wie „Behandlung von Krankheiten". Das ist also kein Ausweg.

Marie: Andererseits taucht der Begriff Therapie unwidersprochen in den letzten Jahren auch bei Arbeitsweisen auf, die mit Sicherheit keine Heilmethoden sind, wie z.B. bei Lerntherapie.

Hannah: Ich arbeite mit körperbezogenen und mit geistigen Methoden – manchmal mit beidem. Ich schließe aus dem, was ich gehört habe, daß ich besser nicht „Körpertherapien" sage.

Marie: So streng würde ich das nicht mehr sehen. Die Begriffe Körpertherapie und Körpertherapeutin sind nicht geschützt. Andererseits könnte es dir als irreführende Werbung angelastet werden, also bleib vorsichtig.

Hannah: Ich schaue nun meine Körperarbeit an. Ich schätze die Fußreflexzonentherapie wegen ihrer präzisen Wirkung und halte sie für eine gute Heilmethode. Sie wird von vielen Menschen ohne HP-Prüfung ausgeübt. Ich weiß nun, daß es darauf ankommt, ob ich diese Methode so anwende, daß jede Gefährdung meiner PatientInnen ausgeschlossen ist. Ich werde *sanfte Fußmassagen* anbieten und meine KundInnen darauf hinweisen, daß dies keine Heilbehandlung sei, die einen Besuch bei Ärztin oder Heilpraktikerin überflüssig mache. Und wenn ich behaupte, ich arbeite damit nur an gesunden Menschen zur Steigerung des Wohlbefindens?

Marie: Dieser Argumentation hat das OVG Lüneburg im Shiatsu-Urteil den Wind aus den Segeln genommen. Um zu erkennen, ob jemand gesund sei oder eine Krankheit oder ein Leiden habe, brauche man eine entsprechende Vorbildung, d.h. die Approbation als Ärztin oder Heilpraktikerin. Es bleibt dabei, wir müssen immer schauen, ob die Behandlungsweise selbst ein Gefährdungspotential hat oder nicht. Anders mag es mit Methoden sein, die einen hohen Anteil an Zusammenarbeit zwischen der Ausübenden und der Klientin haben. Nehmen wir die Kinesiologie: Es ist möglich, Muskeltests durchzuführen und die Ergebnisse mit der Klientin so zu besprechen, daß sie daraus Einsichten gewinnt, die ihr in ihrem Entwicklungsprozeß helfen. Informationen mittels Muskeltests können auch in bezug auf wichtige Lebensentscheidungen gesammelt werden. Auch ihr Umfeld kann überprüft werden, die Strahlungsintensität in den Räumen, die sie bewohnt, oder die Arbeit, die sie tut. Wenn die Praktikerin die Wirkung testet, ohne Bezug zu Allergien oder anderen Leiden, ist das mit Sicherheit außerhalb des HPG. Das können wir dann völlig korrekt Beratung nennen oder praktische, unterstützende, begleitende Kinesiologie. Wenn die Kinesiologin aber in bezug auf ein Leiden Diagnosen stellt und behandelt, dann müssen wir fragen, ob sie Schaden anrichten könnte oder nicht. Wenn nicht, dann darf sie ohne HP-Prüfung behandeln.

Ich denke, ich habe euch hier die Grundsätze dargelegt – anwenden könnt ihr sie jetzt selbst. Auf die Frage, ob Juliana als Psychotherapeutin und Angie als Inhaberin des eingeschränkten HP-Scheins mit Kinesiologie arbeiten dürfen, gehen wir in den Kapiteln „Das PsychThG" und „Die eingeschränkte Überprüfung" ein.

Viele Frauen widmen sich beruflich der Spiritualität. Sie bieten selbst erschaffene Rituale zur Begleitung des Lebensweges an oder das, was sie von Lehrerinnen und Lehrern aus fernen Ländern gelernt und mitgebracht haben: Meditation, Schwitzhütten, Feuerlauf, Visionssuche und vieles mehr. Sie schaffen Verbindungen zu anderen Welten und Wesenheiten, sie entwickeln Zeichen, Tänze und Symbole, sie deuten die Sterne auf neue und alte Weise.

Es gibt für diese Angebote einen Markt. Es gibt Konkurrenz, es gilt, Werbung zu machen, sich darzustellen, zu verbünden, auszutauschen, sich weiterzubilden und auch abzugrenzen – und es ist wichtig, wie ein Fisch im Strom zu schwimmen, ohne in die Netze gesetzlicher Bestimmungen zu geraten.

Dieses Buch ist auch für sie geschrieben. Es gibt kein Kapitel, das nicht Bezüge zu ihnen herstellt, doch welche Informationen brauchen Hannah und all die anderen Geistheilerinnen, Medien und spirituellen Lehrerinnen darüber hinaus?

1. Der Name

Hannah: Eigentlich ist mein größtes Problem, daß mein Beruf keinen Namen hat. **Priesterin** paßt nicht zu mir, da ich nicht religiös bin. Als **Schamanin** sehe ich mich nicht, da wir nicht in einer schamanischen Kultur leben und es daher bei uns keine Schamaninnen geben kann. Dennoch scheint diese Berufsbezeichnung in der Öffentlichkeit akzeptiert zu werden. Mich **Heilerin** oder **Geistheilerin** zu nennen, kann bei der Kundschaft Irritationen hervorrufen und eventuell die Aufmerksamkeit von Ämtern erregen, die mir etwas verbieten wollen.

Medium ist ein guter Name, finde ich, trifft aber nicht meine Tätigkeit, und Seherin oder **Hellseherin** klingt noch ungewohnt und auch hochtrabend. Dieser Name weckt die Erwartung, daß ich etwas sehen kann, was andere nicht sehen, und ihnen darüber berichte. Damit kann allerdings eine klare Abgrenzung zur Heilerin eintreten. Eine Weile habe ich mich **Hexe** genannt, aber bemerkt, daß dieses alte Wort doch noch viel Angst und Ablehnung erzeugt; so habe ich wieder darauf verzichtet. **Ritualleiterin** ist in Ordnung, es klingt klar und nüchtern und ist doch begrenzt, denn ich arbeite und lehre auch außerhalb von Ritualen. So nenne ich mich meistens **Spirituelle Lehrerin.**

Marie: Mir fällt bis jetzt auch kein besserer Begriff ein – zumal er dich abgrenzt und absichert gegen das Heilen als Beruf und dir zugleich nach § 18 EStG Zugang zu den Freien Berufen gewährt. Andererseits ruft diese Berufsbezeichnung ganz profan die Deutsche Rentenversicherung (DRV) auf den Plan, die dich dann nach § 2 SGB VI zwangsweise der Rentenversicherung einverleiben möchte (s. Kapitel „Ein Freier Beruf").

Hannah: 1. Ich brauche Gewißheit über das, was ich sicher tun und auch nach außen zeigen darf und was ich mit Sicherheit nicht darf. 2. Ich möchte wissen, wie ich mit meinen Seminaren und Veranstaltungen finanziell auf einen grünen Zweig kommen kann.

Marie: Zum grünen Zweig verweise ich dich auf die Kapitel „Planen und Rechnen" und „Marketing und Werbung". Über die rechtliche Seite deiner Tätigkeit sprechen wir jetzt.

2. Die rechtliche Seite

Heilerinnen sollten genau wie Körpertherapeutinnen das HPG gut kennen, um sich korrekt verhalten zu können. Der § 1 HPG gilt auch für sie. Schau dir noch einmal den Kasten auf S. 68 an, der das Feld beschreibt, in dem du sicher agieren darfst.

Tatsächlich ist geistiges Heilen und Schamanismus zum großen Teil Begleitung anderer auf ihrem geistigen Weg. Und es ist völlig in Ordnung und legal, dieses ohne Prüfungen und Scheine zu tun. Durch die beiden Beschlüsse des BVerfG aus dem Jahre 2004[1] hat deine Berufsgruppe einen Platz erhalten: Das Gericht sieht geistiges Heilen — in dem Fall geschah es durch Handauflegen – als einen „dritten Weg" neben der Schulmedizin und der Naturheilkunde an und findet, daß dieses geistige Heilen so sehr verschieden von der Ausübung der Heilkunde durch ÄrztInnen oder

---

1 BVerfG, Beschluß vom 2.3.2004 und 3.6.2004.

HeilpraktikerInnen sei, daß ein vernünftiger Mensch es nicht verwechseln könne und somit keine Gefahr bestünde, daß der Klient einer Geistheilerin glaube, nun sei alles Mögliche getan und er würde hier und jetzt genesen, ohne ärztliche Hilfe aufzusuchen. Für alle Fälle, so das Gericht, sollten die GeistheilerInnen diesem Irrtum vorbeugen, indem sie in ihrer Praxis deutlich sichtbar einen Hinweis ausstellten, des Inhalts, daß hier keine Heilbehandlungen erfolgten und ein Arztbesuch sich nicht etwa erübrige. Es kann auch ein Zettel mit einem derartigen Text zur Unterschrift vorgelegt werden, dann kann nichts mehr passieren. Da das BVerfG das höchste Gericht der BRD ist, werden sich mit Sicherheit alle Ämter daran halten, und ich hoffe, daß demnächst auch der BGH seine krause Eindruckstheorie fallen läßt.

Hannah: Ich soll meine KundInnen unterschreiben lassen, sie hätten zur Kenntnis genommen, daß bei mir nicht geheilt wird? Das wirkt doch nach außen möglicherweise abschreckend oder gar lächerlich. Damit sage ich doch, daß meine Methoden nicht wirken! Im übrigen wird das sicher dann nichts nützen, wenn ich tatsächlich Heilmethoden anwende.

Marie: Das ist richtig. Die Beschlüsse des BVerfG betreffen geistiges Heilen mittels Handauflegen. Einmal wird der Kläger auch als „Wunderheiler" bezeichnet. Es geht dabei um einen Bezug zu „vermeintlich übersinnlichen Kräften" (OVG Lüneburg s.u.). Die Grundsätze dieser Entscheidungen können nicht einfach auf jede Methode, die irgendwie geistig erscheint, angewendet werden. Sicherlich bleibt Cranio-sacrale Therapie genau wie Fußreflexzonentherapie ein somatisches Verfahren, und Kinesiologie ist auch kein geistiges Heilen, während Reiki und Feinstoffliche Energiearbeit wohl eine starke Ähnlichkeit zum Handauflegen haben. Synergetik-Therapie ist nach der Meinung des OVG Lüneburg (s.o. S. 69) nicht mit Handauflegen oder Wunderheilen vergleichbar, weil die Synergetik eher der Hypnose verwandt sei, die sehr wohl ärztliche Fachkenntnisse voraussetze. Im Zweifel wendest du das an, was wir auf den S. 66–70 entwickelt haben: Ausschlaggebend ist das ganze Umfeld, auch der Eindruck, der erzeugt wird, auch die wirkliche Handlungsweise und das Gefährdungspotential deiner Methode.

Hannah: Ich überprüfe daraufhin meine spirituelle Arbeit: Ich arbeite mit rhythmischer Stimulation und Trancehaltungen. Ich reise für meine Klientin oder mit ihr in eine andere Wirklichkeit und hole mir dort für sie Rat. Manchmal geschehen spontane Besserungen. Ich gestalte Rituale mit einzelnen oder Gruppen.

Diesen Teil meiner Arbeit kann ich als Spiritualität benennen, die die Kreativität und die Einsichts- und Erlebnisfähigkeit meiner Klientinnen steigert, ihre Abenteuerlust befriedigt, ihnen Energie gibt und Möglichkeiten zur Selbsthilfe eröffnet. Das mag etwas schwierig sein, wenn ich dabei allein oder mit der Gruppe schamanische Trancehaltungen einnehme, die seit Jahrtausenden als „Heilhaltungen" bekannt sind. Aber hier bietet sich ein Ausweg an: Wir erforschen Trancehaltungen, und ich leite die Forschungen. Soweit ein Bezug zu Krankheiten und Leiden besteht, kann ich sicher sein, daß diese Tätigkeiten keine Gefahr bergen.

In meinem Prospekt nenne ich das „Den Weg zur eigenen inneren Heilkraft finden".

Ich arbeite auch mit sterbenden Menschen und ihren Angehörigen. Manchmal kann ein schwerkranker Mensch in Ruhe loslassen, wenn ich sie oder ihn auf einer Seelenreise begleite. Wie ist es damit? Der Umgang mit Sterbenden in öffentlichen Einrichtungen ist fast ausschließlich von den Kirchen besetzt.

Marie: Schauen wir ins Gesetz! Spirituelle Sterbebegleitung wird von § 1 HPG nicht erfaßt, denn es geht nicht mehr um „Feststellung, Heilung oder Linderung von Krankheiten, Leiden oder Körperschäden". Infolgedessen gibt es bei der Sterbebegleitung rechtlich die wenigsten Probleme.

Hannah: Ich arbeite auch mit Ericksonscher Hypnosetherapie. Wenn das OVG Lüneburg meint, Hypnose sei Heilmethode, muß ich ihm Recht geben. Ich werde mich darauf beschränken, Seminare zu geben und diese Methode als Selbsthilfe zu vermitteln.

Schließlich leite ich meine Klientinnen an, mit ihrer Aufmerksamkeit in den Körper zu gehen und Zwiesprache mit ihren Organen zu halten. Ich überlege, ob ich diesen Zweig intensivieren soll mit einer Ausbildung in der Methode Wildwuchs. Das ist ganz klar die Vermittlung einer Selbsthilfemethode. Ich kann sogar, weil ich nicht Heilpraktikerin bin, ohne Probleme mit ÄrztInnen und

Kliniken zusammenarbeiten. Diese Arbeit wird viel von PatientInnen mit Krebserkrankungen angenommen.

Marie: Ich habe schon angedeutet, daß die Bezeichnung als Spirituelle Lehrerin in der Rentenversicherungspflicht münden kann. Dazu bitte weiterlesen im Kapitel „Ein Freier Beruf".

Hannah: Und wie ist es mit medialer Arbeit, mit Channeling, mit Energiearbeit, mit Wahrsagen, Astrologie und Tarot?

Marie: Astrologinnen werden von Gerichten gern als Gewerbetreibende eingestuft, ich kenne aber viele, die vom Finanzamt als Freiberuflerinnen anerkannt worden sind. Ebenso ist es mit den verschiedenen Beratungen aufgrund alter Orakel. Wer mit Tarot arbeitet, mit dem I Ging oder mit Runen, ist in erster Linie Beraterin, nicht Heilerin. Die Rechtslage für eine medial arbeitende Frau ist gar nicht so schwierig. Wenn sie als Medium ihren KlientInnen den Kontakt mit Geistern Verstorbener oder anderen Wesenheiten aus fernen Sphären vermittelt, kommt sie nicht in Konflikt mit dem HPG. Diese Arbeit mag heilsam sein, hat aber mit der Definition des § 1 HPG eigentlich nichts zu tun.

Hannah: Wenn aber die KundInnen Fragen zu ihren Krankheiten stellen und die Stimmen ihnen dazu auch antworten? Wenn eine Kundin meint, es ginge ihr danach viel besser und das überall erzählt? Im Nu ist das Medium als Wunderheilerin bekannt.

Marie: Sie hat es nun leichter seit den BVerfG-Beschlüssen. Ihre KundInnen wählen offensichtlich den „dritten Weg". Doch mediale Fähigkeiten gelten in unserer Gesellschaft auch als dubios und gefährlich. Um so wichtiger ist es, Klarheit zu schaffen gegenüber den Behörden und den KundInnen.

Gerade weil ihre Tätigkeit in unserer Gesellschaft beargwöhnt wird, sollte sie ihre Arbeit transparent und klar darstellen. Nicht nur ich, auch das BVerfG rät ihr, ein Schriftstück zu entwerfen, in dem sie ihre Methoden und Leistungen verständlich beschreibt und vermittelt, daß Leiden und Krankheiten nicht Thema ihrer Sitzungen sind. Dieses Papier sollte sie allen KundInnen vorlegen, es sich unterschreiben lassen und bei sich verwahren. Auf diese Weise kann sie belegen, daß sie keine Heilerwartungen geweckt und ausgenutzt hat und niemand denken konnte, dies ersetze eine ärztliche Behandlung.

Außerdem muß sie selbstverständlich ihre Tätigkeit beim Gewerbeamt und beim Finanzamt anmelden und ihre Einkünfte versteuern.

Lisa: Ist sie wirklich Gewerbetreibende, und als was meldet sie sich an?

Marie: Ihr Beruf paßt nicht in die Aufzählung der Freien Berufe in § 18 EStG, also muß sie ein Gewerbe anmelden[2], z.b. als Hellseherin, als Medium, Lebensberaterin oder eben als spirituelle Begleiterin. Der Gewerbeschein verleiht einen Status. Sie gibt zu erkennen, daß sie sich freiwillig der staatlichen Kontrolle stellt, die mit einer Gewerbeanmeldung einhergeht. Sie geht aus der Grauzone heraus. Das ist ein symbolischer Akt, über den wir unter spirituellen Frauen sicher streiten könnten. Doch er ist unbedingt empfehlenswert.

2   Vgl. S. 41

Angie: Ich habe schlimme Geschichten von Kolleginnen gehört, die von „Abmahnvereinen" wegen eines Verstoßes gegen das UWG oder das Teledienstgesetz abgemahnt wurden und hohe Gebühren zahlen mußten. Ist so was denn legal?

Marie: Nach dem UWG können Mitbewerber die Unterlassung eines Verstoßes gegen das Wettbewerbsrecht durch Abmahnung verlangen. Daraus hat sich eine dubiose Kultur von Interessenvereinen entwickelt, die für ihre Tätigkeit Gebühren verlangen und dadurch ein feines Einkommen erzielen. Verbraucherzentralen machen da mit und auch manche HP-Verbände. Leider ist das legal. Wenn du von einer Abmahnung betroffen bist, solltest du dich rechtlich beraten lassen. Im Internet gibt es viele gute Informationen zu diesem Thema.

Wir ziehen hier daraus den Schluß, daß es besser ist, vorzubeugen und gar keinen Anlaß zu geben. Dazu gehört:
1. Deine Werbung sei in Übereinstimmung mit dem HWG (s. S. 37 ff).
2. Dein Internetauftritt sollte darüber hinaus den Vorschriften des Teledienstgesetzes entsprechen.

Das ist für eure Berufsgruppe gar nicht so einfach. Für alle, die eine Homepage betreiben, gilt nach § 6 Teledienstgesetz: Ein Impressum mit folgenden Angaben muß „leicht erkennbar, unmittelbar erreichbar und ständig verfügbar" sein:
* Name, Firma, Anschrift, Telefon-Nr.
* Bei juristischen Personen, wie einem Verein, das Register, in das sie eingetragen ist, zusätzlich die Vertretungsberechtigten.
* Email-Adresse zum Anklicken.
* Die Umsatzsteueridentifikations-Nr., falls vorhanden (die einfache Steuernummer braucht nicht zu erscheinen).
* Verantwortlichkeit für den redaktionellen Teil des „Webprojekts".

Für einige Berufsgruppen gibt es noch ein paar Spezialitäten: Wird eine Tätigkeit angeboten, die einer behördlichen Zulassung bedarf, sind Angaben zur zuständigen Aufsichtsbehörde erforderlich (§ 6 Nr. 3 TeledienstG).

Sophie: Brauche ich als HP denn eine Zulassung? Und braucht Juliana als Psychotherapeutin eine?

Marie: Jedenfalls muß Juliana nach Nr. 5a des § 6 die Kammer angeben, zu der sie gehört, die Psychotherapeutenkammer also. Ob eine Zulassung im Sinne des TeledienstG auch die Erlaubnis nach § 1 HPG oder nach dem PsychThG meint, ist nicht ganz klar. Doch es kommt noch schlimmer. § 6 Nr. 5 bezieht sich auf zwei EG-Richtlinien, die eine Reihe von Tätigkeiten nach allgemeinen Merkmalen aufzählen und es kann davon ausgegangen werden, daß HeilpraktikerInnen und PsychotherapeutInnen dazugehören. Diese Berufsgruppen müssen außer der Kammer, die ich schon erwähnte, nennen:

• die gesetzliche Berufsbezeichnung und den Staat, in dem die Berufsbezeichnung verliehen worden ist, und
• die Bezeichnung der berufsrechtlichen Regelung und wie diese zugänglich ist.

Angie: Ist das schon alles? Dann brauche ich ja nur folgendes in mein Impressum zu schreiben:

• Angie Ohnesorg.
• Adresse, Telefon-Nr., Email, Internet.
• Berufsbezeichnung: Heilpraktikerin.
• zuständige Aufsichtsbehörde: Gesundheitsamt Schleswig.
• Rechtsgrundlage: § 1 HPG und 1. DVO vom 17.2.1939 (RGBl. I S. 251), Geltungsbereich: Bundesrepublik Deutschland.

Etliche Kolleginnen haben auch das Datum ihrer Prüfung angegeben, muß das sein?

Marie: Ich habe im Gesetz dafür keine Grundlage gefunden. Schaden kann es natürlich nicht:

• Zulassung zum Beruf durch die Prüfung vor dem Gesundheitsamt Schleswig am 17.2.2003.

Juliana: Bei mir sieht es so aus:
Juliana Bruckner, Adresse usw.
Berufsbezeichnung: Diplompsychologin.
Zuständige Aufsichtsbehörde: Kassenärztliche Vereinigung von Berlin.
Zuständige Kammer: Psychotherapeutenkammer Berlin.

Approbation als Psychologische Psychotherapeutin nach dem PsychThG vom 16.6.1998 (BGB. I, S. 1311), Geltungsbereich: Bundesrepublik Deutschland. Ich werde außerdem nachfragen, was meine Psychotherapeutenkammer mir empfiehlt.

Hannah: Treffen diese Pflichten auch mich?

Marie: Diese Regelung scheint Heilerinnen ohne Prüfung nicht zu treffen – falls ich nicht eine EG-Richtlinie übersehen habe!

Zu der Frage, ob man sich von Links, die man setzt, ausdrücklich distanzieren muß, empfehle ich euch, den neuesten Stand der Dinge im Internet zu überprüfen. Diese Fragen sind umstritten und ungeklärt. Folgende Formulierung ist sicher nicht verkehrt: Ich übernehme keine Haftung für die Inhalte externer Links. Für den Inhalt der verlinkten Seiten sind ausschließlich deren Betreiber verantwortlich.

Es sollte selbstverständlich sein, daß ihr auf euren Internetseiten nichts abbildet, woran andere ein Urheberrecht haben, z.B. Texte, Bilder, Wegbeschreibungen, die aus einem Stadtplan abgekupfert sind. So etwas ist unerlaubt und beliebter Abmahngrund.

Nun zum Namen der Praxis.

Hannah: Darf ich mir einen Phantasienahmen geben, so etwas wie „Wege ins Licht" oder dergleichen?

Marie: Du kannst dir einen schönen Namen ausdenken. Er darf allerdings nicht irreführen über z.B. dein Betätigungsfeld oder die Größe des Betriebs. Geschäftsbezeichnungen genießen per se Schutz nach § 15 Markengesetz. Doch halte ich den Schutz eines einzigartigen Namens beim Patentamt für sicherer. Das kostet allerdings Geld.

Wie darf sich nun eine Heilpraktikerin nennen? Für diejenigen, die die uneingeschränkte Prüfung bestanden haben, ist das kein Problem. Sie nennen sich „Heilpraktikerin". Juliana nennt sich „Psychologische Psychotherapeutin". Über die Frage, wie sich die Heilpraktikerin mit eingeschränkter Erlaubnis nennen darf, sprechen wir in dem Kapitel zu dieser Berufsgruppe (S. 96 f).

PSYCHOTHERAPIE NACH DEM PSYCHOTHERAPEUTENGESETZ

Seit dem 1.1.1999 gilt das „Gesetz über die Berufe des Psychologischen Psychotherapeuten und des Kinder- und Jugendlichenpsychotherapeuten, zur Änderung des Fünften Sozialgesetzbuchs und anderer Gesetze" vom 16. Juni 1998 (BGB. I S. 1311) – kurz PsychotherapeutenGesetz, kürzer PsychThG, ganz kurz PTG genannt. Das PsychThG ist Gegenstand von Zweifeln und Gerichtsverfahren, seit es in die Welt kam. Zum Teil liegt die Unklarheit am föderalen System der BRD. Der Bundesgesetzgeber ist nur zuständig für die Regelung der Zulassung zur Ausübung eines Heilberufs (Art. 74 Abs. 1 Nr. 19 GG). Das Recht der Berufsausübung jedoch fällt in die Regelungshoheit der Bundesländer, die davon unterschiedlich Gebrauch machen.[1] Die Anwendung des PsychThG durch die zuständigen Behörden in den Ländern ist daher keineswegs einheitlich.

Wer sich über die jeweils jüngsten Entwicklungen informieren will, besuche am besten die Internetseiten der Psychotherapeutenkammern und der Berufsverbände.

Die vom Gesetzgeber gewollte Ausschlußwirkung des PsychThG hat eine Versorgungslücke hervorgerufen, mit der sich alle inzwischen eingerichtet haben. TherapeutInnen, die nicht DiplompsychologInnen sind noch als Pädagoginnen die Voraussetzungen für die Anerkennung als Kinder- und JugendlichenpsychotherapeutInnen erfüllen, können nicht nach dem PsychThG therapeutisch arbeiten. Diejenigen, die ohne diese Voraussetzung Psychotherapie praktizieren wollen, sind darauf verwiesen, Psychotherapie nach dem HPG mit dem „Kleinen" HP-Schein auszuüben. Diese Möglichkeit besteht nicht mehr in allen Bundesländern (Bremen, Schleswig-Holstein, Sachsen-Anhalt).

Bevor eine Therapeutin sich aber auf diese Prüfung vorbereitet, sollte sie sich klarmachen, daß sie als Heilpraktikerin im Be-

1 In NRW ist es das Heilberufsgesetz, in Thüringen das Thüringer Heilberufegesetz, dieses sind nur Beispiele, die anderen Bundesländer haben ähnliche Gesetze.

reich Psychotherapie nur noch in wenigen Ausnahmefällen damit rechnen kann, daß ihre PatientInnen die Behandlungen von einer Krankenversicherung erstattet bekommen.[2] Sie wird, wenn sie selbständig sein will, auf SelbstzahlerInnen angewiesen sein (s.a. S. 93 unter „Abrechnung").

Juliana: Gibt es auch etwas Positives?

Marie: Eine Klärung gibt es allerdings: Die Berufsbezeichnung PsychotherapeutIn ist nun gesetzlich geschützt. Sie darf nach § 1 Abs. 1 S. 3 PsychThG nur von ÄrztInnen, Psychologischen PsychotherapeutInnen und Psychologischen Kinder- und JugendlichenpsychotherapeutInnen geführt werden. Der Begriff „Psychotherapie" ist demnach weiterhin frei verwendbar. Allerdings gibt es die Meinung, daß „Psychotherapie" als Tätigkeit nicht in der Werbung von Menschen auftauchen dürfe, die nicht psychologische Psychotherapeuten sind – das sei eine Irreführung.[3] Die Frage ist noch ungeklärt.

Zum anderen ist sicher zu begrüßen, daß es überhaupt ein Berufsrecht für PsychotherapeutInnen gibt. Als legale Grundlage mußte vorher das HPG dienen, eine unbefriedigende Hilfskonstruktion, da das HPG für Psychotherapie nicht gedacht und gemacht war.

Das Recht für psychologische Psychotherapeutinnen teilt sich in zwei Themenkomplexe.

Es gibt die Regeln des Berufsrechts: Wer erhält die Erlaubnis, den Beruf der psychologischen Psychotherapeutin auszuüben, um dann bei welcher Gruppe Menschen mit welchen Methoden was tun zu dürfen?

Und es gibt die sozialversicherungsrechtlichen Regelungen: Wer erhält eine Kassenzulassung und darf welche psychotherapeutischen Behandlungen mit den Trägern der gesetzlichen Krankenversorgung abrechnen?

Weder den einen noch den anderen Fragenkomplex können wir hier auch nur annähernd vollständig behandeln. Ich werde lediglich Grundbegriffe erläutern und aufzeigen, welche Gesetze was regeln. Dabei zeigt sich, daß berufsrechtliche Regelung und

---

2 Vgl. das nächste Kapitel, „Die eingeschränkte Überprüfung".
3 S. S. 97, Jerouschek S. 17 ff.

Zulassung zur Kassenabrechnung nicht scharf zu trennen sind, sondern aufeinander einwirken.

Das **PsychThG** ist ein Gesetz des Bundes; es

- regelt die Zulassung zum Beruf,
- enthält Übergangsbestimmungen,
- ermächtigt zum Erlaß von Ausbildungs- und Prüfungsordnungen (§ 8)
- und einer Gebührenordnung für Privatbehandlungen.
- Es bestimmt (§ 11), daß ein wissenschaftlicher Beirat zu definieren hat, was wissenschaftlich anerkannte Verfahren im Sinn von § 1 Abs. 3 sind (s.u. S. 88),
- und es führt die Teilhabe der psychologischen Psychotherapeutinnen an der ärztlichen Versorgung der Bevölkerung in das SGB V ein.

Die Erlaubnis, den Beruf der psychologischen PsychotherapeutInnen und Psychologischen Kinder- und JugendlichenpsychotherapeutInnen ausüben zu dürfen, nennt das Gesetz **Approbation** (§ 1). Mit diesem Begriff soll die Gleichstellung mit der ÄrztInnenschaft betont werden. Für die Approbation ist die Behörde des Landes zuständig, in dem die Prüfung abgelegt wurde. Die Erteilung der Approbation ist davon abhängig, daß eine Therapeutin mit einem wissenschaftlich anerkannten Verfahren im Sinn des § 11 Psych ThG arbeitet.

Zulassung

Wer die Approbation hat, kann zur Leistungserbringung zugelassen und Mitglied einer Kassenärztlichen Vereinigung werden. Damit unterwirft sich die Psychotherapeutin der Geltung der Psychotherapie-Richtlinien und Psychotherapie-Vereinbarung. Die jeweiligen Kassenärztlichen Vereinigungen geben auch Auskünfte über die Rechtslage und Verfahrensfragen.

Außerdem verlangt § 95 c SGB V den Fachkundenachweis.

Niederlassung

Eine psychologische Psychotherapeutin erhält ihre Zulassung für den Ort ihrer Niederlassung, das ist ihre Praxis (§ 95 Abs. 1 SGB V). Doch es gibt nicht etwa das Recht zur freien Niederlassung. Der Bundesausschuß Ärzte und Krankenkassen darf nach §§ 99 und 101 SGB V einer möglichen Überversorgung der Bevölkerung vorbeugen durch die Planung des Bedarfs an psychotherapeutischen Praxen.

Diese **Bedarfsplanung** führt zu einer Kontingentierung von Praxen.

Juliana: Ich habe die Approbation als psychologische Psychotherapeutin – in meiner Region besteht zum Glück auch Bedarf für meine Praxis – und darf Psychotherapie ausüben. Darf ich eigentlich auch Kinder und Jugendliche mit Psychotherapie behandeln?

Marie: Diese Frage hat § 1 PsychThG nicht eindeutig geregelt. Es könnte aber so gemeint sein, daß zwar Kinder- und JugendpsychotherapeutInnen auf die Altersgruppe bis 21 Jahre beschränkt sind, approbierte PsychotherapeutInnen jedoch alle Menschen, auch Kinder behandeln dürfen, vielleicht aber nur ausnahmsweise, wenn es bei der Therapie einer erwachsenen Person angezeigt ist, Kinder oder Jugendliche mit einzubeziehen.[4] Deine Approbation erstreckt sich also möglicherweise auf beide Gruppen, wenn das auch mit Vorsicht gesagt werden muß. Dennoch gibt es die Möglichkeit zur Doppelapprobation, also zwei Approbationen zu erwerben, doch dann ist jeweils das volle Verfahren zu durchlaufen.

Ob du diese Behandlungen mit den gesetzlichen Krankenkassen abrechnen darfst, ist eine andere Frage, die du am besten mit der Kassenärztlichen Vereinigung oder der Psychotherapeutenkammer klärst. Das ist ein gutes Beispiel für die Verwobenheit von Berufszulassungsrecht und Sozialrecht. In den Bestimmungen des SGB V (§ 92) ist nicht vorgesehen, daß du beides innerhalb der kassenärztlichen Versorgung abrechnen darfst, wohl aber mit privaten Kassen. Zur Abrechnung von zwei therapeutischen Verfahren s.u. S. 90.

Juliana: Gibt es eine **Berufsordnung**, die mein Verhalten, die Zulässigkeit von Werbung, Zusammenarbeit mit anderen Berufsgruppen usw. regelt?

Marie: Ja, die gibt es. Die Regelung der Berufsausübung ist Ländersache. Die Länder haben die gesetzlichen Voraussetzungen für die Gründung von Psychotherapeutenkammern geschaffen. In den

4 Jerouschek S. 20.

meisten Bundesländern haben die Kammern schon ihre Arbeit aufgenommen und Berufsordnungen (BO) erlassen. Mehrere ostdeutsche Bundesländer stehen unmittelbar vor der Gründung einer gemeinsamen Kammer. Die Kammern bieten telefonische Beratungen für ihre Mitglieder an. Ich möchte allen TherapeutInnen raten, dies in Anspruch zu nehmen. Es ist kaum möglich, allein einen Überblick über alle Regelungen zu behalten. Die BO deiner Kammer solltest du zum Nachschlagen jedenfalls in deiner Praxis haben und sie auch in Grundzügen kennen.

Juliana: Bin ich wie Heilpraktikerinnen für die Berufsausübung an meine Praxis gebunden, oder darf ich mit meinem Angebot auch „umherziehen"?

Marie: Die Möglichkeit, mit den gesetzlichen Krankenkassen abzurechnen, erhältst du für eine Niederlassung – das regelt § 95 SGB V. Das bedeutet, daß du eine Niederlassung haben und nur dort Therapie ausüben darfst. Die Heilberufegesetze der Länder schließen das „Umherziehen" aus, indem die Ausübung der Tätigkeit an die Niederlassung in einer Praxis gebunden ist. Die jeweiligen Berufsordnungen führen das näher aus.

Juliana: Und wenn ich nicht mit den Kassen abrechnen will, sondern ausschließlich selbst zahlende oder privat versicherte PatientInnen behandele? Darf ich dann in einem großen Unternehmen in der Mittagspause therapeutische Quickies anbieten? Das wäre doch vielleicht eine gute Geschäftsidee!

Marie: Hier ist sicher ein Blick in die Berufsordnung deiner Kammer angebracht. Die BO NRW sagt in § 18: „(1) Die selbständige Ausübung des Berufs ist grundsätzlich an die Niederlassung in eigener Praxis gebunden... Die Durchführung einzelner therapeutischer Schritte kann auch außerhalb der Praxisräumlichkeiten stattfinden, soweit dies für die Behandlung notwendig ist und berufsrechtliche Belange nicht beeinträchtigt werden. (2) Es ist zulässig, über den Praxissitz hinaus an bis zu zwei weiteren Orten psychotherapeutisch tätig zu sein. Dabei hat die Psychotherapeutin.... Vorkehrungen für eine ordnungsgemäße Versorgung an jedem Ort ihrer... Tätigkeit zu treffen." Die Regelung der bayerischen BO in § 12 ist ähnlich; hier kann die Kammer auch eine

Zweitpraxis genehmigen. Andere BO werden ähnliche Bestimmungen enthalten.

Juliana: Die Sache mit den therapeutischen Quickies kann ich mir danach wohl abschminken, sie sind sicher keine ordnungsgemäße Versorgung. Doch was ist überhaupt Psychotherapie, wo genau sind die Grenzen meiner Tätigkeit?

Marie: Genaue Grenzen gibt es in der Heilkunde nirgends. Psychotherapie heißt übersetzt aus dem Griechischen: Behandlung der Seele. Das Psychotherapeutengesetz faßt sich kurz:

---

§ 1 Abs. 3 PsychThG

Ausübung von Psychotherapie im Sinne dieses Gesetzes ist jede mittels wissenschaftlich anerkannter psychotherapeutischer Verfahren vorgenommene Tätigkeit zur Feststellung, Heilung oder Linderung von Störungen mit Krankheitswert, bei denen Psychotherapie indiziert ist.

Im Rahmen einer psychotherapeutischen Behandlung ist eine somatische Abklärung herbeizuführen.

Zur Ausübung von Psychotherapie gehören nicht psychologische Tätigkeiten, die die Aufarbeitung und Überwindung sozialer Konflikte oder sonstige Zwecke außerhalb der Heilkunde zum Gegenstand haben.

Das Gesetz lehnt sich in seinem Wortlaut hier an das HPG an und vermeidet den Ausdruck Seele. Damit ist der Begriff Psychotherapie offen für die Auslegung der Gerichte, zuerst aber für die Interpretation des Bundesausschusses der Ärzte und Krankenkassen, der zuständig ist, Richtlinien zu erlassen.

Das PsychThG und die Richtlinien zeigen das Bemühen, die Seele zu fassen zu kriegen wie Gallensteine und Knochenbrüche.

„Seelische Strukturen werden in diesen Richtlinien verstanden als die anlagemäßig disponierenden und lebensgeschichtlich erworbenen Grundlagen seelischen Geschehens, das direkt beobachtbar oder indirekt erschließbar ist." (Psychotherapie-Richtlinien A 2)

„Psychotherapie, als Behandlung seelischer Krankheiten im Sinne dieser Richtlinien, setzt voraus, daß das Krankheitsgeschehen als ein ursächlich bestimmter Prozeß verstanden wird, der mit wissenschaftlich begründeten Methoden untersucht und in einem Theoriesystem mit einer Krankheitslehre definitorisch erfaßt ist."

(A 3)

„Verfahren und Techniken, die den vorgenannten Erfordernissen nicht entsprechen oder therapeutisch nicht hinreichend erprobt und wissenschaftlich begründet wurden, sind nicht Bestandteil der vertragsärztlichen Versorgung." (A 8)

Eine nützliche Aussage zum Begriff Psychotherapie, die ich im Internet auf einer Seite des BDP fand, lautet:

„Psychotherapie bietet Hilfe bei Störungen des Denkens, Fühlens, Erlebens und Handelns. Dazu zählen psychische Störungen wie Ängste, Depressionen, Eßstörungen, Verhaltensstörungen bei Kindern und Jugendlichen, Süchte und Zwänge. Darüber hinaus wird Psychotherapie bei psychosomatischen Störungen angewandt. Der Begriff Psychosomatik bringt zum Ausdruck, daß die Psyche (Seele) einen schädigenden Einfluß auf das Soma (Körper) hat."

Lisa: Wer sich mit Philosophie und Heilsystemen außerhalb des europäischen Abendlandes befaßt hat, etwa mit Traditioneller Chinesischer Medizin oder Buddhismus, weiß, daß nicht alle Kulturen die Existenz einer Seele voraussetzen. Da mutet es seltsam an, daß die Seele der Wissenschaft so ohne weiteres zugänglich sein soll.

Juliana: Es ist uns doch allen klar, daß Körper, Geist und Seele, wenn es denn eine gibt, eine Einheit bilden. Dieselbe Ursache kann zu Gallensteinen wie zu Panikanfällen führen. Kann das Recht denn diese Bereiche trennen?

Marie: Das Recht paßt sich einerseits der Schulmedizin, andererseits den Tatsachen des Lebens an. Da es eine exakte Trennung zwischen Körper, Geist und Seele nicht gibt, gibt es auch keine Antwort auf deine Frage, wo die Grenzen deiner Tätigkeit genau verlaufen. Darfst du eine Alkoholikerin behandeln?

Juliana: Alkoholismus kann sowohl Folge als auch Ursache einer schweren seelischen Störung sein. Zu dieser Frage gibt es etliche Gerichtsurteile.[5]

Marie: Es ist normal, daß Gesetze die Realität widerspiegeln. Da menschliche Leiden nicht klar in somatisch und psychisch zu tren-

5 Vgl. Pulverich S. 136.

nen sind, kann es letztlich auch das Gesetz nicht. Wahrscheinlich liegen die praktischen Probleme einer psychologischen Psychotherapeutin gar nicht hier – bei der Definition und der Trennung von Seele und Körper. Schwieriger und zweifelhafter wird es, wenn das Recht einige Methoden als wissenschaftlich anerkannt bezeichnet und andere ausschließt. Das wirkt fast komisch, wenn man bedenkt, um was alles in der Wissenschaft, auch der westlichen, gestritten wird. Mit der Anerkennung oder dem Ausschluß von Methoden werden wahrscheinlich Entwicklungen in der Psychotherapie in einem Maß beeinflußt, wie es dem Recht nicht zukommt.

§ 1 Abs. 3 PsychThG spricht von wissenschaftlich anerkannten psychotherapeutischen Verfahren als zur Definition der Psychotherapie gehörig. In § 11 PsychThG ist geregelt, daß die Landesbehörde, sofern die wissenschaftliche Anerkennung Voraussetzung für ihre Entscheidung ist, im Zweifel das Gutachten eines wissenschaftlichen Beirats einholen soll. Dieser Beirat ist paritätisch mit VertreterInnen der Ärzteschaft und der psychologischen Psychotherapie respektive Kinder- und Jugendlichenpsychotherapie besetzt. Die Beteiligung ärztlicher Psychotherapeuten ist sicher nicht glücklich.[6] Vor etlichen Jahren hat die Psychotherapeutenkammer NRW einen Antrag auf Zulassung der Gesprächspsychotherapie als Richtlinienverfahren gestellt. Nachdem der Wissenschaftliche Beirat dies 2002 sogar befürwortet hatte, wurde die Gesprächspsychotherapie als Verfahren der vertieften Ausbildung und damit als Voraussetzung für die Approbation zugelassen.

Doch es gibt auch noch den Gemeinsamen Bundesausschuß, der sich nach jahrelangem Hin und Her Ende 2006 dazu bekannt hat, die Gesprächspsychotherapie nicht als ein Verfahren zu betrachten, das mit den Kassen abgerechnet werden kann. Sicher wird diese Frage die Sozialgerichte beschäftigen. Die Gesprächspsychotherapie reicht nun zwar zur Approbation aus, nicht aber zur Teilnahme an der kassenärztlichen Versorgung. Wer sich jahrelang der vertieften Ausbildung in Gesprächspsychotherapie gewidmet hat, kann mit einer anderen Methode noch mal von vorne anfangen, um die Kassenzulassung bekommen zu können. Ihr

6 Pulverich S. 91.

könnt euch denken, daß hier auch kräftig um wirtschaftliche Interessen gerungen wird.

Angie: Die Macht der ärztlichen Standesvertretungen ist weit größer, als ich gedacht habe. Sie haben die Richtlinienkompetenz und die Definitionsmacht sowohl bei der Berufszulassung als auch bei der Zulassung zur kassenärztlichen Versorgung bis hin zur Entscheidung, wo es einen Bedarf gibt und wo nicht.

Marie: Das erfüllt uns alle mit Unbehagen. Wir müssen jedoch sehen, daß es unsere gewählten VolksvertreterInnen sind, die der Ärzteschaft diese Macht einräumen.

Juliana: Ich habe die Approbation bekommen, weil ich Verhaltenstherapeutin bin. Meine Ausbildung in Feministischem Psychodrama hätte mir ohne die Verhaltenstherapie wahrscheinlich auch die Approbation eingetragen, da ich diese Methode „tiefenpsychologisch fundiert" ausübe und das auch nachweisen kann. Aber mit Verhaltenstherapie ging es einfach leichter. Darf ich nun zusätzlich mit Kinesiologie arbeiten? Finde ich die Antwort vielleicht in den Psychotherapie-Richtlinien? Welche Bedeutung haben die Richtlinien für meine Berufsausübung?

Marie: Faktisch haben sie eine große Bedeutung. Die **Psychotherapie-Richtlinien** (Richtlinien über die Durchführung der Psychotherapie in der Fassung vom 11.12.1998), die aufgrund von § 92 SGB V vom Bundesausschuß der Ärzte und Krankenkassen erlassen wurden, regeln die Kostenübernahme durch die Krankenkassen. Ihre Definitionen haben Auswirkungen auf die Zulassung zur Berufsausübung. Ergänzend zu den Richtlinien gibt es die **Psychotherapie-Vereinbarungen** zwischen der kassenärztlichen Bundesvereinigung und den Spitzenverbänden der Krankenkassen.

Bedenken wir, daß diese beiden wichtigen Rechtsgrundlagen kein Gesetzgebungsverfahren passiert haben, sondern aus der ärztlichen und kassenrechtlichen Selbstverwaltung stammen, so kann einem ganz schön mulmig werden.

Also sehen wir uns jetzt an, welche Verfahren für die vertragsärztliche Versorgung und damit für die Kostenübernahme zugelassen sind. Wir finden in den Richtlinien eine ausführliche Definition des Begriffs Psychotherapie und eine Beschreibung anerkannter

Methoden und ihrer Ausübung. Mangels anderer Quellen greifen auch die Behörden, die für die Berufszulassung zuständig sind, auf die Richtlinien zurück. Die Richtlinien erkennen in Teil B nur drei Verfahren als wissenschaftlich fundiert an:

- Analytische Psychotherapie,
- Verhaltenstherapie,
- Tiefenpsychologisch fundierte Psychotherapie.

Letztere eignet sich glücklicherweise als Auffangtatbestand für nicht erwähnte Therapieformen, wenn sie tiefenpsychologisch fundiert ausgeübt werden. Die Auswahl der Methoden erstaunt Fachleute und erscheint willkürlich.[7] In der Anlage 1 zu den Richtlinien lesen wir: „3. Die Erfordernisse der Psychotherapie-Richtlinien werden nicht erfüllt von:

1. Gesprächspsychotherapie
2. Gestalttherapie
3. Logotherapie
4. Psychodrama
5. Respiratorisches Biofeedback
6. Transaktionsanalyse."

Hier werden mit aller Deutlichkeit bewährte therapeutische Verfahren und Ausbildungen von der kassenärztlichen Versorgung ausgeschlossen. Es erstaunt mich immer noch, daß die Berufsverbände der PsychotherapeutInnen sich das haben gefallen lassen.

Juliana: Darf eine Therapeutin auch in zwei Verfahren abrechnen, wenn sie in beiden qualifiziert ist?

Marie: Wenn du nach der Approbation zur Leistungserbringung zugelassen wirst, so gilt dies zunächst für ein psychotherapeutisches Verfahren. Wenn du belegen kannst, daß du ein weiteres anerkanntes Verfahren beherrschst, kann die KV dir auf Antrag im Genehmigungsverfahren die Möglichkeit eröffnen, beide Verfahren abzurechnen. Kompetente Ansprechpartnerin ist dafür die KV. Es ist durchaus interessant, eine Auswahl zwischen zwei Methoden treffen zu können, denn je nach Verfahren dürfen unterschiedlich viele Stunden geleistet und abgerechnet werden. Unabhängig davon kommen natürlich auch private Krankenkassen als Kostenträger in Betracht.

7   Pulverich S. 172.

Juliana: Kinesiologie kommt weder bei den anerkannten noch den nicht anerkannten Verfahren vor. Darf ich nun oder darf ich nicht? Allerdings muß ich einräumen, daß meine Frage ungenau ist. Tatsächlich ist Kinesiologie nicht eine fest umschriebene Methode, sondern ein Sammelbegriff für etliche Behandlungsweisen, die zum Teil Heilen sein mögen, zum Teil nicht, und von denen sich einige eher für psychische Störungen eignen, andere eher für somatische, wieder andere besser oder vorwiegend zum Stressabbau. So berichtige ich meine Frage folgendermaßen: Darf eine Psychotherapeutin bei einer Patientin mit einer seelischen Störung im Rahmen der Therapie Kinesiologie in der Art anwenden, daß unter Einbeziehung körperlicher Berührungen eine psychische Wirkung intendiert ist?

Marie: Folgendes ist uns allen klar: Mit Kinesiologie wirst du weder zum Beruf noch zur kassenärztlichen Versorgung zugelassen. Nach diesen beiden rechtlich relevanten Schritten bist du als Therapeutin mit deiner Patientin in der Praxis und arbeitest mit ihr, wie du es als Fachfrau für richtig hältst.

Juliana: Ich glaube, das habe ich verstanden! Eine weitere Frage ist: Wie und womit darf ich als approbierte Psychotherapeutin Menschen behandeln, die für ihre Behandlung selbst bezahlen oder die privat versichert sind?

Marie: Bei privat versicherten PatientInnen ist wahrscheinlich eine Rückfrage bei der privaten Krankenkasse richtig. Je nach Lage der Dinge sollte die Patientin mit ihrer Versicherung klären, was diese erstattet, oder du setzt dich mit der Versicherung in Verbindung. Für die Arbeit mit privat versicherten PatientInnen gibt es die Gebührenordnung für psychologische Psychotherapeuten und Kinder- und Jugendlichenpsychotherapeuten vom 8.6.2000 (GOP), die wiederum auf die Gebührenordnung für Ärzte (GOÄ) verweist.

Juliana: Muß ich diese GOP anwenden oder kann ich auch frei verhandeln?

Marie: In einem gewissen Rahmen kannst du Honorare auch frei ausmachen. Zwischen dir und der Patientin kommt ein Behandlungsvertrag nach § 611 BGB zustande, der die Grundlage für deine Honorarforderung ist. Wenn du von der GOP abweichen willst, mußt du dies schriftlich mit der Patientin vereinbaren.[8] Die Rechtslage ist hier ähnlich wie bei den Heilpraktikerinnen (Kapitel „Die Rechnung", S. 214)

Angie: Anscheinend bin ich als psychotherapeutische Heilpraktikerin in der Wahl meiner Methoden freier als eine Psychotherapeutin.

Juliana: Es wäre für mich ein leichtes, auch noch den eingeschränkten HP-Schein zu erwerben. Ist das erlaubt, darf ich sowohl als approbierte Psychotherapeutin als auch als Heilpraktikerin psychotherapeutisch arbeiten?

Marie: Ich habe keine Regelung gefunden, die das ausschließt, was nicht heißt, daß es diese Regelung nicht gibt. Jedenfalls müssen beide Tätigkeiten deutlich voneinander abgegrenzt sein.

Juliana: Ist es mir erlaubt, in meiner psychotherapeutischen Praxis psychisch wirksame Medikamente zu verordnen?

Marie: In der Tat ist das nirgendwo ausdrücklich geregelt. Zuerst müssen wir uns darüber einig sein, daß wir hier nur von Medikamenten reden, die nicht verschreibungspflichtig sind.

Juliana: Ich dachte an einige homöopathische oder auch phythotherapeutische Mittel, die bei Niedergeschlagenheit und Kummer oder gar bei Depressionen hilfreich sind.

Marie: Ich würde sagen, ja – weil es nicht verboten und außerdem vernünftig ist. Das nordrhein-westfälische Gesundheitsministerium hat mir dies auf eine Anfrage hin schriftlich bestätigt. Auf die Antwort mußte ich zwar fast zwei Jahre warten – aber immerhin! Andererseits ließe sich dagegen einwenden, daß psychologische Psychotherapeutinnen keine pharmakologische Ausbildung haben und daher mit einer Verordnung ihre Kompetenzen überschreiten könnten (s.a. S. 103).

Angie: Für mich als psychotherapeutisch tätige Heilpraktikerin besteht das Problem in gleicher Weise. Einerseits darf jeder Mensch die Empfehlung für ein nicht verschreibungspflichtiges Arzneimittel geben, andererseits wirkt es auf die Patientin ver-

8   Jerouschek S. 67.

92

bindlicher, wenn wir eine Verordnung ausstellen. Und wenn eine Psychotherapeutin das tut, werden ihre PatientInnen mehr darin sehen als nur eine Empfehlung.

Marie: Die Frage wird so lange ungeklärt bleiben, bis ein höheres Gericht darüber entschieden hat.

Juliana: Darf ich als psychologische Psychotherapeutin meinen PatientInnen auch etwas verkaufen – z.b. Aura-Soma-Öle oder Meditationskissen?

Marie: Das kommt darauf an, in welchem Bundesland du dich niederläßt. Die Berufsordnung in NRW sagt dazu nichts, die bayerische BO regelt in § 4 Abs. 3 ganz klar: „Der Psychotherapeut darf im Zusammenhang mit der Ausübung seines Berufes keine Waren verkaufen oder gewerbliche Dienstleistungen erbringen. Ebenso darf er vom Patienten keine Dienstleistungen fordern oder annehmen." Gehen wir mal davon aus, daß du als Psychotherapeutin mitgemeint bist, so heißt das eben, daß deine Patientinnen dir nicht die Praxis renovieren oder dein Fahrrad reparieren dürfen.

Juliana: Das ist natürlich auch gut so.

Die Abrechnung

Zur Abrechnung mit den Krankenkassen nehme ich mir die Freiheit, die Psychotherapeutinnen auf die Verbandsinformationen im Internet zu verweisen, weil mir scheint, daß keine Psychotherapeutin ohne Internetzugang auskommt, wenn sie durchblicken will. Die Informationen, die ich hier geben könnte, wären schon veraltet, wenn das Buch gedruckt wird. Was empfiehlt Juliana?

Juliana: Die Psychotherapeutin sollte sich nicht nur an die Verbände, sondern auch an ihre zuständige KV wenden und sich Material geben lassen. Außerdem erkundige sie sich nach Schulungen für Fragen der Abrechnung.

Marie: Noch ein Hinweis. PsychotherapeutInnen dürfen von ihren KassenpatientInnen keine Zuzahlung verlangen, auch wenn die Erstattungssätze sinken. Das wird dazu führen, daß sie sich vermehrt um privat versicherte oder selbst zahlende KlientInnen bemühen werden – auch deshalb, weil Kassenpatientinnen einen hohen, ständig steigenden Verwaltungsaufwand bedeuten, der oft nicht zufriedenstellend vergütet wird. Daraus wird ein Konkurrenzkampf zwischen HeilpraktikerInnen, psychotherapeutischen HeilpraktikerInnen, psychologischen PsychotherapeutInnen und Einrichtungen, die Psychotherapie anbieten, folgen. Die vielfach umworbene Privatpatientin hat also mehr Auswahl und eine bessere Position bei Verhandlungen über die Höhe des Honorars. Ich kann mir vorstellen, daß die Honorare für Psychotherapie insgesamt sinken werden.

Es gibt noch mehr Ungereimtheiten und dadurch auch Konkurrenz, nicht nur zwischen selbständigen Therapeutinnen, sondern auch zwischen Selbständigen und Einrichtungen. Etliche sehr gute und wirksame Methoden werden von Einrichtungen, z.B. Tageskliniken, angeboten und mit den Kassen abgerechnet. Während Krankenkassen auf diesem Wege etwa KBT und Sozialtherapie finanzieren, tun sie das nicht, wenn eine selbständige Therapeutin oder Heilpraktikerin diese Methoden anwendet und abrechnen möchte. Therapeutische Institutionen sind daher gegenüber Selbständigen im Vorteil.

Psychotherapie im Nebenberuf

Juliana: Ich könnte mir ja angesichts der wirtschaftlichen Probleme meines Berufsstandes auch überlegen, meine therapeutische Praxis nebenberuflich aufzubauen. Der Vorteil wäre, daß ich in Ruhe abwarten könnte, wie sich die Rechtslage gekoppelt an die wirtschaftliche Situation entwickelt.

Angie: Und der Nachteil ist, daß du dich in dieser Umbruchphase nicht etablierst und vielleicht nicht richtig Fuß faßt. Du warst bisher zur Selbständigkeit fest entschlossen und strahltest sehr viel Energie aus!

Juliana: Das stimmt. Dennoch ist es gut zu wissen, ob rechtlich etwas gegen die Nebenberuflichkeit spricht.

Marie: Als kassenärztliche Vertragstherapeutin muß die Praxis dein Hauptberuf sein; Nebentätigkeiten sollen nicht mehr als dreizehn Wochenstunden betragen. Da die Regelungen in den einzelnen Bundesländern unterschiedlich sein könnten, frag bitte deine Kammer oder deinen Berufsverband.

Juliana: Und was muß ich über meine eigene Krankenversicherung wissen, wenn ich selbständig und abhängig beschäftigt arbeite?

Marie: Es kommt darauf an, wo der Schwerpunkt liegt. Informationen dazu erhältst du in den Kapiteln „Ein Freier Beruf" und „Vom Nebenberuf zum Hauptberuf" (S. 52).

Zusammenarbeit mit Heilpraktikerinnen

Juliana: Die noch offene Frage, ob ich als Psychotherapeutin direkt mit Heilpraktikerinnen zusammenarbeiten darf, will ich selbst beantworten, denn ich habe mich bei verschiedenen Kammern erkundigt. In erster Linie kommt es auf die Art der Zusammenarbeit an und das Bundesland der Niederlassung. Eine Praxisgemeinschaft, also die gemeinsame Ausübung des Berufes, darf ich überwiegend nur mit ÄrztInnen und psychologischen PsychotherapeutInnen eingehe, so regeln es z.b. § 29 Abs. 2 Heilberufsgesetz NRW und § 13 der bayerischen BO. Andererseits erlauben die Berufsordnungen der niedersächsischen und der schleswigholsteinischen Kammern in § 21 bzw. § 22 einen Zusammenschluß mit Angehörigen anderer Berufsgruppen, wenn die eigenverantwortliche und selbständige Berufsausübung gewahrt bleibt und die freie Wahl der Therapeutin gewährleistet ist.

Wir müssen, bevor wir eine Zusammenarbeit planen, immer bei der Kammer anfragen, ob nur Gemeinschaftspraxen mit anderen als Ärztinnen und PsychotherapeutInnen oder auch Praxisgemeinschaften, also die gemeinsame Nutzung von Räumen, Geräten und Personal, untersagt sind (s. S. 111 ff).

Ich lese das Heilberufsgesetz NRW so, daß ich eine Praxisgemeinschaft, also das gemeinsame Mieten von Räumen mit Heilpraktikerinnen, durchaus ins Auge fassen kann.

DIE EINGESCHRÄNKTE ÜBERPRÜFUNG NACH DEM HPG
HEILKUNDLICHE PSYCHOTHERAPIE

Angie ist Pädagogin mit therapeutischen Ausbildungen. Sie hat vor einigen Jahren beschlossen, ihre psychotherapeutische Arbeit rechtlich abzusichern, und beim Gesundheitsamt die auf Psychotherapie eingeschränkte Prüfung nach dem HPG abgelegt. In diesem Kapitel geht es vor allem um die Möglichkeiten und Grenzen ihrer Berufsausübung.

1.Geschichte und Zukunft

Bis Anfang oder Mitte der achtziger Jahre des 20. Jahrhunderts lag die psychotherapeutische Versorgung der Bevölkerung im wesentlichen in der Hand von FachärztInnen für Psychiatrie und klinischen PsychologInnen. Die klinischen PsychologInnen wirkten im sogenannten „Delegationsverfahren" auf Verordnung und unter der Verantwortung einer Ärztin oder eines Arztes an der psychotherapeutischen Versorgung mit. Aber schon in den siebziger Jahren war ein neues Verständnis von Psychotherapie gewachsen, als dessen Folge ein großer Markt an neuen Methoden und psychotherapeutischen Ausbildungen entstand. Menschen mit anderer Grundausbildung als Psychologie erlebten Psychotherapie als persönliche Bereicherung und nahmen eines der zahlreichen Ausbildungsangebote an. HeilpraktikerInnen entdeckten psychotherapeutische Verfahren und erfreuten sich der Rechtslage, die ihnen die legale Anwendung dieser Verfahren ermöglichte. Eine Wende kam im Jahre 1983 mit einem Urteil des Bundesverwaltungsgerichts[1], in dem festgestellt wurde, daß auch die von PsychologInnen ausgeübte Psychotherapie Ausübung der Heilkunde sei und einer eigenen Erlaubnis nach dem HPG bedürfe. Im Mittelpunkt der Argumentation des Gerichts stand, daß die Ausübung der Psychotherapie gesetzlich nicht ausreichend geregelt sei, daher müsse das HPG angewendet werden. Es war nun Aufgabe der Bundesländer, mit Richtlinien und Verordnungen die Anwendung des HPG für Psychotherapie zu ermöglichen.

So kam der sogenannte „Kleine HP-Schein" in die Welt, die Er-

1   3 C 21, 82 v. 2.10.83, NJW 84, S. 1414.

laubnis nach dem HPG zur Ausübung der Heilkunde beschränkt auf Psychotherapie. Zunächst erhielten nur PsychologInnen diese eingeschränkte Erlaubnis. Das nächste Urteil erging zehn Jahre später.[2] Nun wurde festgestellt, daß auch diejenigen, die Psychotherapie ausüben wollten, ohne PsychologInnen zu sein, einen Anspruch auf Überprüfung nach dem HPG hätten. An manchen Orten gab und gibt es den eingeschränkten HP-Schein bei Nachweis langjähriger Tätigkeit als Therapeutin auch ohne Prüfung nach Aktenlage.

Seit das PsychThG in Kraft ist, gibt es eine gesetzliche Regelung für die Berufsausübung im Bereich Psychotherapie. Damit ist eigentlich der Grund für die Existenz der Überprüfung nach dem HPG im Bereich Psychotherapie weggefallen. Dennoch eröffnen bislang die meisten Bundesländer weiterhin diese Möglichkeit (s.o. S. 81). Es bleibt abzuwarten, wie lange dieser Zustand dauert, der es allen Menschen mit Therapieausbildung ermöglicht, unabhängig von ihrem erlernten Beruf oder Studium legal ihre therapeutischen Leistungen anzubieten, ohne die ganze HP-Prüfung abzulegen.

Der auf Psychotherapie eingeschränkte HP-Schein ist mittlerweile auch für Sprach- und Stimmtherapeutinnen, die nicht Logopädinnen sind, zugänglich, möglicherweise jedoch nicht in allen Bundesländern. Ganz neu ist die Öffnung des HPG für PhysiotherapeutInnen, die Heilmethoden anwenden.[3]

Das Gesetz hat rechtlich keine direkten Auswirkungen auf Heilpraktikerinnen. Aber es hat weitreichende wirtschaftliche Folgen für alle, die mit Psychotherapie arbeiten. Es geht natürlich auch ums Geld! Bis zum Inkrafttreten des PsychThG haben viele Träger der gesetzlichen Krankenversorgung im Kostenerstattungsverfahren nach § 13 Abs. 3 SGB V psychotherapeutische Behandlungen von Heilpraktikerinnen finanziert. Nach dieser Vorschrift können im Fall der Unterversorgung die Krankenkassen die unaufschiebbaren Leistungen nichtärztlicher und nun auch nichtpsychologischer PsychotherapeutInnen erstatten.

Angie: Und warum geht das jetzt nicht mehr? Die Versorgung ist doch nicht besser geworden.

2   BVerwG Urteil v. 21.1.1993.
3   Vgl. OVG Koblenz 6 A 10271/06. OVG.

Marie: Die Versorgung ist eher schlechter geworden, und die genannte Vorschrift wurde bisher nicht geändert. Dennoch wird sie kaum noch angewendet.

Angie: Für heilpraktische Psychotherapeutinnen ist es schwer, von ihrer Arbeit zu leben. Sie können zwar die Entscheidung treffen, Psychotherapie für Menschen anzubieten, die gesetzlich versichert sind. Doch ist die Gruppe derer, die für eine Psychotherapie selbst aufkommen wollen, eher klein. So werden wir uns den privat versicherten PatientInnen zuwenden müssen, mit denen alle Therapeutinnen gern arbeiten wollen.

2. Berufsbezeichnung

Wie darf sich Angie, die die auf Psychotherapie eingeschränkte Prüfung abgelegt hat, nennen? Im HPG suchen wir vergebens nach einer Regelung.

Angie: Neuerdings soll ich mich angeblich nicht mehr Heilpraktikerin für Psychotherapie nennen dürfen. Ein Gerücht?

Marie: Das ist mal wieder schwierig. Sicher ist, daß dir die Berufsbezeichnung „Psychotherapeutin" nach § 1 PsychThG untersagt ist. Es gibt die Meinung, auch der Begriff Psychotherapie sei dir nicht erlaubt, da es zu einer Verwechslung mit den Psychologischen Psychotherapeuten führen könne. Es geht hier nicht nur um die Gefahr einer Abmahnung nach dem Wettbewerbsrecht (s. S. 78), sondern um eine Androhung von Strafe durch § 132a StGB. Nach dieser Vorschrift wird nicht nur bestraft, wer unbefugt die Berufsbezeichnung „Psychologischer Psychotherapeut" benutzt, sondern auch, wer eine Bezeichnung benutzt, die dieser „zum Verwechseln ähnlich ist". Jerouschek[4] meint, das sei der Fall, wenn Heilpraktiker zwar nicht mit der Berufsbezeichnung, wohl aber mit der Tätigkeit „Psychotherapie" nach außen aufträten. Ich finde das zweifelhaft, du mußt es jedoch wissen.

Darüber hinaus gibt es eine Vereinbarung der Gesundheitsministerien der Bundesländer aus dem Jahre 1998, daß folgende Berufsbezeichnungen unzulässig seien: *Therapeutin für heilkundliche Psychotherapie, Praxis für Psychotherapie, Psychotherapeutische Praxis, Heilpraktikerin für Psychotherapie.*

4 Kommentar zum PsychThG S. 17 f.

Als erlaubt wird genannt: *Heilpraktikerin eingeschränkt für den Bereich Psychotherapie, psychotherapeutische Heilpraktikerin, Heilpraktikerin (Psychotherapie).* Doch eine Vereinbarung von MinisteriumsvertreterInnen ist noch kein Gesetz und bindet weder dich noch die Gesundheitsämter. Jedenfalls hast du die Möglichkeit, auf deine Spezialkenntnisse hinzuweisen, indem du deine therapeutischen Verfahren nennst, sowohl auf deinem Praxisschild als auch in deiner Werbung. Dies hat das BVerfG (1 BVR 10565/99) ausdrücklich festgestellt. Wenn du sichergehen willst, nichts falsch zu machen, frag dein örtliches Gesundheitsamt, ob es die Bezeichnung, die du dir gewählt hast, für erlaubt hält. Mit der Antwort mußt du dann leben!

3. Berufsausübung
a. Die Gesetze
Angie: Und was darf ich, was darf ich nicht als psychotherapeutische Heilpraktikerin, wo sind die Grenzen?

Marie: Auf die Frage, was du darfst und was nicht, kannst du eine Antwort, die keinen Zweifel läßt, ebenso wenig erhalten wie Juliana. Das HPG aus dem Jahr 1939 ist nicht für Psychotherapie gemacht, enthält keine Definition und keine Regelungen.

Nun liegt es natürlich nahe, sich die Definitionen dessen, was Psychotherapie ist, aus dem PsychThG und seinen Richtlinien zu holen. Das PsychThG mit all seinen Beschränkungen ist ein Gesetz für Psychologische PsychotherapeutInnen – nicht für andere Berufsgruppen, und die Definition eines Gesetzes entfaltet nicht per se allumfassende Wirkung. Doch natürlich ist die Definition in § 1 Abs. 3 PsychThG ein Anhaltspunkt auch für die Heilpraktikerin. Lies nach auf S. 86. Für dich als Heilpraktikerin gilt in erster Linie das HPG und damit die Einschränkungen, die sich aus dem Sinn und Zweck deiner Prüfung bzw. deiner Erlaubnis ergeben. Du darfst psychische Störungen mit und ohne Krankheitswert behandeln mit Methoden, die dafür geeignet sind.

b. Auswahl der Methoden
Angie: Ich habe gelernt, die Trennungslinie verläuft bei der Berührung. Wenn ich die Patientin anfasse, muß ich den uneingeschränkten HP-Schein haben.

99

Marie: Da verläuft die Grenze nicht, die körperliche Berührung taugt allenfalls als Anhaltspunkt. So ist die körperorientierte Psychotherapie Hakomi eben trotz vieler Körperkontakte zwischen Anwenderin und Patientin Psychotherapie. Wenn es sich um ein psychisches Leiden handelt und die Methode geeignet ist, darauf einzugehen, sind körperliche Berührungen kein Problem.

Angie: Ich stelle jetzt dieselbe Frage wie Juliana: Darf ich mit Kinesiologie arbeiten? Und darf ich mit KBT arbeiten?

Marie: Nehmen wir die Kinesiologie mit ihren vielen Ästen und Zweigen wieder als Beispiel. Es gibt mittlerweile den großen Bereich der psychologischen oder der emotionalen Kinesiologie mit einer Reihe von Anwendungsmöglichkeiten, die sich auf seelische Störungen beziehen und auch dort ansetzen. Davon sind einige Heilmethoden, andere jedoch nicht und stehen denen offen, die keine HP-Prüfung haben. Da Kinesiologie, soweit sie Heilmethode ist, auch für somatische Beschwerden eingesetzt werden kann, mußt du dich als psychotherapeutische Heilpraktikerin immer wieder vergewissern, daß die Diagnose und der Behandlungsansatz im seelischen und nicht im somatischen Bereich liegen.

Angie: Kann man sagen, es kommt auf die Tätigkeit im Einzelfall an?

Marie: Nicht unbedingt. Der Einsatz von Heilmethoden durch eine psychotherapeutische Heilpraktikerin wird sich am Zweck des HPG und am Charakter der eingeschränkten Erlaubnis messen lassen müssen. Die Prüfung bezieht sich auf das Erkennen psychischer Leiden – die Methoden einer eingeschränkten Heilpraktikerin müssen daher geeignet sein, sich auf seelische Problemlagen mit Krankheitswert zu beziehen. Das tun Therapiemethoden wie KBT und Körperorientierte Psychotherapie genauso wie Gesprächstherapie, Gestalttherapie und Psychodrama. Wenn eine Methode auch zur Erkennung und Behandlung körperlicher Leiden angewendet wird, liegen die Dinge anders. Ein Beispiel dafür ist die cranio-sacrale Therapie, die tief in die Seele wirkt, aber sie arbeitet mit einem somatischen System und wirkt auf Muskeln, Gelenke und Organe. Es sieht so aus, daß bei dieser Therapie das körperliches Geschehen im Vordergrund steht. Daher wäre sie für dich nicht die geeignete Methode.

Ich würde mir dennoch nicht zutrauen, jede auch psychisch wirksame Methode einordnen und zuordnen zu können. Was ist mit Bioenergetik oder holotropem Atmen? Wenn du selber Zweifel hast, such das Gespräch mit dem Gesundheitsamt.

Angie: Ich möchte Hannah dazu überreden, eine Ausbildung zur Geistheilerin anzubieten, an der ich dann teilnehmen könnte. Ist es eindeutig, daß ich als psychotherapeutische Heilpraktikerin schamanische und andere geistige Heilmethoden anwenden darf?

Marie: Eindeutig ist nichts. Geistiges Heilen ist aber nicht gleichzusetzen mit Psychotherapie. Ich halte geistiges Heilen für den weiteren Begriff. Wenn die Therapeutin geistig arbeitet, um der Klientin bei einem körperlichen Leiden zu helfen, so geht das nicht mit dem auf Psychotherapie beschränkten HP-Schein! Noch einmal: Es muß sich um ein seelisches Leiden drehen. Es ist nicht erforderlich, daß deine Methoden in jedem Fall als Heilmethoden zu qualifizieren sind. Du kannst als Heilpraktikerin auch Yoga anbieten, obwohl du dafür keine HP-Prüfung brauchst.

Lisa: Eine Nachfrage zur Sicherheit: Eine Heilpraktikerin mit dem umfassenden HP-Schein darf jede Art von Therapie und jede Psychotherapie betreiben, eine Inhaberin des eingeschränkten HP-Scheins muß sich auf Psychotherapie beschränken?

Marie: Exakt. Zwar wird eine nicht eingeschränkte Heilpraktikerin kaum je auf dem Gebiet der Psychotherapie geprüft, aber sie darf psychotherapeutische Methoden anwenden.

Mein Hinweis für alle, die unsicher sind, ob die Methoden ihrer Wahl erlaubt sind: Es gibt zwei Möglichkeiten.

Die erste: Du gehst zum Gesundheitsamt und klärst dort ab, was du machen willst und ob du das darfst. Es kann sein, daß dein örtliches Gesundheitsamt damit überfordert ist. Laß dir sagen, ob es in deinem Bundesland ein Gesundheitsamt gibt, das zuständig ist, solche Fragen zu beantworten, vielleicht gibt es auch mehrere. Du vereinbarst einen Termin oder stellst deine Fragen schriftlich. Mit der Antwort mußt du dann leben. Ich weiß von etlichen Fällen, in denen die Frauen, die diesen Weg beschritten haben, von der Kooperationsbereitschaft der Ämter ganz angetan waren.

Der zweite Weg: Du wendest die Methode an, die du als Therapeutin für angemessen hältst. Dabei ist natürlich zu beachten, daß es sich um Psychotherapie handeln muß. Wenn du beispielsweise bei deiner Patientin Lymphdrainage oder Ohrakupunktur machst, befindest du dich außerhalb deiner erlaubten Befugnisse.

Juliana: Dürfen Psychotherapeutinnen – die psychologischen wie die heilpraktischen – Medikamente verordnen, die psychisch wirksam sind? Mir ist natürlich klar, daß es sich um Medikamente handeln muß, die nicht verschreibungspflichtig sind, z.b. psychisch wirksame Homöopathie oder Johanniskrautpräparate und ähnliches.

Marie: Diese Frage habe ich einigen Psychotherapeutenkammern und einem Gesundheitsministerium (NRW) gestellt. Die Kammern meinten Nein, das nordrhein-westfälische Gesundheitsministerium hat die Frage eindeutig bejaht. Die Frage ist nicht unwichtig, denn es macht für die Patientin einen Unterschied, ob du ein Medikament nur im Gespräch empfiehlst oder ob du es auf einem Formular mit deinem Praxisstempel verordnest.

4. Übernahme der Behandlungskosten

Angie: Wer übernimmt die Kosten für meine psychotherapeutischen Behandlungen?

Marie: Zunächst einmal die PatientInnen selbst, dann ihre privaten oder gesetzlichen Krankenkassen. Die Krankenkassen übernehmen seit Geltung des PsychThG nur noch selten die Kosten, wenn die Therapeutin Heilpraktikerin ist.[5] Bei der psychotherapeutischen Behandlung mißbrauchter Kinder und Erwachsener kommen möglicherweise die Versorgungsämter (Landkreise und kreisfreie Städte) nach dem Opferentschädigungsgesetz für die Kostenübernahme in Frage. Auch die Jugendämter zahlen unter bestimmten Umständen nach dem KJHG Therapien für Kinder und Jugendliche.

Angie: Und wenn ich das Glück habe, doch noch bei einer Unterversorgung im Kostenerstattungsverfahren arbeiten zu dürfen?

Marie: Dies Glück wirst du nur haben, wenn du eine Runde bei den gesetzlichen Krankenkassen in deiner Stadt oder deinem Kreis machst, dich vorstellst und die Menschen dort von deiner persönlichen Qualifikation und deinem Engagement überzeugst.

5   S. Kapitel „Das Psychotherapeutengesetz".

5.Ermutigung

Angie: Welche Menschen sind denn überhaupt bereit, für eine psychotherapeutische Behandlung selbst zu zahlen?

Marie: Als Heilpraktikerin für Psychotherapie bist du nicht gezwungen, auschließlich therapeutische Leistungen anzubieten. Viele Menschen suchen einfach Rat, Begleitung in einer schwierigen Lebensphase, einen Ausweg aus einer verwirrenden oder festgefahrenen Situation. Sie wenden sich damit gern an Professionelle, die über therapeutische Ausbildungen verfügen. Für eine Dienstleistung, die auf diese Nachfrage reagiert, hat sich der Begriff Coaching durchgesetzt. Hier liegt ein weites Feld für dein Können. Daß Coaching selbst bezahlt werden muß, ist allen klar. Die meisten Menschen, die Heilpraktikerinnen aufsuchen, zahlen selbst, nur ein Teil kann die Behandlungskosten erstattet bekommen. Warum gehen die Menschen zu Heilpraktikerinnen, obwohl ihre teure Krankenkasse für einen Arztbesuch aufkommt? Bitte tragt alle Gründe selbst zusammen.

- Alternative, wirksamere Heilmethoden.
- HP bildet sich ständig fort.
- HP hat mehr Zeit, wendet sich mehr zu.
- HP ist unabhängiger, nicht auf eine Diagnose fixiert oder ein Verfahren beschränkt.
- HP sieht die Frau, den Menschen als Ganzes, keine Trennung von Körper, Geist und Seele.
- Nicht festgelegt auf Therapie, kann auch beraten und coachen.
- Spiritueller Ansatz, Verbindung mit spirituellen Methoden.
- Die Patientin will nicht im Gesundheitssystem in Erscheinung treten – mit einer Diagnose, die ihren psychischen Zustand betrifft.
- Patientin ist von der Schulmedizin enttäuscht oder „austherapiert".
- Patientin ist neugierig und verspricht sich spannende Erlebnisse.
- Patientin sucht Bewußtseinserweiterung.
- Patientin möchte ihre Gesundheit erhalten und geistig wachsen.

Marie: Was wißt ihr über Berufsverbände? Welche gibt es, wofür ist die Mitgliedschaft von Bedeutung? Bitte forscht selbst und teilt mir das Ergebnis mit.

Sophie und Juliana: Wir haben folgendes herausgefunden: Es gibt viele Verbände, sowohl für Heilpraktikerinnen als auch für Psychotherapeutinnen – sogar für Geistheilerinnen. Wir nennen hier nur die Namen und Adressen, die uns einfach zugänglich waren, die Aufzählung ist keineswegs abschließend. Über die Qualität der Verbände, die wir aufführen, können wir nichts sagen.

1.Zuerst die Berufsverbände der HeilpraktikerInnen
- Berufsverbände bieten Fortbildungen an, veranstalten Tagungen und Kongresse, geben Zeitschriften und Informationsmaterial heraus, einige unterhalten Schulen. Sie informieren die Mitfrauen/Mitglieder über neue gesetzliche Regelungen und deren Folgen für die Praxis.
- Die Verbände sind berufs- und gesundheitspolitisch aktiv; sie versuchen, als Lobby die Gesetzgebung zu beeinflussen, und wachen über das „standesgemäße" Verhalten ihrer Mitglieder.
- Die Verbände verleihen einen Stempel. Aufgrund dieses Verbandsstempels übernehmen einige Krankenkassen und Beihilfestellen die Behandlungskosten eher als ohne Stempel. Das muß aber jede Heilpraktikerin, die mit einer Kasse abrechnen will, selbst herausfinden. Ein Verbandsstempel gibt auch Anforderungen von Medikamentenproben ein größeres Gewicht.
- Der Dachverband der größten HP-Verbände „Die Deutschen Heilpraktiker-Verbände" unterhält eine Gutachterkommission und eine Arzneimittelkommission.
- Etliche Verbände haben Gruppentarife mit Haftpflichtversicherungen vereinbart oder können zumindest Versicherungen empfehlen.
- Natürlich ist ein Mitgliedsbeitrag zu zahlen – pro Jahr um die 150 Euro. Allein für die Fachinformationen, die sonst schwer zu erhalten sind, lohnt sich dieser Beitrag.

Frauen scheint es für die Verbände kaum zu geben, oder sie sind mitgemeint. Meistens ist nur von „Heilpraktikern" die Rede. Darum gibt es auch einen Verband nur für Frauen: Lachesis e.v. Dieser Verband ist noch relativ jung, die Strukturen sind im Fluß, und es ist für jede Mitfrau möglich, sich aktiv zu beteiligen. Die Themen der Fortbildungen und Veröffentlichungen beziehen sich vorzugsweise auf die Lebenswirklichkeit von Frauen.

Im übrigen unterscheiden die Verbände sich wenig im Service, doch sollte jede schauen, ob ihr die Atmosphäre und die Menschen in einem Verband zusagen. Aber das ist noch nicht alles. Es gibt die **BOH** – „Berufsordnung für Heilpraktiker". Auch dort kommen Heilpraktikerinnen nicht vor, obwohl Frauen mittlerweile die Mehrheit aller HeilpraktikerInnen bilden. Die Berufsordnung ist kein staatliches Recht, sondern Bestandteil der inneren Ordnung eines Verbandes. Theoretisch könnte jeder Verband eine eigene Berufsordnung erlassen, sie hat vereinsinterne Gültigkeit und ist nur für die jeweiligen Mitglieder anwendbar. Etliche große HP-Verbände haben sich auf eine einheitliche BOH geeinigt.[1] Das ursprünglich enthaltene an das ärztliche Standesrecht angelehnte **Werbeverbot** ist nur noch ein Hinweis auf die ohnehin für alle geltenden Bestimmungen des UWG und HWG und Empfehlungen bezüglich **Praxisschild** und Inhalt von **Anzeigen**. Wer einem solchen Verband beitritt, erkennt die Berufsordnung für sich an. Das ist an und für sich nicht schlecht, frau sollte es nur wissen. Ein Verstoß gegen die BOH hat nur vereinsinterne Folgen, er kann zu einem Verbandsausschluß führen (Art. 28 Abs. 2). Der Verband für Heilpraktikerinnen Lachesis hat die BOH nicht übernommen.

Frage: Gibt es Bestimmungen der BOH, die uns nicht ohnehin aufgrund von Gesetzen treffen?

Marie: Ja, eine ganze Reihe. Beispiele: Die BOH enthält in Art. 5 ein **Fortbildungsgebot** und in Art. 17 eine Verpflichtung, eine **Haftpflichtversicherung** abzuschließen. Beides ist natürlich ratsam – aber eine gesetzliche Pflicht gibt es nicht. Dasselbe gilt für die **Dokumentationspflicht** (Art. 4 der BOH). Natürlich seid auch ihr an die zehnjährige Aufbewahrungspflicht steuerlich relevanter Unterlagen gebunden, und wer mit Krankenkassen abrechnet und

1 Abgedruckt bei Liebau S. 380, Scharl S. 152 oder im Internet.

PatientInnen hat, die privat versichert sind oder Beihilfe bekommen, tut gut daran, die Behandlung zu dokumentieren und alle Unterlagen zu verwahren (wie lange: Vorschläge bei Liebau S. 420). Die BOH nennt in Art. 2 Abs. 5 die „Berufspflicht", **nicht** eine **kostenlose** oder „briefliche Behandlung (**Fernbehandlung**)" anzubieten. Gesetzlich gibt es im HWG ein Verbot der Werbung für Fernbehandlungen.[2] Aber Werbung und „anbieten" sind nicht dasselbe. Wenn du einer Patientin gegenübersitzt und ihr vorschlägst, sie mit Fernreiki zu behandeln, machst du ihr ein Angebot, aber Werbung im Sinn des HWG ist das nicht. Die Berufsordnung geht mit diesem Verbot des Anbietens also weiter als das HWG. Auch das Angebot, eine Patientin kostenlos zu behandeln, verbietet dir kein Gesetz.

Es gibt also einige Diskrepanzen zwischen Berufsordnung und gesetzlichen Bestimmungen, du hast die Freiheit auszuwählen, ob du dich einer Berufsordnung unterstellen willst oder nicht.

Angie: Und wie ist es mit mir? Kann ich als Inhaberin des eingeschränkten HP-Scheins in jeden HP-Verband eintreten?

Marie: Es steht den Verbänden frei, wen sie aufnehmen. Erkundige dich beim Verband deiner Wahl über den aktuellen Stand der Dinge.

Einige Verbände geordnet nach dem Alphabet:

Bund Deutscher Heilpraktiker e.V. (BDH)
www.bdh-online.de

Fachverband Deutscher Heilpraktiker e.V. (FDH)
www.heilpraktiker.org

Freie Heilpraktiker e.V. (FH)
www.freieheilpraktiker.com

Freier Verband Deutscher Heilpraktiker e.V. (FVDH)
www.fvdh.de

Lachesis – Berufsverband für Heilpraktikerinnen e.V.
www.lachesis.de

Union Deutscher Heilpraktiker e.V. (UDH)
www.udh-bundesverband.de

2 S. Kapitel „Werbung und Qualität".

Verband Deutscher Heilpraktiker e.V. (VDH)
www.heilpraktiker-vdh.de

Verband der Heilpraktiker Deutschlands e.V. (VHD)
www.vhd-heilpraktiker.de

Verband Freier Psychotherapeuten, Heilpraktiker für Psychotherapie und Psychologischen Berater e.V.
www.vfp.de

Es gibt außerdem viele regionale HP-Verbände.

Für **psychologische PsychotherapeutInnen** ist es ratsam, einem Verband beizutreten, um Informationen und Unterstützung zu erlangen. Für **Kinder- und JugendlichenpsychotherapeutInnen** ist die Mitgliedschaft ebenfalls wichtig, doch ist ihre Interessenlage eine andere, wenn sie nicht PsychologInnen sind, sondern PädagogInnen. Es geht bei diesen neuen Berufsverbänden schon geschlechtsneutral zu. Viele Frauen sind dort tätig, somit nehmen die meisten Verbände die Präsenz von Frauen auch sprachlich zur Kenntnis.

Die Verbände bieten Informationsmaterial an, u.a. im Internet, beobachten die laufenden Gerichtsverfahren und unterstützen Klagen, die die Lage klären sollen. So hat der BAPt 2004 in einem Musterprozeß einen Vergleich erstritten, der den KlägerInnen eine Nachprüfung durch die Kammer und den Erwerb der Approbation als Psychologische Psychotherapeutinnen ermöglichte.

Allerdings sind die Berufsverbände ganz unterschiedlich ausgerichtet. Der BDP vertritt die Interessen der PsychologInnen, ebenso der DPTV, während der BAPt allen PsychotherapeutInnen eine Vertretung bietet, die ein humanwissenschaftliches oder pädagogisches Studium und eine Therapieausbildung absolviert haben.

Frau vergleiche die Informationen, die ihr geboten werden, und achte darauf, daß ihr regelmäßig verständlich und aktuell neue Entwicklungen, Kammerpolitik, Gesetzesänderungen, Gerichtsurteile und dergleichen mitgeteilt werden. Ein Verband sollte übersichtliche, immer aktuelle Webseiten haben und möglichst eine telefonische Beratung anbieten.

Wichtig: Der Verband sollte auch Schulungsmöglichkeiten für Verwaltung und Abrechnung anbieten. Die folgende Aufzählung ist keinesfalls abschließend. Ich gehe davon aus, daß jede einzelne zu dem Verband findet, der zu ihr paßt.

Berufsverband Akademischer PsychotherapeutInnen e.V. (BAPt)
www.baptev.de

Berufsverband Deutscher Psychologinnen u. Psychologen e.V. (BDP)
www.bdp-verband.org

Deutscher Psychotherapeutenverband (DPTV)
www.dptv.de

Einige Fach- und Berufsverbände für psychotherapeutisch orientierte Therapien und für Körpertherapien alphabetisch geordnet:

Berufsverband der TanztherapeutInnen Deutschland e.V.
www.btd-tanztherapie.de

Bundesverband für Atempädagogik und Atemtherapie e.V.
www.info-atemtherapie.de

Deutsche Gesellschaft für angewandte Kinesiologie e.V. (DGAK)
www.dgak.de

Deutsche Gesellschaft für Körperpsychotherapie e.V. (DGK)
www.koerperpsychotherapie-dgk.de

Deutscher Arbeitskreis für Konzentrative Bewegungstherapie
www.dakbt.de

Feldenkrais-Verband Deutschland e.V.
www.feldenkrais.de

Gesellschaft für Shiatsu in Deutschland e.V.
www.shiatsu-gsd.de

Internationale Kinesiologie Akademie IKA
www.kinesiologie-akademie.de

Auch für GeistheilerInnen gibt es einen Verband:
Dachverband geistiges Heilen e.V.
www.dgh-eV.de

Für viele andere im Gesundheitswesen:
Fachverband Wellness, Beauty und Gesundheit
www.wellness-fachverband.de

Die Gruppe: Wir möchten über die Organisation unserer Zusammenarbeit sprechen. Grundlage ist folgende Situation: **Sophie**, die Krankenschwester, arbeitet nebenher in ihrer Wohnung als Heilpraktikerin. **Lisa** und **Sophie** planen eine Zusammenarbeit. Lisa will allerdings frühestens in einem halben Jahr ihre Hauptarbeit als Buchhändlerin auf eine halbe Stelle reduzieren und erst dann ganz umsatteln, wenn es aussichtsreich erscheint. **Angie**, die den eingeschränkten HP-Schein hat, möchte für ihre heilpraktische Psychotherapie einen Raum bei Sophie mieten. **Hannah**, die Geistheilerin ohne Prüfung, ist auch an einem Raum in dieser Praxis interessiert. Angie und Hannah möchten zusammen Ritualkurse für Frauen geben. Die Psychotherapeutin **Juliana** will eine Praxis in ihrer Wohnung eröffnen. Zusammenarbeit mit den anderen Frauen wünscht sie sich in der Form gemeinsamer Veranstaltungen.

Sophie hat schon ein Angebot erhalten: Eine schöne Wohnung, gut gelegen, hell und großzügig geschnitten, zwei recht große Behandlungsräume und ein kleines Besprechungszimmer, der Flur wäre geeignet als Wartezimmer, die Küche als Labor. Das hat unser aller Phantasie in Gang gesetzt! Was rätst du uns?

Marie: Von dieser Wohnung als Praxis rate ich ab.[1] Aber alles der Reihe nach. Wir wollen zuerst über die Zusammenarbeit sprechen.

Zunächst die **Grundsätze:** Die Rechtsform ist die Form, die das Recht für die Arbeit einzelner im wirtschaftlichen Bereich und die Zusammenarbeit mehrerer Menschen zur Verfügung stellt. Der zentrale Gedanke bei der Auswahl einer Rechtsform – vom Einzelunternehmen über die GmbH bis zur Aktiengesellschaft – ist **die Haftung für die Schulden.**

1. Einzelunternehmen

Wenn eine Frau allein ihr Unternehmen führt, ist sie eine **Einzelunternehmerin**. Das bedeutet, daß sie für ihre Geschäftsschulden unbeschränkt, nämlich mit ihrem gesamten Privatvermögen haftet. **Juliana** wird Einzelunternehmerin, denn sie will ihre Praxis allein

1 S. Kapitel „Die Praxis, Räume".

betreiben. Wenn sie für 3.000 Euro Bücher und Geräte bei einem Versandhandel bestellt, obwohl sie noch keine Patientinnen hat, muß sie die Rechnung aus ihrem Privatvermögen bezahlen. Privat- und Betriebsvermögen sind nicht getrennt. Rechtlich heißt das: Ihre Haftung ist **unbeschränkt**. Das hat den Vorteil, daß sie sehr kreditwürdig ist, und den Nachteil, daß sie mit einer geschäftlichen Pleite auch Omas geerbtes Häuschen riskiert. Eine Heilpraktikerin macht kaum so große Schulden, daß darin ein Problem zu sehen wäre. Was ihr Vermögen wirklich gefährden kann, sind Haftpflichtfälle – sie überträgt eine Hepatitis C mit einer unsterilen Nadel, verursacht beim Einrenken einen Bandscheibenvorfall usw. Dafür hat sie ihre Berufshaftpflichtversicherung.

2. Die Gesellschaft bürgerlichen Rechts – GbR

Eine Rechtsform, die jede kennt, in die jede oft verwickelt ist, ohne es zu ahnen, ist die Gesellschaft bürgerlichen Rechts, die **GbR**. Sie heißt so, weil sie im Bürgerlichen Gesetzbuch geregelt ist (§§ 705–740 BGB), und wird darum auch BGB-Gesellschaft genannt. Sie entsteht immer dann, wenn mehrere Menschen zusammen denselben **Zweck** verfolgen und sich darüber einig sind. Die Einigkeit heißt rechtlich Vertrag. Die meisten Verträge in unserer Rechtsordnung gelten auch, wenn sie nicht schriftlich, sondern mündlich abgeschlossen wurden. Wenn ihr zusammen einen Lottoschein ausfüllt, seid ihr eine GbR, verbunden durch den Zweck, den ein Lottoschein hat. Wenn ihr zusammen ein Auto mietet oder eine Kneipe für ein Fest – die GbR entsteht mit der Verabredung.

Sophie: Wir brauchen also für unsere Zusammenarbeit in einer Praxis keinen schriftlichen Vertrag?

Marie: Rechtlich ist er nicht erforderlich – aber für eine Zusammenarbeit unbedingt zu empfehlen. Was ihr nicht aufschreibt, werdet ihr nach kurzer Zeit vergessen haben oder, was schlimmer ist, ganz unterschiedlich erinnern. Ein schriftlicher Vertrag dient vor allem als Beweis für den Inhalt der Vereinbarung.

Die GbR ist also leicht zu gründen, ohne jede Formalität. Wichtig sind die Folgen:
- Die GbR **dauert** so lange wie der vereinbarte Zweck; die Automietgemeinschaft endet am Ende der Reise, die Mietgemein-

schaft über Räume mit Beendigung des Mietvertrages. Das ist wichtig, wenn ihr eine gemeinsame Aktion plant. Juliana als Psychotherapeutin möchte mit den Heilpraktikerinnen Angie und Sophie einen „Gesundheitstag" organisieren. Für diesen Zweck sind die drei dann Gesellschafterinnen einer GbR. Ist der Gesundheitstag vorbei, sind die Rechnungen bezahlt, geht die Gesellschaft sang- und klanglos ein. Wenn der Wirtschaftsplan nicht aufgeht, also eure Ausgaben die Einnahmen übersteigen, müssen die drei sich solidarisch die Schulden teilen. Wenn nur Juliana Geld hat und Sophie und Angie pleite sind, können die GläubigerInnen alles von Juliana einfordern, und sie muß sehen, wie und wann sie von den anderen Mitgesellschafterinnen deren Anteil bekommt (s.u. bei Kooperationsgemeinschaft).

• Während die GbR besteht, **haftet** jede Gesellschafterin für die Schulden der Gesellschaft
unbeschränkt, d.h. mit ihrem ganzen Privatvermögen;
solidarisch, d.h. für die gesamte Schuld, nicht nur für ihren prozentualen Anteil;
primär, d.h. die Gläubigerin, z.B. die Vermieterin, braucht nicht erst die Gesellschaft zu mahnen, sie kann die Rechnung gleich an die schicken, bei der sie das meiste Geld vermutet.

Ein Beispiel: Wenn ihr zu dritt gemeinsam Räume **mietet**, in denen ihr praktizieren wollt, und alle den Mietvertrag unterschreiben, seid ihr eine GbR, deren Zweck das Mieten von Räumen ist. Die Vermieterin kann von jeder Gesellschafterin die ganze Mietsumme verlangen. Wenn ihr zu dritt eine Arbeitnehmerin einstellt, kann diese von jeder von euch ihr Gehalt verlangen. Wenn aber Sophie eine teure Werbung bei der Druckerei auf *ihren* Namen bestellt, muß sie die Rechnung selbst bezahlen.

Angie: Und wenn nur Sophie den Mietvertrag unterschreibt?

Marie: Dann ist nur Sophie Mieterin, und die anderen sind ihre **Untermieterinnen** – eine GbR besteht nicht. Das kann genau das Richtige sein. In der Tat würde ich euch raten, schon jetzt zu überlegen, welche Frau die Räume behalten soll, wenn ihr auseinandergehen wollt. Soll das Sophies Praxis sein? Dann tritt Sophie als

Mieterin auf – und wenn ihr euch nicht versteht, ist klar, daß Sophie bleibt und die anderen gehen! Die Untermieterinnen können nicht nur schneller gekündigt werden, sie können auch selbst leicht aus dem Vertrag heraus. Diese Klarheit ist ein Vorteil gegenüber einer Mietgemeinschaft.

3. Praxisgemeinschaft und Gemeinschaftspraxis

Die beiden Begriffe stammen nicht aus einem Gesetz, sie haben sich eingebürgert, man versteht mittlerweile etwas Bestimmtes darunter. Wenn ein solcher Begriff in der Werbung oder auf einem Schild verwendet wird, macht ihr eine Aussage, die korrekt sein muß. Eine **Praxisgemeinschaft** ist eine Betriebs- und Nutzungsgemeinschaft. Ein Untermietverhältnis ist keine Praxisgemeinschaft.

Wenn ihr euch als Praxisgemeinschaft darstellt, dürfen alle annehmen, daß ihr etwas gemeinsam betreibt und nutzt – mindestens die Räume. Im übrigen kann jede ihre eigenen Wege gehen.

Lisa: Auch steuerrechtlich?

Marie: Jede Gesellschafterin muß eine eigene Buchführung haben und eine eigene Steuererklärung machen. Ihren Anteil an der Miete oder der Werbung nimmt sie als Betriebskosten in ihre Buchführung auf. Diese Form empfehle ich euch als Regel! Sie ist einfach zu handhaben und für einen Anfang gut. Die kleine GbR könnt ihr bei Bedarf allmählich erweitern auf gemeinsame Anschaffung und Nutzung von Geräten, Werbung, ein gemeinsames Kursprogramm. Solltet ihr dann mehr miteinander wollen, mehr Solidarität üben, so macht ihr einen neuen Vertrag und gründet eine neue GbR, nämlich eine Gemeinschaftspraxis. Die **Gemeinschaftspraxis** ist eine **Berufsausübungsgemeinschaft**.

Variante 1: Die große GbR.

Die Gesellschafterinnen teilen Kosten und Gewinn. Sie treten nach außen als Gemeinschaft auf. Eine Patientin meldet sich in der Praxis an, die Gesellschafterinnen entscheiden, welche die Patientin behandelt, arbeiten eventuell auch zusammen, stellen ihre Rechnungen gemeinsam. Die PatientInnen schließen einen Behandlungsvertrag mit der Gesellschaft, nicht mit der einzelnen Heilpraktikerin. Der Zusammenschluß ist auf das gesamte Vorhaben gerichtet. Die Einnahmen und Ausgaben laufen in eine

Kasse. Gewinn und Verlust werden unter den Gesellschafterinnen verteilt. Die Gesellschafterinnen können auch mit verschieden großen Anteilen beteiligt sein. Die Gemeinschaftspraxis ist als Form der GbR nur für die geeignet, die wirklich miteinander arbeiten wollen, eine gemeinsame Perspektive haben und etwa gleich viel Arbeitszeit investieren können. Im Regelfall werden hier Kosten und Einnahmen unter den Gesellschafterinnen aufgeteilt.

Lisa: Was ist, wenn eine von uns während der Zusammenarbeit ihre Lebensplanung ändert und weniger Zeit in die Praxis investieren will – vielleicht will sie ein Kind adoptieren, eine langwierige Fortbildung beginnen oder sich in den Landtag wählen lassen. Unsere Zusammenarbeit soll aber dennoch weitergehen und die Gesellschaft erhalten bleiben.

Marie: Auch dafür gibt es eine praktische Lösung in der flexiblen Form der GbR.

Variante 2:Die Kostenteilungsgesellschaft.

Wenn die Gesellschafterinnen unterschiedlich viel Arbeitseinsatz leisten wollen, können sie sich die Kosten teilen – aber nicht die Einnahmen, da behält jede, was sie hereinwirtschaftet. Auf diese Weise behaltet ihr euren Namen und euer Image, und keine muß für die andere mitarbeiten.

Diese Regelung paßt meistens gut für Frauen, die sich zu einer GbR zusammenschließen. Selbständiges Arbeiten in einer eigenen Gesellschaft ist selten die erste Berufsentscheidung. Oft sind die Beteiligten älter, haben zuvor unterschiedliche Lebensentscheidungen getroffen, die sich jetzt auswirken. Die einen leben mit Kindern und PartnerInnen zusammen, denen sie sich widmen wollen, die anderen haben diese Phase gerade beendet oder sich dagegen entschieden und brennen darauf, alle Kraft in das gemeinsame Unternehmen zu stecken. In der Kostenteilungs-GbR können diese verschiedenen Interessen berücksichtigt werden.

Ebenso ist sie ein gutes Modell für die **Erweiterung der Gesellschaft**. Wenn ihr eine weitere Frau in die GbR aufnehmen wollt, könntet ihr vereinbaren, daß sie zunächst ein Drittel der Kosten trägt, ihre Einnahmen aber selbst erwirtschaften muß. So seid ihr nicht gleich zu stark voneinander abhängig und könnt in einer Probezeit herausfinden, ob die neue Gesellschafterin etwa gleich viel zum Gelingen des Ganzen beiträgt.

Die Gemeinschaftspraxis birgt das schon genannte Haftungsrisiko: Jede Gesellschafterin haftet unbeschränkt, solidarisch und primär mit ihrem Privatvermögen für alle Gesellschaftsschulden.

Lisa: Tritt die Gesellschaft auch steuerlich als Einheit auf?

Marie: Die Gemeinschaftspraxis muß eine Buchführung haben und eine Steuererklärung abgeben. Die Gesellschafterinnen geben dann in ihren eigenen, privaten Einkommensteuererklärungen die Entnahme aus der Gesellschaft als Einkommen an.

Die Werbegemeinschaft

Juliana: Wie ist es mit **gemeinsamer Werbung**, auch wenn wir nicht die Räume teilen?

Marie: Eine Werbegemeinschaft ist eine kleine GbR. Ihr Zweck liegt in der gemeinsamen Werbung. Jede beteiligte Frau haftet als Gesellschafterin unbeschränkt für die Kosten der Grafikerin, der Druckerei usw. Wenn ihr keine Gemeinschaftspraxis habt, sondern nur eine Werbegemeinschaft sein wollt, müßt ihr dies in der Werbung klar zum Ausdruck bringen. Wenn die Werbung so aussieht, als würdet ihr gemeinsam den Beruf ausüben, werdet ihr rechtlich auch so behandelt – d.h. jede haftet für die Geschäftsschulden der anderen mit. Gemeinsame Werbung kann sehr nützlich sein – aber wenn ihr euch beispielsweise zusammen einen Namen gebt, könnte das den Eindruck einer Gemeinschaftspraxis erwecken.

Lisa: Wenn wir uns also „Naturheilpraxis Rote Drachin" nennen und uns nicht einzeln darstellen, würden wir als Gemeinschaftspraxis angesehen, und ich müßte für Sophies Schulden aus der Praxis geradestehen?

Marie: Ja, das könnte passieren – also seid bitte vorsichtig bei der Ausgestaltung eurer Gemeinschaftswerbung. Wenn ihr laut Vertrag eine Praxisgemeinschaft seid, nach außen aber als Gemeinschaftspraxis auftretet, werdet ihr so behandelt, als wäret ihr auch eine. Das Recht schützt das Vertrauen eurer VertragspartnerInnen in eure Aussagen.

Das Risiko

Sophie: Ist denn solidarische Haftung für uns wirklich eine Gefahr?

Marie: Natürlich ist die Haftungsgefahr bei euch geringer als bei einem Handelsgeschäft, das ständig große Mengen Waren einkaufen muß, ohne zu wissen, ob es sie wieder verkaufen kann. Heilpraktikerinnen machen in der Regel wenig oder keine Schulden. Aber stellt euch folgende Situation vor: Ihr habt mit eurer gemeinsamen Praxis gerade angefangen, da renkst du, Sophie, bei einer Shiatsu-Streckung einer Patientin einen Halswirbel aus, oder ein Meniskus reißt. Dagegen kann frau sich versichern (s. Berufshaftpflichtversicherung) – aber vielleicht ist deine Versicherung noch nicht in Kraft getreten? Oder eine Gesellschafterin wird von einer Patientin mit Prozeßneurose in einen langen, teuren Rechtsstreit verwickelt. Dies alles könnt ihr durch die richtigen Versicherungen in den Griff bekommen, aber ein Restrisiko bleibt immer.

Ein weiteres Beispiel aus dem Leben: Ihr mietet zu teure Räume, eine der Mieterinnen hat keinen Erfolg, sie kann die Miete nicht mehr zahlen – die anderen haften der Vermieterin gegenüber auch für ihren Teil an der Miete. Dann kommt vielleicht noch eine teure Gemeinschaftswerbung hinzu, die diese Frau nun nicht bezahlen kann, weil sie keine Einnahmen hat. Das zusammen kann für die übrigen recht teuer werden.

Sophie: Diese Gefahr ist nicht so riesig, als daß wir ihr nicht ruhig ins Auge sehen könnten.

Marie: Es ist nur wichtig, sie zu kennen. Schwieriger wird es, wenn es um den Ruf einer Heilpraxis geht. Bei jeder Art von Zusammenarbeit färben nicht nur Erfolg und Ansehen einer Partnerin auf die anderen ab. Wenn eine Gesellschafterin – warum auch immer – mit ihren Methoden und ihrer Art bei den PatientInnen nicht ankommt, leidet auch das Ansehen der anderen. Darum rate ich Heilpraktikerinnen immer erst zu einer Praxisgemeinschaft oder zu einem Untermietverhältnis.

Nehmt euch von Anfang an vor, jedes Jahr zu einem bestimmten Termin eure Zusammenarbeit zu überprüfen, die Bedingungen anzupassen, euch eurer Zustimmung zueinander zu versichern. Gute Zusammenarbeit ist nicht selbstverständlich, sie ist selten und kostbar, sie will gepflegt sein.

Hannah: Eigentlich wissen wir alle, daß es spirituelle Wege gibt, um die Grundlagen einer Zusammenarbeit zu ermitteln, zu gestalten und zu entwickeln. Es gibt Horoskope, Rituale, Orakel. Seltsam, Frauen, die beruflich damit arbeiten, vergessen oft, diese Kräfte für sich selbst zu nutzen.

Die Kooperations- oder Interessengemeinschaft

Hannah: Angie und ich wollen regelmäßig gemeinsam Seminare anbieten und leiten. Vielleicht werden Sophie und Juliana sich dann und wann auch beteiligen. Wie passen diese unterschiedlichen Formen der Zusammenarbeit in die Rechtsform GbR?

Marie: Für Kooperationen habt ihr grundsätzlich zwei Möglichkeiten – ihr könnt euch zu einer längerfristigen Gesellschaft zusammenschließen oder jeweils ad hoc kurzfristige Gesellschaften bürgerlichen Rechts entstehen lassen.

• 1. Variante: Wenn Hannah und Angie über einen längeren Zeitraum gemeinsam Seminare planen und anbieten wollen, gründen sie eine GbR mit einem Vertrag, in dem sie den Zweck der Gesellschaft und ihre Interessen und Wünsche aneinander regeln. Für diese GbR können und sollen sie auch gemeinsam werben. Sie haften solidarisch für die Schulden, die entstehen können, wenn sie z.B. ein Tagungshaus anmieten und der Kurs nicht zustandekommt.

Wenn eine andere selbständige Heilpraktikerin als Referentin dazukommt, kann sie als Gastreferentin schlicht ihr Honorar erhalten. Sie kann auch in die Mitverantwortung gehen und eine GbR mit den beiden anderen eingehen. Wenn das Seminar zu Ende ist, vergeht auch die Gesellschaft.

• 2. Variante: Hannah und Angie können für jedes Seminar, das sie zusammen planen, eine neue GbR entstehen lassen, mal zu zweit, mal mit einer weiteren Frau. Die gesellschaftsrechtlichen Bindungen gelten jeweils, bis der Zweck der Gesellschaft erfüllt, das Seminar abgewickelt ist. Zwischendurch bestehen keine Rechte und Pflichten im Zusammenhang mit einer Gesellschaft.

Hannah: Ist der Unterschied gravierend?

Marie: Der Unterschied könnte in der Absicht liegen, sich länger aneinander zu binden oder nicht. Wenn ihr zu zweit Seminare entwickelt und anbietet, hat jede von euch ein Interesse, daß ihre

Ideen und ihre Beteiligung geschützt sind. Ihr müßtet miteinander regeln, ob und wie die jeweils andere mit diesen Seminaren auch allein oder mit einer anderen Partnerin auf den Markt gehen kann.

Stell dir vor, du erarbeitest mit zwei Kolleginnen ein Seminarkonzept; der Titel stammt von dir, die Ideen von euch allen. Das Seminar wird ein Erfolg, doch du findest die Zusammenarbeit anstrengend und willst keine Wiederholung. Einige Monate später liest du im Programm eines Frauenbildungshauses, daß die beiden anderen das erfolgreiche Seminar unter demselben Titel wieder anbieten – ohne dich. Diese Fälle könnt ihr auch weiterdenken für Jahresgruppen, Fortbildungsreihen oder Ausbildungen.

So etwas kommt alle Tage vor. Viele Frauen verstehen nicht einmal die Problematik, sie meinen, Ideen gehörten, kaum daß sie einen Kopf verlassen haben, der ganzen Welt. Die Probleme sieht immer nur die Frau, die sich ausgenutzt und übergangen fühlt.

Hannah: Was sagt denn das BGB? Gesetze sind doch für solche Fälle gemacht!

Marie: Derartige Vorfälle können im nachhinein nicht befriedigend gelöst werden. Ich will euch raten, zu Beginn einer Zusammenarbeit all dieses zu bedenken und zu regeln; zum Beispiel so: „Der Seminartitel darf nur von M. verwendet werden. Eine Wiederholung der Veranstaltung ist nur möglich nach Absprache und im Einverständnis mit allen drei Referentinnen." Wenn es euch besser gefällt, daß jede von euch das Seminar allein oder mit anderen anbieten kann, ist das auch in Ordnung. Es geht darum, daß ihr gemeinsam die Dinge in die Hand nehmt.

4.Partnerschaftsgesellschaft
Diese Rechtsform ist noch jung. Sie ist den Freien Berufen vorbehalten, also auch für euch zugänglich. Das „Gesetz über die Partnerschaftsgesellschaften Angehöriger Freier Berufe" vom 25.7.1994 erklärt in § 1 Abs. 4 die Vorschriften des BGB über die GbR für anwendbar und regelt einige wichtige Ausnahmen:
• Der Name der Gesellschaft muß den Zusatz „und Partner" oder „Partnerschaft", die Berufsbezeichnung aller vertretenen Berufe und den Namen mindestens eines Partners enthalten (§ 2). Partnerinnen dürfen sich wohl als mitgemeint betrachten.

- Der Partnerschaftsvertrag bedarf der Schriftform (§ 3).
- Die Gesellschaft wird zu einem Register beim Amtsgericht angemeldet und mit der Eintragung wirksam (§§ 4 und 7).
- Der wichtigste Unterschied zur GbR ist in § 8 Abs. 2 geregelt: Die solidarische Haftung kann beschränkt werden, allerdings nur auf Fälle fehlerhafter Berufsausübung. Beispiel: In einem großen Ingenieurinnenbüro arbeiten zwei Gesellschafterinnen an einer ICE-Trasse, die dritte arbeitet an einer Brücke. Wenn die Brücke einstürzt, haftet nur die, die daran gearbeitet hat.

Juliana: Aber für den Fall ist sie doch hoffentlich versichert.

Marie: Ja, hoffentlich, aber vielleicht will die Versicherung nicht zahlen. Die Partnerschaftsgesellschaft zielt auf andere Berufsgruppen als Therapeutinnen. Sie ist geschaffen für Berufe mit hohem Haftungsrisiko: IngenieurInnen, AnwältInnen, Buchprüfungsgesellschaften, Steuerberatungsbüros und andere. Sie ist für euch wenig interessant, da euer Haftungsrisiko gering ist.

Ihr habt jetzt die **Aufgabe**, euch zu überlegen, wie ihr diese Informationen umsetzen wollt. In welcher Rechtsform soll eure Zusammenarbeit erfolgen?

5. Praktische Anwendung

Eine Besprechung zwischen Sophie, Lisa, Juliana, Angie und Hannah ergibt folgendes: Sophies Zusammenarbeit mit Lisa wird zunächst auf keinen Fall in der Form einer Gemeinschaftspraxis stattfinden. Grund: Beide Frauen werden unterschiedlich viel Arbeitszeit einsetzen. Sophie will sich ganz auf die Praxis konzentrieren, Lisa will ihre Tätigkeit als Buchhändlerin erst allmählich reduzieren, bis sie den Zeitpunkt für einen Übergang findet. Das ist keine geeignete Situation für eine Berufsausübungsgemeinschaft mit solidarischer Haftung.

Sophie und Lisa könnten zusammen den Mietvertrag unterschreiben und damit eine kleine GbR zum Zweck des Mietens werden – eine Praxisgemeinschaft.

Jedoch möchte Sophie ehrlich gesagt lieber die Hauptmieterin sein und an Lisa untervermieten, dann ist das Verhältnis klar.

Dasselbe gilt für eine Zusammenarbeit mit Angie und Hannah. Beide können bei Sophie Räume mieten, aber sie hat das letzte Wort, wenn es um die Nutzung der Räume geht.

Lisa, Angie und Hannah, die zukünftigen Untermieterinnen, finden diese Lösung einfach und gut. Sie sind erleichtert, daß sie auf diese Weise weniger Verpflichtungen haben.

Allerdings wird eine Werbegemeinschaft erwogen. Neben individueller Werbung soll es ein gemeinschaftliches Faltblatt geben, auf dem jede sich mit ihrer besonderen Arbeit darstellt.

Was die Seminararbeit von Hannah und Angie angeht, so entscheiden sie sich für eine GbR, die längerfristig angelegt ist. Sie wollen in einem Vertrag berücksichtigen, daß Hannah diese Arbeit schon länger macht und einen Namen hat. Angie wird davon profitieren. Daher soll Angie einen größeren Teil der Verwaltungsarbeit übernehmen und zunächst nur 40 % des erwirtschafteten Gewinns bekommen. Wenn die gemeinsame Arbeit erfolgreich ist, soll diese Vereinbarung nach zwei Jahren überprüft werden.

Wie sie mit möglicher Konkurrenz untereinander umgehen, werden sie sich noch genauer überlegen und schriftlich fixieren. Die Tendenz ist: Was sie gemeinsam entwickeln, darf jede nur im Einverständnis mit der anderen verwenden.

Marie: Das sind gute Entscheidungen. Es gibt noch eine weitere Frage: Wie kann die für später geplante Zusammenarbeit zwischen Sophie und Lisa aussehen? Arbeitet bitte einen Plan aus.

6. Von der Praxisgemeinschaft zur Gemeinschaftspraxis
Sophie und Lisa: Erster Schritt: Wenn wir beide soweit sind, daß wir unsere ganze Arbeitskraft in die Praxis stecken wollen, werden wir uns zunächst die Praxisräume gleichberechtigt teilen. Wir werden beide Mieterinnen sein und gemeinsam PC-Programme anschaffen und nutzen. Mit den PatientInnen arbeitet jede für sich. Natürlich können wir uns austauschen. Das ist eine **Praxisgemeinschaft**. Risiko: Haftung für die Mietschulden der anderen. Das Risiko ist überschaubar.

Zweiter Schritt: Wenn wir uns weiterhin gut verstehen und mehr miteinander teilen wollen, werden wir eine Gemeinschaftspraxis gründen und auch als solche Werbung machen. Dann teilen wir uns alle Kosten und allen Gewinn, und jede ist für den Erfolg der ganzen Praxis verantwortlich. Wenn eine von uns beiden krank ist, muß die andere für sie mitarbeiten, dazu sind wir auch bereit. Das ist das, was wir uns wünschen.

Wir werden einen schriftlichen **Vertrag** miteinander schließen. Was müssen wir dabei beachten?

Marie: Setzt euch zusammen und macht eine Liste der Dinge, die ihr regeln wollt, schreibt sie auf, setzt Ort und Datum ein und unterschreibt beide. Das ist ein voll gültiger Vertrag. Ihr könnt ihn jederzeit ändern, wenn ihr möchtet.

Hier als Anregung eine Liste der Themen, die ihr in einem **Vertrag** unbedingt regeln solltet.

- Welche Gesellschafterin hat welche Sachen mitgebracht? Was ist an die Gesellschaft übergegangen, was soll im Eigentum einer Frau bleiben? Wer trägt die Kosten des Unterhalts oder einer Neuanschaffung?
- Jede sollte ausreichend versichert sein für Haftpflicht, Berufsunfälle (Berufsgenossenschaft S. 44) und bei längerer Krankheit auch mit einem ausreichenden Krankentagegeld.
- Die längere Krankheit braucht noch mehr Beachtung. Wie lange bleibt die Gewinn- und Verlustbeteiligung bestehen? Wie lange soll die Pflicht der erkrankten Frau, ihren Anteil an den Kosten zu tragen, insgesamt dauern? Erfolgt bei Berufs- oder Erwerbsunfähigkeit ein Ausschluß aus der Gesellschaft?
- Ihr solltet auch an den Tod einer Gesellschafterin denken und wer dann ihren Anteil am Wert der Praxis erbt. Ihr könnt überlegen, ob ihr euch testamentarisch gegenseitig diesen Anteil an der Praxis vermachen wollt.
- Beendigung der Gesellschaft – wohl der wichtigste Punkt eines Vertrages:
  - Kündigungsfrist, z.B. 9 – 12 Monate;
  - Wert der PatientInnenkartei und mögliche Erstattung.
- Erweiterung der Gesellschaft; Probezeiten, Einstandszahlung.
- Gibt es einen gemeinsamen Namen? Was geschieht mit dem Namen der Praxis bei Trennung?

Welche Zusammenarbeit ist erlaubt – mit wem?
Marie: Ihr wollt wissen, in welcher Kombination ihr überhaupt miteinander in einer Praxis arbeiten dürft? Ihr habt sicher gehört, daß ÄrztInnen und HeilpraktikerInnen nicht zusammen arbeiten

dürfen. **Wichtig ist:** Es gibt keine Vorschrift, die Heilpraktikerinnen oder Heilerinnen untersagt, mit Angehörigen anderer Heilberufe zusammenzuarbeiten. Es sind die anderen, die auf Verbote seitens ihrer berufsständischen Organisationen aufpassen müssen.

Juliana: Und ich als approbierte Psychotherapeutin? Gibt es für mich Einschränkungen?

Marie: Die Heilberufegesetze der Länder und die Berufsordnungen der Kammern sind hier unterschiedlich. Während eine Nutzungsgemeinschaft wahrscheinlich eher unproblematisch ist, läßt sich eine Gemeinschaftspraxis für eine psychologische Psychotherapeutin mit anderen Berufsgruppen überwiegend nicht verwirklichen. Erkundige dich also bitte bei der Kammer des Landes, in dem du eine Zusammenarbeit mit anderen planst.[2]

Lisa: Heißt das, daß ich als Heilpraktikerin ohne weiteres mit Hannah, die keine Prüfung abgelegt hat, zusammenarbeiten kann, wenn ich will?

Marie: Halt! Hannah darf nicht die Heilkunde ausüben im Sinn des § 1 Abs. 2 HPG! Die Einschränkungen für eure Zusammenarbeit ergeben sich aus dieser Vorschrift. Ihr dürft inhaltlich nur das zusammen anbieten, was jede von euch auch allein darf. Das sind zweifellos Seminare, denn die sind ja nicht selbst Ausübung der Heilkunde und sicher auch gemeinsame schamanische Arbeit, weil das nicht Heilkunde ist. Doch wenn beide zusammen Diagnosen und Behandlungen körperlicher Leiden mittels Kinesiologie anbieten, begibt sich Hannah möglicherweise in den Geltungsbereich des § 1 HPG, was sie nicht darf.

Lisa: Aber wir dürfen dieselben Praxisräume benutzen und auch auf demselben Werbeträger werben.

Marie: Das ist richtig. Ihr braucht euch nicht zu sorgen, ob eine Frau, mit der ihr Räume, Werbeträger oder Seminarleitung teilen wollt, eine Prüfung abgelegt hat. Ihr könnt euch frei entscheiden.

2   Mehr dazu im Kapitel „Psychotherapie".

1. Autonomie und Sinn

Marie: Ein Beruf wandelt sein Image durch die Beteiligung des einen oder des anderen Geschlechts. Noch Mitte der achtziger Jahre des zwanzigsten Jahrhunderts dominierten ganz klar Männer die HeilpraktikerInnenschaft. Heute, rund zwanzig Jahre später, bilden die Frauen die Mehrheit und geben Tagungen, Kongressen, Fortbildungen und auch den Berufsverbänden ihr Gesicht. Über das Zahlenverhältnis von Frauen und Männern in der psychologischen Psychotherapie weiß ich leider nichts. Mir scheint, daß auch dort die Entwicklung ganz ähnlich verlaufen ist. Wie ist es zu diesem Wandel gekommen?

Sophie: Aus meiner Sicht hat die Frauenbewegung den Blick der Frauen auf eine sinnvolle und autonome Berufstätigkeit eröffnet.

Hannah: Die Naturheilkunde nahm ebenso wie die Psychotherapie einen Aufschwung durch internationalen Austausch, der schon in den sechziger Jahren anfing. Junge Menschen gingen auf Reisen und brachten Heilmethoden aus anderen Kontinenten mit, die Neugier auf das Fremde ging einher mit der Entdeckung eigener europäischer Wissensschätze. Die ökologische Bewegung lenkte zudem die Blicke auf die Natur und ihr Potential an Heilmitteln.

Viele Frauen, die aus eigener Erfahrung als Patientin, Ärztin oder in einem Pflegeberuf von der westlichen Schulmedizin enttäuscht waren, entdeckten die Selbständigkeit und, wie Sophie sagt, den Sinn in humanistischer Therapie und im ganzheitlichen Heilen.

Lisa: Als Buchhändlerin konnte ich diese Wellen gut verfolgen. Die Tatsache, daß Gesundheit ein beliebtes Lesethema ist, ist älter als ich selbst, doch die Literatur nimmt zu, wird kritischer, differenzierter und spiritueller. Die Menschen übernehmen mehr Verantwortung für ihr Wohlergehen, machen sich sachkundig, probieren vieles aus. Nun könnten wir ja meinen, das sei nicht gut für unseren Berufsstand. Doch das stimmt nicht, die Lektüre scheint die Neugier und den Wunsch zu wecken, nicht nur Selbstheilung zu betreiben, sondern sich auch von fachlich ausgebildeten Menschen behandeln zu lassen.

Marie: Es gibt leider keine Untersuchungen über die Erstberufe der Therapeutinnen und Heilpraktikerinnen. Die meisten, nicht alle, haben mindestens eine abgeschlossene Ausbildung und schon mehrere Jahre Berufstätigkeit hinter sich, bevor sie sich entschließen, Heilpraktikerin oder Therapeutin zu werden. Mir begegnet eine interessante Mischung aus nahezu allen Berufen, die Tierärztin wie die Schreinerin, die Gärtnerin und die Kulturwissenschaftlerin. Viele Wege und Erlebnisse führen zur Naturheilkunde.

Lisa: Es ist für viele Frauen reizvoll, daß dieser Beruf eigentlich nur selbständig ausgeübt werden kann. Es gibt kaum angestellte, abhängig beschäftigte Heilpraktikerinnen. Die Beschäftigung mit Naturheilkunde, die Entscheidung, die Ausübung verschiedener heilender Praktiken durch eine Prüfung zu legalisieren, führt geradewegs in die Selbständigkeit. Und schließlich wissen wir auch alle, daß die Naturheilkunde und die eigene Praxis oft nicht die endgültige berufliche Entscheidung einer Frau sind, sondern eine Station ihres Lebensweges.

2. Leben, Arbeit und Identität

Frauen prägen heute auch das neue Erscheinungsbild der Heil- und Therapiepraxen. Die große Praxis mit mehreren Behandlungsräumen, PraktikantInnen und AssistentInnen wird selten. Es gibt nun eine weit größere Zahl von Naturheilpraxen als vor zwanzig Jahren, oft sind sie kleiner als früher, denn weil eine Praxis in der Wohnung erlaubt ist, richten sich viele Frauen auch so ein. Für Männer, die traditionell ihrer Arbeit außerhalb der Familienwohnung nachgehen, ist eine kleine Praxis in der Wohnung weniger attraktiv. Ob eine Frau gern in ihrer Wohnung praktiziert oder das als Notbehelf und Einschränkung ihres Lebensraums empfindet, hangt von vielem ab und ist auch eine Typ- oder Erziehungssache.

Angie: Ich bin eine, die gern Arbeit und Leben verbindet. Ich mag die kurzen Übergänge zwischen den Räumen, ich kann mich abends spät noch entscheiden, einen Bericht zu schreiben, und zwischen zwei Behandlungsterminen die Küche aufräumen. Doch das ist keine ungetrübte Idylle. Juliana, Lisa und ich haben Kinder. Für die Frauen, die wie wir Beruf, Sinn und Kinder unter einen Hut bringen wollen, ist eine Praxis in der Wohnung ein zweischneidiges Vergnügen. Die Unterstützungszusagen von Mann und Kindern sind oft schneller gemacht als gehalten. Ich bin eben da, ich bin verfügbar, jede Störung meiner Arbeit hat für die anderen einen sehr wichtigen Grund. Es ist ein schweres Stück Arbeit, mir die Achtung zu erkämpfen, die jedem Familienvater, der zu Hause ein Buch schreibt, ganz selbstverständlich zuteil wird. Frauen, die außer Haus arbeiten, haben dort wenigstens ihre Ruhe. Ob meine Einnahmen für eine Haushaltshilfe reichen werden, bezweifle ich.

Lisa: Ich bin seit der Geburt meiner Tochter in Ausbildungen und im Beruf. Ich war allein mit dem Kind, mußte alles selbst organisieren. Ich ziehe die Unterstützung von Freundinnen und Freunden, die auch Kinder erziehen, einem Familienleben vor. Meine Tochter hatte immer andere Erwachsene außer mir als Vertraute. Meine Hausgemeinschaft unterstützt mich jetzt intensiv bei der Eröffnung der Praxis im Hause. Alle sind der Meinung, daß sie von meiner Arbeit auch profitieren.

Juliana: Ich habe mich einst für das Modell Familie entschieden. Zwar habe ich – anders als viele Frauen – finanziell keine Sorgen nach der Scheidung, habe aber wenig unmittelbare Unterstützung. Meine Tochter leidet unter der Trennung und möchte mehr von mir haben, als ich ihr jetzt beim Aufbau meiner wirtschaftlichen Existenz bieten kann. Ich glaube, daß eine selbständige Mutter letztlich ein gutes Vorbild ist, aber im Einzelfall mag es den Kindern und der Frau wehtun und sie überfordern. Die Berufsordnungen verlangen die räumliche Trennung der Praxis von privaten Räumen, und das ist gut so.

Doch zurück zur Therapie als Frauenberuf. Sicher erobern sich Frauen einen Beruf zurück, den sie in der Geschichte schon einmal innehatten. Wir sollten uns nur hüten anzunehmen, allein die Natur oder ihre Körperlichkeit befähige Frauen zum Heilen und Helfen.

Marie: Ich glaube auch nicht, daß das Heilen den Frauen in den Genen liegt. Sie haben endlich einmal die bessere Marketingstrategie! Vor dreißig Jahren hatten es selbst Frauenärztinnen noch schwer, sich gegen männliche Gynäkologen durchzusetzen. Wir erleben seit den sechziger Jahren einen Anstieg des Ansehens berufstätiger Frauen und heilender Frauen im besonderen. Das liegt daran, daß Frauen sich dieses Vertrauen durch Wissen, Klugheit, Kompetenz, Freundlichkeit, unermüdliche Fortbildung und großen Arbeitseinsatz erworben haben. Kurz gesagt – sie sind einfach gut, vielleicht sogar besser und zeigen das auch.

Lisa: Daß Frauen mit ihren eher kleinen Praxen in der Wohnung relativ erfolgreich sind, mag daran liegen, daß die potentiellen PatientInnen es eher normal finden, zu einer Frau in die Wohnung zur Behandlung zu gehen als zu einem Mann. Da nützt uns vielleicht sogar noch das traditionelle Image von der Frau, die im Hause waltet.

Hannah: So können wir unsere Nachteile doch noch zu Vorteilen machen. Frauen haben dazugelernt und wissen jetzt, daß ihre Erlebnisse und Wahrnehmungen sich von denen der Männer grundlegend unterscheiden. Viele Heilerinnen beziehen sich in ihren Selbstdarstellungen auf ihre Lebenserfahrung und sprechen damit Menschen an, die danach suchen, daß jemand auch ihren krank machenden Erfahrungen Respekt entgegenbringt.

3. Konkurrenz

Marie: Nun bringt die Zunahme kleiner Praxen nicht nur Freude über den Weg der Frauen mit sich. Ein größeres Angebot an Therapie beeinflußt auch den Preis. Es praktizieren mittlerweile viele Heilpraktikerinnen, die die Praxis nicht als Existenzgrundlage brauchen, weil sie einen Hauptberuf oder ein Familieneinkommen im Hintergrund haben. Das macht es den hauptberuflichen Heilpraktikerinnen immer schwerer, von ihrem Beruf zu leben. Ich sagte schon, die gut gehenden großen Heilpraxen sind die Ausnahme geworden. Viele Heilpraktikerinnen merken, daß sie für aufwendige Arbeiten wie die homöopathische Erstanamnese nicht mehr die üblichen 130 Euro berechnen können, wenn andere diese Leistung günstiger anbieten.

Sophie: Ja, diese Konkurrenz trübt das Verhältnis von hauptberuflichen und nebenberuflichen Heilpraktikerinnen und speziell den Ehefrauen, die nicht von dieser Arbeit leben müssen, auch in den Verbänden. Die Abwertung „unprofessionell" wird sehr schnell angehängt, wenn eine Frau nebenberuflich in der Wohnung praktiziert.[1] Wie ist das bei den Psychotherapeutinnen?

Juliana: Im Prinzip gilt dasselbe, doch wir müssen unterscheiden. Frauen, die unter der Geltung des PsychThG eine Kassenpraxis haben, sitzen, was die Honorare angeht, in einem anderen Boot als die, die nicht mit den Kassen abrechnen. Beim Wettbewerb um selbstzahlende PatientInnen kann es theoretisch zu einem Preisverfall kommen. Für meine Berufsgruppe liegt ein großes Problem darin, daß viele Institutionen psychotherapeutische Hilfe anbieten und dies weit preiswerter tun können als selbständige Frauen in ihren Praxen. Auch in der Psychotherapie könnte der Trend zur „Ehefrauen-Praxis" gehen. Doch warum auch nicht? Therapeutin zu sein ist ein guter Beruf, und wenn eine Frau sich ihr Leben so eingerichtet hat, daß sie vom Einkommen ihres Mannes lebt, kann dennoch ihre Praxis für ihre PatientInnen und sie selbst sehr wichtig sein.

Marie: Haben wir ein Ergebnis? Nein, wir haben Hoffnungen und Sorgen gleichermaßen.

---

1 S. dazu auch das Kapitel „Werbung und Qualität".

Gespräch mit Christine Krüger aus Düsseldorf

Marie: Du und ich, wir begegneten uns zuerst Mitte der siebziger Jahre im Düsseldorfer Frauenzentrum. Ich war damals noch Richterin, du gehörtest zu den wilden und entschlossenen Polit-Frauen, die ich bewunderte. Wir haben gemeinsam gefeiert, diskutiert und demonstriert. Seitdem kreuzen sich unsere Wege immer wieder. Was war in deinem Leben vor dem politischen Kampf, und was führte dich dann zur Naturheilkunde?

Christine: Ich bin Jahrgang 1952. Ich habe jung eine dreijährige Lehre als Industriekauffrau gemacht und dann die Fachoberschule Wirtschaft besucht. Kurz vor dem Abitur brach ich die Schule ab. Warum? Ich hatte Heiratspläne, die dann scheiterten. Nach einer Arbeit als pädagogische Hilfskraft in einem Kinder- und Jugenderholungsheim studierte ich schließlich von 1974 bis '78 Sozialpädagogik bis zum Abschluß. In dieser Zeit engagierte ich mich in der Frauenbewegung und in der Hausbesetzerszene. Ich war Mitbegründerin der „Selbsthilfe Düsseldorf e.V."

Marie: Dieser Verein ist eine Legende. Für welche Menschen habt ihr euch engagiert?

Christine: Für Obdachlose und psychisch erkrankte Menschen. Unser Motto hieß: Wir sind „an der Seite der Betroffenen", dazu gehörte Leben und Arbeiten im Kollektiv in besetzten Häusern. Wir hatten auch eine „Volksambulanz", engagierte ÄrztInnen behandelten dort ohne Krankenschein. Ich war beseelt vom revolutionären Kampf und kannte keine Grenze. Doch die Probleme im Kollektiv wuchsen zur existentiellen Bedrohung. Die Stärkeren unter uns hatten schließlich nicht mehr die Kraft, den Schwachen Struktur und Halt zu bieten. Ich erlebte die Not und die Verantwortung als unerträglich und wurde sehr krank.

Marie: Wie lange hast du so gelebt?

Christine: Mehrere Jahre, erst 1983/84 bin ich aus dem Kollektiv ausgezogen. In meiner lebensbedrohlichen Erschöpfung habe ich Ideologie und Praxis meines „revolutionären Kampfes" radikal in Frage gestellt. Das war im Grunde der Anfang meines Werdegangs als Heilpraktikerin; ich mußte nun für mich selbst Stärkung finden. Es lag mir nahe, Hilfe und Unterstützung im Kreis von Frauen zu suchen; ich unterzog mich einer homöopathischen Behandlung und kam durch ein Seminar im Frauenbildungshaus Zülpich in Kontakt mit Körperarbeit. Ich erlebte, wie ich wieder auf die Beine kam durch Homöopathie und körperbezogene Selbsterfahrung. Mit diesen Methoden arbeite ich heute in meiner Praxis. In jener Zeit leitete ich mehrere Mutter-Kind-Freizeiten – es ist dabei geblieben, daß ich vor allem mit Frauen und Kindern arbeite.

Marie: Wir trafen uns 1985 in Zülpich wieder, du warst seit einem Jahr in der Ausbildung zur Heilpraktikerin, ich fing dort als Teamfrau an. Ich habe dich damals gefragt, was aus deiner radikalen politischen Arbeit geworden ist.

Christine: Der Wunsch nach Mitwirkung an gesellschaftlichen Veränderungen war geblieben, nur der kollektive politische Einsatz nicht. Meine Teilnahme an Veränderungen sah ich nun – und so sehe ich es noch – in der Begleitung individueller Entwicklungs- und Reifeprozesse. Ich begeisterte mich für die Möglichkeit der Veränderung und Entwicklung, die ich selbst erlebt hatte.

Marie: Es gab viele HP-Schulen, du wähltest das Frauenbildungshaus Zülpich als Ausbildungsstätte.

Christine: Ich wollte im Kreis von Frauen lernen, und die Möglichkeit der Mitbestimmung über Ausbildungsinhalte und -methoden war sehr fruchtbar und hilfreich für meine eigene Orientierung. Außerdem fand die Ausbildung überwiegend an Wochenenden statt, so konnte ich nebenher als Sekretärin meinen Lebensunterhalt verdienen. Meine Neugier auf Homöopathie und körperbezogene Selbsterfahrung vertiefte sich.

Über eine der Dozentinnen, Jutta Düren, lernte ich die Frau kennen, die meine Lehrerin wurde und meine Entwicklung maßgeblich geprägt hat, die Homöopathin und Psychotherapeutin Dr. med. Olga von Ungern-Sternberg, die mit ihren über neunzig

Jahren noch in Bochum praktizierte. Ich arbeitete und lernte dort täglich, bis sie nach drei Jahren ihre Praxis wegen Krankheit aufgab. Das war 1990. Ich hatte inzwischen die HP-Prüfung bestanden und meldete in meiner Düsseldorfer Wohnung einen von zwei Räumen als Praxis an. Meinen Lebensunterhalt verdiente ich erst einmal wieder als Sekretärin.

Marie: Warum als Sekretärin und nicht als Sozialpädagogin?

Christine: Die Hierarchien sind klarer, und ich brauche mich nicht mit dem Inhalt auseinanderzusetzen. Das spart Kräfte.

Marie: Wie kam deine Praxis in Schwung?

Christine: Ich wurde über Selbsterfahrungskurse für Frauen an verschiedenen Institutionen so bekannt, daß die Zahl meiner Patientinnen und Patienten bald auf etwa vier pro Woche anwuchs. Ich arbeitete wie gelernt mit Homöopathie und körperorientierter Psychotherapie. Mit dem Wunsch, mich darin zu qualifizieren, begann ich 1993 die Ausbildung in Konzentrativer Bewegungstherapie (KBT), die ich 1999 abschloß.

Marie: Du hast eine sehr schöne Praxis in guter Lage in Düsseldorf, im Erdgeschoß, mit Blick auf einen Garten, den du auch nutzen darfst. Der große Raum bietet Platz für Körperarbeit auch in kleinen Gruppen. Ich kann mich erinnern, daß du in einen Existenzgründungskurs kamst, um dir Klarheit zu holen, ob für den Sprung in die eigenen Praxisräume die richtige Zeit gekommen war. Hinter dir lagen fünf Jahre nebenberuflicher Arbeit in deiner Wohnung. Ich weiß noch, wie verliebt du in diese Räume warst. Du hast es gewagt, obwohl du keine Gewißheit über den Erfolg haben konntest. Hattest du Zweifel?

Christine: Nein, Zweifel nicht! Durch Frau Dr. von Ungern-Sternberg habe ich viel Selbstbewußtsein bekommen, das sichert meine Existenz. Ich habe damals Privatkredite bekommen, keine Bank hätte mir was geliehen. Im ersten Jahr fühlte ich eine Freude, als hätte ich etwas gewonnen, und auch die Angst, es könnte mir ebenso unerwartet wieder genommen werden.

Marie: Kannst du jetzt von der Praxis leben?

Christine: Ich tu es nicht, ich arbeite acht Stunden in der Woche als Schulsekretärin. Das tut mir gut und entspannt mich. Den Umgang mit Kindern pflege ich in der Schule mit derselben Haltung wie in der Praxis. Über die Schule bekam ich für ein gutes Jahr die therapeutische Leitung einer Gruppe „schulmüder" Mädchen anvertraut. Außerdem hat sich ein Jahr nach dem Umzug in die Praxis etwas Glückliches ereignet. Ich bewarb mich um eine Honorarstelle in einer psychiatrischen Tagesklinik. Als der Arzt mich fragte, ob ich schon mit psychisch Kranken gearbeitet hätte, sagte ich: „Ich habe die Selbsthilfe Düsseldorf mitgegründet!" „Dann hat mich Ihr Verein damals verklagt", sagte der Arzt – und stellte mich ein. Ich arbeite dort als Therapeutin mit Konzentrativer Bewegungstherapie. Das Honorar ist eine sichere Einnahme für mich. Hin und wieder kommt eine Patientin aus der Klinik zur ambulanten Weiterarbeit in meine Praxis. Doch da die Kassen in der Regel die Kosten für ambulante KBT nicht tragen, ergibt die Arbeit in der Klinik nicht viel für meine Praxis.

Marie: Wie entwickelt sich die Praxis? Wie wirbst du, wie machst du dich bekannt?

Christine: Es geht kontinuierlich aufwärts. Ich werbe eigentlich so gut wie gar nicht, ich habe kein Faltblatt, und meine Visitenkarte ist ein Stück Papier mit meinem Stempel drauf. Die PatientInnen – es sind nach wie vor überwiegend Frauen und Kinder – kommen über Empfehlung anderer PatientInnen und von KBT-Kolleginnen.

Zweimal im Jahr mache ich in meiner Praxis eine Märchenveranstaltung für Erwachsene und Kinder, ich engagiere dafür eine Märchenerzählerin. Dafür werbe ich mit Einladungen und Flugblättern. Das bringt mir nicht unmittelbar PatientInnen ein, doch diese Nachmittage und Abende sind sehr schön, und ich gehe davon aus, daß ich dadurch bekannt werde.

Neu sind Fachveranstaltungen! Ich habe für eine bekannte Therapeutin, Dr. Jirina Prekop, einen Vortrag organisiert; hinterher gab sie ein Grundlagenseminar (Festhaltetherapie) in meiner Praxis. Beide Veranstaltungen waren gut besucht.

Marie: Wie kommt es, daß überwiegend Frauen dich aufsuchen, obwohl du keine besondere Werbung in diese Richtung machst?

Christine: Das liegt an meinen Methoden. Sowohl Homöopathie als auch KBT bedürfen der aufmerksamen Wahrnehmung bei sich selbst und Geduld für den Veränderungsprozeß. Dazu sind Frauen eher bereit als Männer.

Marie: Jetzt noch ein paar technische Einzelheiten: Rechnest du mit Krankenkassen ab?

Christine. Überwiegend mit Privatkassen, allerdings zahlen die meisten nicht für KBT, obwohl dieses Verfahren in Kliniken anerkannt ist. Ich habe auch Patientinnen gehabt, deren gesetzliche Krankenkassen im Kostenerstattungsverfahren längerfristige Therapien mit KBT gezahlt haben. Das war vor dem Inkrafttreten des PsychThG. Die meisten Patientinnen zahlen für ihre Behandlung selbst. Ich rate jedoch allen, bei ihrer Krankenkasse nachzufragen. Es gibt immer Ausnahmen und Besonderheiten.

Marie: Wie viele Menschen kommen pro Woche zu dir? Welche Vereinbarungen triffst du mit ihnen? Möchtest du sagen, wie hoch dein Honorar ist?

Christine: Ich habe im Schnitt zehn bis zwölf Patientinnen in der Woche hier bei mir. Ich schließe inzwischen mit allen einen Behandlungsvertrag. Das geht so, daß ich ihnen ein Merkblatt zu lesen gebe, auf dem alle meine Bedingungen stehen. Die Patientin hat Zeit, das durchzulesen, und unterschreibt es dann zum Zeichen der Kenntnisnahme. Ein Exemplar nimmt sie mit nach Hause.

Ich habe angefangen mit einem Stundenhonorar von 50 DM, jetzt liegt es zwischen 45 und 55 Euro. Die Spanne gibt Raum für Selbsteinschätzung. Wenn eine gut verdienende Frau sich bei 45 Euro einschätzt, spreche ich mit ihr darüber.

Marie: In diesem Haus sind zwei weitere Naturheilpraxen, eine Heilpraktikerin arbeitet wie du mit Homöopathie. Wie wirkt sich die Konkurrenzsituation aus?

Christine: Die arbeiten anders als ich. Wir treffen uns dann und wann, tauschen uns aus und beraten uns gegenseitig. Das Verhältnis ist gut.

Marie: Was ist anders gekommen, als du es dir gedacht oder erhofft hattest?

Christine: Der Aufbau der Praxis war mit sehr viel mehr Arbeit verbunden, als ich je geglaubt hatte! Es blieb wenig Zeit für Privates. Aber ich habe auch viel Glück! Wenn eine Patientin geht, kommt eine neue.

Marie: Welchen Rat kannst du zukünftigen Kolleginnen geben – was braucht eine Heilpraktikerin am meisten?

Christine: Zuversicht, Vertrauen in das eigene Tun und eine möglichst klare Vorstellung davon, wie sie arbeiten will und auf welches Ziel hin. Ich halte es auch für wichtig, eine Lehrerin zu haben, auch wenn das nicht immer leicht ist. Für die Praxisgründung braucht frau außer Zuversicht Freundinnen, die sie unterstützen und ihr helfen, wenn nötig auch mit Geld. Eine solide Kalkulation war ebenfalls gut für diesen Schritt. Und noch etwas sollte mitbedacht werden: Nach dem Aufschwung ist die erste Steuernachzahlung ein Schock, dafür muß eine Rücklage vorhanden sein.

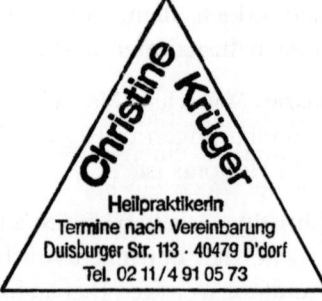

Heilpraktikerin
Termine nach Vereinbarung
Duisburger Str. 113 · 40479 D'dorf
Tel. 02 11 / 4 91 05 73

Zusatz 2007: Alle Selbständigen sollten in der Lage sein, ihre SteuerberaterInnen zu kontrollieren. Ich habe etliche schlechte Erfahrungen gemacht und finde es wichtig, auch selbst Ahnung von der Materie zu haben und nicht alles glauben zu müssen.

Gespräch mit Sabine Herrlich aus Erfurt

Marie: Wie kommt die Naturheilkunde in das Leben einer Frau in Ostdeutschland? Auf wieviel Akzeptanz stoßen Heilpraktikerinnen in den neuen Ländern, in denen seit der Nachkriegszeit Naturheilkunde nicht mehr gefördert wurde. Wie ist dort jetzt die Akzeptanz dieses Berufes? Sabine, ich freue mich, daß du bereit bist, deine Geschichte zu erzählen.

Sabine: Ich bin 46 Jahre alt und habe vier Kinder, zwei Mädchen und zwei Jungen, die heute 22, 20, 18 und 16 Jahre alt sind. Mit der Wende 1989 hat mich mein damaliger Ehemann verlassen, ich erzog die Kinder rund fünf Jahre allein. Heute habe ich einen Freund, Andreas, der auch mein Arbeitskollege ist. Mit ihm und meinem jüngsten Sohn bewohne ich eine Wohnung in seinem Haus, einem sanierungsbedürftigen Mietshaus mit vier Wohnungen und demnächst einer Naturheilpraxis, meiner Naturheilpraxis! Zuerst war mein größter Berufswunsch, Lehrerin für Musik und Deutsch zu werden. Ich merkte dann bald, daß dies nicht der Beruf meiner Vorstellungen war. Da man in der DDR sehr schwer aus der Abteilung Volksbildung herauskam, machten die Behörden mit mir den Kompromiß, als Kindergärtnerin arbeiten zu dürfen, für etwa zwei Drittel des Lehrergehaltes. Diese Arbeit machte mir Spaß, aber meine Nerven und mein Körper waren der Arbeit nach der Arbeit, nämlich vier kleinen Kindern und entsprechendem Haushalt, nicht gewachsen.

Als mir klar wurde, daß ich mit 33 Jahren immer noch keine Arbeit hatte, die mich richtig befriedigte, machte ich bei der Volksbildung so einen Aufstand, daß man mich zum Erfurter Puppentheater wechseln ließ, bei dem ich seit 1988 arbeite. Seit 1989 bin ich Disponentin, d.h. ich arbeite im künstlerischen Betriebsbüro.

So nach und nach wurde mir aber klar, daß sich in meiner Arbeit eine geistige Stagnation einstellte, und ich hatte das Bedürfnis nach mehr Selbstbestimmung.

Marie: Wie kamst du zur Naturheilkunde?

Sabine: Dieser Weg ist eigentlich die Geschichte einer Frauenfreundschaft. 1991 lernte ich eine junge Frau aus Wiesbaden kennen, die in Erfurt Marketing unterrichtete. Sie war die erste aus dem Westen, bei der ich das Gefühl hatte, der Osten interessiert sie. Ich lud sie ein, bei uns zu wohnen. So kam Mira in unsere Familie, und als es mir mal wieder schlecht ging, machte sie mich mit den Bachblüten vertraut. Das Aha-Erlebnis, das ich dabei hatte, war wohl die Wurzel meines Interesses für die Heilkunde. Rein „zufällig" tauschte ich in dieser Zeit mit einer Freundin ein für sie völlig unsinniges Buch über Fußreflexzonenmassage gegen ein Gartenbuch, welches wir jeweils von einem lästigen Buchclub zugeschickt bekamen, weil wir vergessen hatten, etwas zu kaufen. So etwas passierte nach der Wende im Osten dauernd.

Auch die Fußreflexzonenmassage packte mich. Von da an kam ich in regelmäßigen Abständen mit drei bis vier Büchern über irgendeine Art des Heilens nach Hause. 1994 kam ich durch Mira auch zur Meditation. Ich bin seitdem Mitglied im Centre de Mahatayana mit Hauptsitz in Frankreich, welches ein Teilzentrum in Wiesbaden hat. 1996 hatte ich in einer beruflich sehr unbefriedigenden Phase den Entschluß gefaßt, meine Heilleidenschaft zum Beruf zu machen.

Marie: Wie nahmen deine KollegInnen und deine Familie das auf?

Sabine: Andreas hat mich sofort darin bestärkt und mir eine kleine leerstehende Wohnung im Parterre seines Hauses als Praxis zugesagt. Ich fand in Erfurt eine noch junge Schule, die nicht zu teuer war und meinen Wunsch nach Abendschule erfüllen konnte. Die ca. 9.500 DM Ausbildungskosten wollte ich gern auf einmal bezahlen, um einen Rabatt zu bekommen. So eine große Summe hatte ich aber nicht. Meine Mutter, die als Rentnerin selbst nicht viel Geld besitzt, gab mir die Hälfte dazu. Im Theater erzählte ich es meinem Chef, da ich des öfteren zu Abendveranstaltungen frei haben mußte. Er fand mein Vorhaben ebenfalls gut, vor allem, in dem Alter noch was Neues anzufangen – wir sind gleichaltrig! Die meisten Kolleginnen und Kollegen meinten, daß ich für den Beruf der Heilpraktikerin die richtige Ausstrahlung hätte. Das gab mir Kraft, und die konnte ich gut gebrauchen. Ab September 1996 ging es los.

Marie: Wußtest du vorher, daß zwei Jahre Heilpraktik-Schule dich nicht befähigen würden, ohne weiteres eine Praxis zu betreiben?

Sabine: Nicht so ganz, doch bald merkte ich, daß die Ausbildung für mich als Fremdeinsteigerin, die ich nicht mal Latein in der Schule hatte, doch sehr an der Oberfläche bleiben mußte. Viel Zeit zum Lernen hatte ich wegen des Vollzeitjobs auch nicht. Und einige Fragen warf auch die Unterrichtsqualität bzw. die Organisation des Schulbetriebs bei mir auf. Mir wurde klar, daß ich mit diesen Voraussetzungen keineswegs fit war für eine Heilpraktikerprüfung, geschweige denn, als HP zu arbeiten. Als ich das erkannte, beschloß ich, das Beste aus der Ausbildung zu machen.

Marie: Das ist eine überraschende Schlußfolgerung! Wo und wie hast du das Heilen gelernt?

Sabine: Ich kaufte zusätzliche Wochenendlehrgänge, auch in anderen Ausbildungsorten: Bach-Blütentherapie, Fußreflexzonentherapie, Neuraltherapie, Ohrakupunktur, ganzheitlich-manuelle Therapien wie Bindegewebsmassage und Wirbelsäulentherapie. Zum Glück kann ich Sachen gut nach Büchern lernen und dann praktisch ausprobieren, wenn sie mir einleuchten. Auf diese Weise bin ich auf die Yamamoto-Neue-Schädelakupunktur und die Polarity-Fußmassage gestoßen, die ich beide mit Begeisterung anwende. Meine Methoden haben viel mit meinen Händen und wenig mit technischem Aufwand zu tun. Die Bachblüten sind die psychische Ergänzung. Seit kurzem bin ich begeisterte Anhängerin der Heilung über die Wirbelsäule nach Dorn und Breuss und werde sie zu einer meiner Hauptmethoden machen, da sie sowohl mich als auch die PatientInnen fordert und gute Heilungsansätze bietet.

Marie: Zurück zum Lernen. Hast du die Prüfung beim ersten Mal bestanden?

Sabine: Ja! Ich traf Silvia Winzer wieder, eine Freundin aus „alleinstehenden" Tagen. Wir hatten seit ca. fünf Jahren nichts mehr voneinander gehört. Nun stellten wir fest, daß wir gerade beide die Heilpraktikerinnenausbildung machten, sie im Westen, ich im Osten. Wir beschlossen, gemeinsam zu lernen, und meldeten uns für März 1999 zur Prüfung an. Am 17. März schafften wir beide die schriftliche Prüfung. Im Mai 1999 war die mündliche Prüfung in Jena, und ich war so stolz, Heilpraktikerin zu sein, das kann sich wohl nur vorstellen, wer es selbst erlebt hat! Schade fand ich, daß wir Heilpraktikerinnen nicht so etwas wie einen Eid des Hippokrates ablegen müssen oder eine andere Art Festlichkeit erfahren. So habe ich für mich auf schönes Papier mit Goldstift ein Bekenntnis geschrieben, welches sinngemäß lautet, daß ich mir der Verantwortung und Größe des Gebietes, auf das ich mich einlasse, bewußt bin, keinem Menschen Schaden zufügen möchte und immer weiter lernen will, um Menschen zu helfen und zu heilen. Das Bekenntnis habe ich mit goldener Schleife zu einer Rolle gebunden und nach der mündlichen Prüfung der stellvertretenden

Amtsärztin überreicht. Sie war überrascht und erfreut, aber ich habe nicht abgewartet, bis sie es gelesen hat, denn darauf kam es nicht an.

Marie: Das ist die schönste Prüfungsgeschichte, die ich je gehört habe. Ja, ein Eid wäre sehr schön. Im Verband Lachesis sind Überlegungen im Gange, wie Heilpraktikerinnen sich gegenseitig feierlich initiieren können. Doch die Prüfung ist, wie sie ist, weil die Naturheilkunde und der Berufsstand der Heilpraktikerinnen nicht aufgewertet werden sollen.

Sabine: Während des Lernens wurde mir auch klar, auf was für eine große Sache ich mich da mit der Medizin eingelassen hatte, welche Verantwortung ich tragen werde, wenn ich Heilpraktikerin sein werde. Das nahm mir ein bißchen den Atem. Geschafft habe ich es sicher auch, weil ich ständig getrieben wurde von dem Drang, zu heilen und ein neues Leben zu beginnen.

Marie: Nun bist du Heilpraktikerin, wie soll es weitergehen?

Sabine: Eine eigene Praxis war mein Ziel schon vor Beginn der Ausbildung. Von dem Ziel trennen mich noch ein Arbeitsvertrag bis Juli 2000 am Theater und der Ausbau der Praxisräume. Als meine Tochter im Sommer auszog, habe ich mir in ihrem Kinderzimmer einen Behandlungsraum eingerichtet. Ich meldete mich bei allen erforderlichen Behörden ordentlich als nebenberuflich tätige HP an, entwarf voller Stolz meine erste Visitenkarte und darf nun schon ein bißchen arbeiten.

Das hat den Vorteil, daß ich alles langsam angehen lassen kann.

Marie: Welche Menschen kommen zu dir, und womit wollen sie behandelt werden?

Sabine: Am liebsten lassen sich meine Patientinnen und Patienten anfassen. Sie mögen die Bindegewebs- und Polarity-Fußmassage. Einigen habe ich erfolgreich geholfen, sich das Rauchen abzugewöhnen. So etwas spricht sich herum und ist eine gute Einstiegswerbung. Alle meine Methoden habe ich bereits angewendet.

Ältere Leute mögen lieber Neuraltherapie und Medikamente. Spritzen und etwas zum Einreiben sind für sie vertrauter als andere Sachen. So bin ich froh, mehrere Methoden auswählen und für jeden Patienten später das persönliche Heilkonzept entwickeln zu können. Ich bin sehr froh über die Dorn-Methode, denn viele Menschen haben in dieser hektischen Zeit Probleme mit dem Bewegungsapparat. Behandeln möchte ich einmal alle Menschen, die zu mir kommen möchten, alte und junge, Frauen und Männer.

Marie: Bist du zuversichtlich, von deiner Arbeit leben zu können? Mußt du noch für deine Kinder aufkommen?

Sabine: Dank eines tollen Existenzgründungsseminars bei Geld & Rosen konnte ich auf realer Basis die Kosten durchrechnen und sehe nun trotz minimaler Mittel der Finanzierung im Moment recht gelassen ins Auge. Ich war schon immer gewöhnt, mit sehr wenig Geld auszukommen, daher sind meine Ansprüche nicht so hoch, und mein Improvisationstalent ist gut ausgeprägt.

Ich werde ab August arbeitslos sein. Zunächst werde ich das auch bleiben, da sicher der Anfang nicht so üppig wird. Ich hoffe, daß mein jüngster Sohn ab September eine Lehre anfängt, damit werden alle meine Kinder weitgehend finanziell unabhängig sein. Später möchte ich dann einmal von der Praxis leben können.

Am 1. September hänge ich ein Schild an unser Haus und fange an, wie verrückt zu heilen.

Marie: Hast du dir ein Konzept für deine Werbung gemacht?

Sabine: Ich werde neue Visitenkarten mit meinen Methoden entwerfen; annoncieren werde ich wohl auch. Durch das Theater haben wir einige gute Pressekontakte. Vielleicht schreibt anläßlich meiner Verabschiedung eine Frau ein Porträt über mich. Einige Leute werden mich sicher von der musikalischen Leitung unserer Hof-Weihnachtskonzerte im Theater kennen, weil ich da mit dem Publikum gesungen habe. Die wissen dann gleich, was ich in Zukunft arbeite. Singen habe ich übrigens als Ausgleich weiter vor, ich möchte einen kleinen Frauenchor gründen und leiten, einige Interessentinnen habe ich schon.

Meine Zahnärztin und deren Sprechstundenhilfe machen auch schon kräftig Werbung für mich und sind für die Naturheilkunde sehr aufgeschlossen. Mit den Apotheken und einigen Ärzten in meinem Viertel werde ich Kontakt aufnehmen.

Mir ist noch eine Idee gekommen, wie ich in meinem Wohngebiet Werbung für mich machen könnte. Ich möchte Treffen mit

Anwohnerinnen organisieren, z.B. vormittags mit arbeitslosen oder nicht berufstätigen Frauen. Die Treffen sollen wenig kosten und Aufklärungsarbeit über den eigenen Körper leisten. Z.B.: Warum wird mein Körper sauer, wenn ich süßen Zucker esse?

Marie: Ich ging davon aus, daß im Osten Naturheilkunde wenig akzeptiert ist. Deine Erzählung klingt aber bisher ganz anders.

Sabine: Ich glaube, daß ich in meinem Wohnviertel, genannt Krämpfervorstadt, echte Pionierarbeit leisten muß, was das Wissen über Heilpraktiker überhaupt betrifft. Bis jetzt gibt es hier seit Januar 2000 nur Silvia Winzers Naturheilpraxis für Frauen und Kinder, zwei Straßen von mir entfernt. Ich glaube, daß unser Berufsstand gute Chancen hat, denn im Gesundheitswesen müssen die PatientInnen immer mehr aus eigener Tasche bezahlen.

Wir können uns Zeit für die PatientInnen nehmen und ganzheitlich zu arbeiten versuchen.

Was die Naturheilkunde in der DDR betrifft, kann ich sicher keine repräsentative Auskunft geben. Ich selbst habe bei meinen Kindern die Hausmittel angewendet, die ich von Mutter und Großmutter gelernt habe, wie Zwiebelsaft und -tee bei Husten, Wickel u.a. Von meiner Großmutter weiß ich, daß sie immer Aconit D4 in einer speziellen Apotheke kaufte, aber der Begriff Homöopathie wurde nie erwähnt.

Nach der Wende bekam ich nach und nach mit, daß sich schon lange einige Zentren von Ärzten mit Akupunktur und Homöopathie befaßten. Auch hörte ich, daß es in manchen Orten alte, schon lange praktizierende Heilpraktiker gab. Aber ich weiß nicht, ob die so richtig anerkannt waren oder nur geduldet und was sie für eine Ausbildung hatten. Es gab Kneipp-Kur-Kliniken in der DDR. Und natürlich wurden in Kleinbetrieben des Thüringer Waldes und sicher auch woanders pflanzliche Arzneimittel angebaut und hergestellt. Ich denke, daß ein großes Nachholbedürfnis in den neuen Bundesländern und damit auch ein großes Interesse an Naturheilkunde besteht. Viele Ärzte beginnen, ihre schulmedizinischen Methoden mit Akupunktur, Homöopathie oder Fußreflexzonenmassage zu ergänzen.

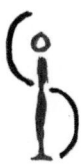

Praxis für Osteopathie
Leben ist Bewegung

Sabine Herrlich
Heilpraktikerin

Leipziger Straße 50
99085 Erfurt
Tel.: 03 61–60 20 800
herrlich-heilen@arcor.de
www.herrlich-heilen.de

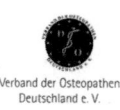

Verband der Osteopathen
Deutschland e. V.

Lachesis e.V.
Berufsverband
für Heilpraktikerinnen

Marie: Es ist ein Wunder, wie du es schaffst, in allem das Positive zu sehen. Naturheilkunde ist zwar nicht in aller Munde – aber du hast auch wenig Konkurrenz!

Sabine: Ja, in Erfurt ist die Zahl der HP noch überschaubar. Ich habe bereits zu einer Kollegin, die schon länger praktiziert, Kontakt aufgenommen. Sie will Treffen veranstalten, um Fälle durchzusprechen und Methoden auszutauschen. Daran werde ich gern teilnehmen, zumal es in der Nähe von Erfurt keine Regionalstelle meines Berufsverbandes Lachesis gibt.

Mir gefallen auch die Heilpraktikertage, die die Verbände durchführen, ich bin immer begeistert, wenn ich HPs kennenlerne, sei es bei Vorträgen oder persönlich, die bereits ein paar Jahre praktizieren und viel Enthusiasmus und Arbeitsfreude ausstrahlen und sagen, wie toll sie ihren Entschluß fanden, HP zu werden. Das gibt mir Kraft und bestätigt mich in meinem Entschluß.

Marie: Und was möchtest du anderen Frauen raten, die diesen Weg gehen wollen?

Sabine: Eigentlich habe ich alles schon gesagt, aber vielleicht noch mal in Kurzform: Ein ehrlicher Entschluß, Abstecken der Realität, ein fester Glauben, der Drang zu heilen, dann schafft man Schweres und Leichtes. Frag mich doch in fünf oder sechs Jahren noch mal, wie es mir ergangen ist.

Marie: Das werde ich! Danke!

Im Frühjahr 2007 sagt Sabine: Die Praxis läuft sehr gut. Nach drei Jahren mußte ich nicht mehr darüber nachdenken, ob Patienten kommen, sie kamen einfach – obwohl die Zahl der Heilpraktike-rinnen in Erfurt sehr zugenommen hat. Wir geben ein gemein-sames Heftchen heraus: „Heilsamen – Erfurter Heilerinnen". Ein Miteinander statt Konkurrenz verstärkt die gemeinsame Heilener-gie und macht viel Spaß. Wir treffen uns regelmäßig in einer der Praxen und lernen dort die Methoden und Arbeitsweisen kennen. Mein Berufsverband Lachesis hat nun eine Kontaktstelle in Thüringen, wir sind so um die zehn Frauen bei den regelmäßigen Treffen.

Im April beende ich mein sechsjähriges berufsbegleitendes Stu-dium in Osteopathie, die inzwischen meine Hauptbehandlungs-methode geworden ist und mich immer wieder begeistert. Damit kann ich noch zwanzig Jahre Heilpraktikerin sein, was ich eigent-lich auch vorhabe. Also frag mich doch in zwanzig Jahren noch mal!

1. Die Arbeitsräume

Marie: Ihr habt mir erzählt, daß euch eine schöne große Wohnung als Praxis angeboten worden ist. Dieses Angebot lockt euch sehr. Aber es hat mehrere Haken. Wohnraum darf nicht ohne weiteres zweckentfremdet werden.

Sophie: Was und wie dürfen wir nun wirklich in Wohnräumen als Heilpraktikerinnen oder Therapeutinnen praktizieren? Es gibt so viele widersprüchliche Gerüchte.

Marie: Eine Wohnung ist zum Wohnen da, sie muß immer als Wohnung genutzt werden. Wenn du in der Wohnung wohnst, darfst du sie für berufliche Zwecke nutzen, unter der Bedingung, daß

- die berufliche Nutzung nicht überhandnimmt (Faustregel 50 %);
- niemand gestört wird;
- die Wohnung nicht übermäßig abgenutzt wird;
- Mietvertrag oder Nutzungsvertrag dies nicht ausdrücklich ausschließen.

Das gilt für eine Praxis ebenso wie für ein Schreibbüro oder eine Nagelpflegerin. Die Möglichkeit der beruflichen Nutzung geht natürlich nur so weit, wie dein Mietrecht geht – du darfst kein Schild an die Hauswand montieren, die ist nicht mitgemietet, es sei denn, die Eigentümerin erlaubt es dir ausdrücklich. Du darfst aber ohne weiteres ein Praxisschild an deine Wohnungstür hängen, denn für diese Tür bezahlst du Miete. Unklar ist, ob die Vermieterin oder der Vermieter über die Nutzung in Kenntnis gesetzt werden muß, ich möchte jedenfalls raten, das zu tun. Eine andere Frage ist, ob er die berufliche Nutzung untersagen kann. Leider finden wir hierzu keine oder widersprüchliche Regelungen. Die Zivilgerichte handhaben die berufliche Wohnraumnutzung wie oben angegeben, und viele Behörden halten sich daran. Andererseits verlangen die Landesbauordnungen zumeist eine Baugenehmigung. Möglicherweise reagieren also die Bauämter anders als die Gesundheitsämter. Mein Rat: Fragt möglichst wenig, und wenn ihr eine Antwort bekommt, glaubt nicht einfach alles, sondern laßt euch die Rechtsgrundlage für ein Verbot nennen und erläutern. Für **Eigentumswohnungen** und **eigene Häuser** gilt das alles entsprechend. Wenn ihr in einem eigenen Haus praktiziert, ist die Wahrscheinlichkeit, andere zu stören, allerdings geringer.

Lisa: Ich darf also meine Wohnung nebenher als Praxis nutzen, wenn ich für die Praxis nicht mehr als die Hälfte der Wohnung in Anspruch nehme und meine Patientinnen nicht laut schreien oder singen oder im Treppenhaus rauchen. Aber ich darf nicht allein oder zu mehreren eine Wohnung ausschließlich als Praxis nutzen.

Marie: So ist es im Prinzip. Davon gibt es Ausnahmen. Es gibt die Möglichkeit der Umwidmung von Wohnraum in Gewerberaum. Die Umwidmung kostet allerdings Geld. Zu erfragen ist das beim Bauamt.

Juliana: Dürften wir denn in meiner Mietwohnung auch zu zweit praktizieren?

Marie: Zwei Dinge mußt du bitte auseinanderhalten. Zuerst: Die Wohnung darf nur etwa bis zur Hälfte als Praxis genutzt werden, und die Nutzung darf niemanden stören. Wenn zwei Therapeutinnen in einer Wohnung praktizieren, kann es natürlich eher zu einer Störung der Nachbarn kommen, als wenn nur eine dort tätig ist. Darauf müßt ihr achten.

Die zweite Frage ist: Du bist die Mieterin der Wohnung. Wenn du sie anderen zur Nutzung überläßt, ist das Untervermietung. Deine Kollegin müßte Mitmieterin werden oder deine Untermieterin – beides erfordert das Einverständnis der Vermieterin.

Zuerst habt ihr immer mit dem **Gesundheitsamt** zu tun, es überwacht die Berufsausübung der Heilpraktikerinnen in bezug auf die Einhaltung von Vorschriften, die der Erhaltung der Gesundheit der Bevölkerung dienen. Dazu gehört auch die **Hygiene** in den Heilpraxen, egal, ob die Praxis sich in eigens dafür hergerichteten Räumen befindet oder in der Wohnung ausgeübt wird.

Sophie: Welche Auflagen macht das Gesundheitsamt, wenn die Praxis in der Wohnung liegt? Brauche ich ein Waschbecken im Raum?

Marie: Ob du ein Waschbecken im Behandlungsraum brauchst, hängt von der Rechtslage im Bundesland und von deiner Arbeitsweise ab. Im allgemeinen wird ein geschlossener Raum für die Praxis verlangt. Die Mitbenutzung von Toilette oder Badezimmer durch die Patientinnen ist möglich, Einmalhandtücher und Seifenspender (vgl. § 2 Abs. 4 der Hygieneverordnung BW) sind wichtig, Haustiere müssen Zutrittsverbot haben. Außerdem gilt das IfSG für alle Praxen, in denen invasive Eingriffe vorgenommen werden (§ 36 Abs.2). Die Gesundheitsämter geben dazu Auskunft. Wenn du also mit blutigem Schröpfen arbeitest oder Injektionen verabreichst, kannst du nach dem IfSG überwacht werden und mußt einen Hygieneplan aufstellen. Daher ist es zweckmäßig, dem Gesundheitsamt mit der Anmeldung der Praxis deine Methoden mitzuteilen.

Jedes Bundesland hat eine Hygiene-Verordnung. Diese Verordnungen gelten für Angehörige von Heilberufen genauso wie für alle Berufstätigkeiten, bei denen Krankheitserreger übertragen werden können: das Friseurhandwerk, die Fußpflege, Kosmetik, Ohrlochstechen, Tätowieren, Maniküre und Akupunktur.[1]

Ich empfehle euch folgendes Vorgehen: Ihr meldet eure Praxis dem Gesundheitsamt unter Angabe eurer Heilmethoden. Wenn ihr eine Bestätigung bekommt, dann ist es gut, ihr könnt anfangen. Wenn das Gesundheitsamt Fragen hat oder Auflagen anordnet, kann es komplizierter werden. Ich habe oft gehört, daß in Niedersachsen die Gesundheitsämter den HeilpraktikerInnen mitteilen, ihre Praxis müsse einen behindertengerechten Zugang haben. Ich habe daraufhin zwei Tage lang kreuz und quer im niedersächsischen Ministerium für Frauen, Arbeit und Soziales, das für Gesundheit als auch für die Bauordnung zuständig ist, herumtelefoniert und mit mindestens zehn freundlichen Menschen gesprochen, ohne auch nur den geringsten Hinweis zu bekommen, wie die Rechtslage ist und woher eine solche Auflage kommen könnte. Niemand hatte davon gehört. Das heißt für alle, die eine Praxis eröffnen wollen, folgendes: Wenn die Gesundheitsämter von euch mehr verlangen als die übliche Hygiene, z.B. einen behindertengerechten Zugang oder eine PatientInnentoilette, so fragt die BeamtInnen des Ge-

---

1 Die Hygieneverordnung des Landes Baden-Württemberg ist als Beispiel im Anhang abgedruckt.

sundheitsamtes nach der **Rechtsgrundlage**. Frau braucht sich von Behörden nicht alles gefallen zu lassen. Sie kann verlangen, daß Einschränkungen gesetzlich geregelt sind und daß ihr diese Regelung gezeigt und begründet wird.

Noch eine Ergänzung zur **Abfallbeseitigung**[2]: Scharfe und spitze Gegenstände wie Nadeln und Ampullen müßt ihr in einem festen Behälter, der Verletzungsgefahr ausschließt, z.b. eine Plastikschachtel, in die Abfalltonne werfen – ob in eine graue, gelbe oder noch andersfarbige, sagt euch euer örtliches Gesundheitsamt.

Angie: Und was ist mit den **Parkplätzen** und den Gerüchten, daß ich mehrere tausend Euro dafür zahlen muß, ohne daß ich wirklich einen Parkplatz kriege?

Marie: Wer einen Betrieb eröffnet, zu dem andere Menschen wahrscheinlich mit dem Auto fahren, muß damit rechnen, der Gemeinde Geld für die Herstellung und Wartung von Parkplätzen zahlen zu müssen. Bevor ihr ein Objekt für eine Praxis anmietet, solltet ihr euch immer erkundigen, ob es eine entsprechende gemeindliche Satzung gibt und ob sie euch trifft. Die Höhe dieser Parkplatzablösesummen ist von Gemeinde zu Gemeinde verschieden und differiert auch nach der Lage der Geschäftsräume. Die Innenstadt ist natürlich teurer als ein Außenbezirk. Wenn auf dem Grundstück Parkplätze vorhanden sind, braucht ihr nicht zu zahlen. Wer angibt, ausschließlich eine Bestellpraxis zu führen, hat gute Chancen, nur für einen Parkplatz zahlen zu müssen.

Angie: Das heißt, ich zahle eventuell 3.000 Euro, habe aber gar keinen eigenen Parkplatz für die Praxis zur Verfügung?

Marie: Richtig. Das Geld braucht die Gemeinde, um öffentliche Parkplätze zu unterhalten. Es kann aber sein, daß die Vermieterin schon gezahlt hat und dies sich im Mietpreis ausdrückt. Ihr müßt gezielt danach fragen, bevor ihr den Mietvertrag abschließt.

Angie: Gilt das auch, wenn ich in meiner Wohnung anfange zu praktizieren?

Marie: Wahrscheinlich ist das eine Frage des Umfangs der Praxis. Du mußt ja nicht unbedingt fragen. Im übrigen haben die Ämter

2   Siehe § 4 HygieneVO BW.

kein Interesse daran, Existenzen zu zerstören. Mir haben Gründerinnen von Verhandlungen mit dem Bauamt erzählt, bei denen herauskam, daß sie in den ersten Jahren nichts zahlen müssen.

Juliana: Ich fasse das Ergebnis für mich zusammen. Meine Wohnung hat 132 qm Wohnfläche und liegt im 2. Stock eines Mehrfamilienhauses. Als ich verheiratet war und meine Tochter noch kleiner, war bei uns immer Trubel und Klagen der Nachbarn. Nun ist es ruhiger, aber ich weiß, die HausbewohnerInnen sind empfindlich. Ich möchte zwei Räume, zusammen 60 qm, als Praxis nutzen, den kleineren als Einzeltherapieraum, den größeren für Gruppentherapie. Da ich nicht mehr als die Hälfte der Wohnung für den Beruf nutzen will, müßte das erlaubt sein. Die Gefahr, daß meine EinzelklientInnen im Treppenhaus Lärm machen, ist gering. Ich muß aber darauf achten, daß sie nicht während der Therapie hörbar schluchzen oder schreien. Wenn ich an Wochenenden oder abends Gruppentherapien veranstalte, könnte die HausbewohnerInnen stören, daß womöglich die Leute während der Pausen im Treppenhaus rauchen. Dafür muß ich mir eine Lösung überlegen.

Eine andere Möglichkeit ist die Umwidmung eines Teils der Wohnung in gewerbliche Räume. Das muß die Vermieterin beantragen.

Marie: Arbeit mit Gruppen von Jugendlichen oder mit größeren Gruppen von Erwachsenen ist oft jenseits dessen, was anderen BewohnerInnen zugemutet werden kann. Eine Wohnung im Erdgeschoß ist natürlich geeigneter als eine Wohnung weiter oben.

Lisa: Kann ich den Wohnraum, den ich als Praxis nutze, von der Steuer absetzen? Ich habe gehört, daß das nicht mehr geht.

Marie: Alle Kosten, die von deiner Praxis verursacht werden, sind Betriebskosten und mindern deinen Gewinn, egal wo sie sich befindet, daran hat sich nichts geändert. Seit 2007 gilt, daß die Kosten für ein häusliches Arbeitszimmer nur noch dann anerkannt werden, wenn es Mittelpunkt der gesamten betrieblichen und beruflichen Tätigkeit ist. Wenn du deine Praxis außer Haus hast, im Haus aber ein kleines Büro, in dem du die Verwaltung der Praxis machst, so sind diese Kosten nicht mehr steuerlich relevant.[3]

---

3 Vgl. Kapitel „Steuern und Buchhaltung".

2. Die Praktikantin

Marie: Ich gehe davon aus, daß Therapeutinnen und Heilpraktikerinnen selten Angestellte haben. Daher möchte ich darauf verzichten, arbeitsrechtliche Bestimmungen in dieses Buch aufzunehmen.

Sophie: Aber Praktikantinnen könnten wir haben. Ich hatte das Glück, ein Praktikum in einer kleinen Naturheilpraxis machen zu dürfen. Ich weiß, wie schwer es ist, eine Praktikumsstelle zu finden, und möchte anderen die Gelegenheit geben, bei mir zu lernen. Muß ich irgendwelche Arbeitsschutzbestimmungen beachten? Brauche ich eine Personaltoilette? Woran sonst muß ich denken?

Marie: Wenn weniger als fünf abhängig Beschäftigte in deiner Praxis herumlaufen, brauchst du noch keine Toiletten und Waschräume, die ausschließlich fürs Personal bestimmt sind. Die Toilette, die du und die Patientinnen benutzen, reicht aus.
Die Praktikantin ist gesetzlich gegen Arbeitsunfälle versichert. Das heißt, du mußt sie bei der **Berufsgenossenschaft** für Gesundheit und Wohlfahrtspflege[4] melden. Daß in einer Heilpraxis ein „Erste-Hilfe"-Kasten vorhanden ist, sollte selbstverständlich sein.

Sophie: Wie ist es mit einer Haftpflichtversicherung?

Marie: Du mußt darauf achten, daß die Praktikantin eine eigene Berufshaftpflichtversicherung hat. Laß dir die Versicherungspolice zeigen! Im übrigen mußt du mit deiner Versicherungsgesellschaft klären, ob die Beschäftigung einer Praktikantin eingeschlossen ist.

Sophie: Brauchen wir einen schriftlichen Vertrag?

Marie: Es ist jedenfalls günstig, einen zu haben. Folgende Punkte sind sinnvoll zu regeln:
• Dauer des Praktikums.
• Vergütung oder nicht, wenn ja, muß sie der Krankenversicherung gemeldet werden.
• Haftpflichtversicherung.
• Stunden pro Tag.
• Verschwiegenheit.
• Auswirkung von Krankheit auf die Länge des Praktikums.

4   S. S. 43 ff.

- Gegenseitige Erwartungen: Sie möchte etwas lernen, wie geschieht das? Du möchtest, daß sie dir bei einigen Arbeiten hilft, bei welchen und in welchem Umfang?
- Konkurrenzverbot.

Sophie: Was meinst du mit Konkurrenzverbot?

Marie: Sie soll sich verpflichten, daß sie keine Patientinnen von deiner Praxis abzieht.

Lisa: Ich habe gehört, daß manche HeilpraktikerInnen sich von den Praktikantinnen für das Praktikum bezahlen lassen. Ich finde das dreist. Ist das erlaubt?

Marie: Wer sollte das verbieten? Das wären Einnahmen, die versteuert werden müssen. Natürlich gefällt uns diese Haltung nicht! Dennoch – so abwegig ist das nicht. Bei jedem Lehr- und Lernverhältnis ist es wichtig, daß beide Seiten etwas davon haben, sonst klappt die Übermittlung nicht.

Wenn die Praktikantin viel lernt, viel geboten und gezeigt bekommt und ihrerseits noch keine Hilfe für die Lehrerin sein kann, ist eventuell Geld ein Äquivalent. Andererseits ist es natürlich schöner, wenn diejenigen, die schon eine Praxis haben, die Lernenden großzügig fördern.

3. Arznei, Blüten und Kügelchen

Marie: Das Arzneimittelrecht ist ein schwieriges Kapitel. Das Arzneimittelgesetz (AMG) wurde 1998 grundlegend geändert und mit Datum vom 12.12.2005 noch einmal neu gefaßt veröffentlicht. Dieses Gesetz schützt die Apotheken. Wer gegen das AMG verstößt, begibt sich in Gefahr, Ordnungswidrigkeiten oder gar Straftaten zu begehen.

Sophie: Wir üben einen gefährlichen Beruf aus! Meinst du die Regelung, daß wir keine Medikamente mehr in der Praxis ausgeben und Injektionen nur noch für Notfälle als Vorrat haben dürfen?

Lisa: Was? Die Heilpraktikerin, bei der ich gerade ein Praktikum mache, hat Schränke voller Ampullen und Mittel, die werden munter gespritzt, eingerieben und verteilt. Geht das denn nicht?

Marie: Genau das meine ich. Der Gesetzgeber hat nicht nur den Handel mit Medikamenten nun restlos den Apotheken vorbehalten, sondern ganz generell die Abgabe, das „Inverkehrbringen" von Arzneimitteln. Dazu gehört nach § 4 Nr. 17 AMG das „Vorrätighalten zum Verkauf oder zu sonstiger Abgabe...".

Lisa: Was ist Abgabe? Was sind Arzneimittel? Stimmt es, daß wir keine Blütenessenzen mehr vorrätig halten dürfen?

Marie: Nicht, daß die Antwort so einfach wäre!. Gehen wir der Sache der Reihe nach auf den Grund. Hier kommen Auszüge aus dem Gesetz, soweit sie für euch als Therapeutinnen von Belang sind: Arzneimittel sind nach § 2 AMG Abs. 1 *„Stoffe und Zubereitungen aus Stoffen, die dazu bestimmt sind, durch Anwendung am oder im menschlichen oder tierischen Körper*

1. Krankheiten, Leiden, Körperschäden oder krankhafte Beschwerden zu heilen, zu lindern, zu verhüten oder zu erkennen...

4. Krankheitserreger, Parasiten und körperfremde Stoffe abzuwehren, zu beseitigen oder unschädlich zu machen oder

5. die Beschaffenheit, den Zustand oder die Funktionen des Körpers oder seelische Zustände zu beeinflussen...

Abs. 3 Arzneimittel sind nicht

1. Lebensmittel...

2. kosmetische Mittel."

Zuerst zu **Verordnungen**: Heilpraktikerinnen, die nicht auf die Anwendung von Psychotherapie beschränkt sind, dürfen alle Arzneimittel verordnen, die nicht verschreibungspflichtig sind.

Nun zur **Verwendung** von Arzneimitteln in der Praxis: § 43 AMG behält das „Inverkehrbringen" von Arzneimitteln den Apotheken vor. Das bedeutet:

• Die Heilpraktikerin darf ihrer Patientin keine Medikamente mehr mitgeben, also keine Pillen, keine Briefchen mit Globuli, keine selbst zusammengestellten Essenzen – davon gibt es allerdings Ausnahmen (s.u.). Die Abgabe von Proben der Herstellerfirmen ist erlaubt.

• Die Anwendung eines Medikamentes in der Praxis ist nicht dasselbe wie die Abgabe. Die Anwendung von Arzneimitteln, auch von Injektionen, verbietet das AMG nicht ausdrücklich. Hier ist etliches vage und ungeklärt. Es dürfen sicher Mittel angewendet werden, die zum Praxisbedarf gehören, das sind solche, die ihrer Natur nach bei mehreren PatientInnen verwendet werden können – homöopathische Kugeln oder Tropfen ebenso wie Einreibemittel und Sprays.

• Zum Vorrat in der Praxis: Die Mittel, die zur Anwendung an mehreren Menschen geeignet sind, dürfen auch vorrätig gehalten werden. Auch dies steht nicht ausdrücklich im AMG! Ampullen sind insofern ein besonderer Fall, als die einzelne Ampulle sich nur für die Anwendung an einer Person eignet, daher ist ein Vorrat von Ampullen ohne vorherige Verordnung problematisch. Wenn das Injektionspräparat ein Notfallmittel ist, dann darf ein Vorrat vorhanden sein. Ist nur der dramatische anaphylaktische Schock ein Notfall oder auch ein Hexenschuß? Niemand weiß es genau. Sehr wichtig ist, daß Medikamente nur so lange aufbewahrt werden dürfen, wie ihr Verfallsdatum noch nicht abgelaufen ist. Auch wenn ihr meint, sie wirkten später immer noch genau so gut – laßt sie nicht in der Praxis herumliegen und gebt sie auch nicht PatientInnen mit.

• Was ihr sonst noch verwahrt, muß für Testzwecke geeignet und entsprechend gekennzeichnet sein. Natürlich ist es weiterhin möglich, die Schachtel mit Ampullen, die die Patientin auf eure Verordnung hin gekauft hat, in der Praxis aufzubewahren, mit dem Namen der Patientin versehen.

• Zum Versand homöopathischer Mittel von Herstellerfirmen: Soweit Apotheken selber Mittel herstellen und eine Lizenz als Herstellerin haben, dürfen sie verschicken, aber nur an Apotheken, nicht an Praxen. Andere, die keine Lizenz als Herstellerin haben, dürfen nur noch persönlich abgeben – du kannst also hinfahren und die Mittel abholen. Was nicht vorrätig ist, darf per Versand nachgeliefert werden. Im Zweifel fragen die HomöopathInnen bei ihrer Versandapotheke oder Herstellerapotheke nach. Es gibt immer wieder Überraschungen und Besonderheiten.

Lisa: Ich muß also der Patientin mit Rückenschmerzen ein Rezept in die Hand drücken, sie kauft sich die Ampullen in der Apotheke, und ich spritze sie ihr. Das ist ja schon unpraktisch, wenn ich eine

Praxis in der Innenstadt betreibe. Aber wie ist es auf dem Land, wo eine Patientin bis zur nächsten Apotheke 20 km fahren muß?

Marie: Dann ist es eben ein Notfall. Es ist für uns alle wichtig zu sehen, daß diese Beschränkungen des Heilens gewollt sind. Es geht darum, daß Angehörige der Heilberufe lange Zeit Medikamente, besonders Injektionsampullen, für ihre Praxen unter Umgehung der Apotheken von den Herstellern bezogen und sie den PatientInnen oder Krankenkassen sozusagen weiterverkauft haben. Vor der Gesetzesnovelle hatte es Gerichtsentscheidungen in einem ganz anderen Geist gegeben mit dem Tenor, der Gebrauch eines Arzneimittels in der Praxis sei in jedem Fall Anwendung, nicht Abgabe. Es bleibt abzuwarten, wie sich die Gerichte in Zukunft zu diesem in vielen Punkten schweigenden Gesetz verhalten.

Ihr dürft dies alles jedoch nicht ignorieren. Kontrolle ist möglich über die Rechnungen, die bei den Krankenkassen eingereicht werden. Wenn ihr Präparate berechnet, die ihr nicht verordnet habt, liegt es auf der Hand, daß sie aus euren Beständen stammen. Wenn auf der Patientinnenkarte vermerkt ist, daß die Patientin eine Injektion erhalten hat, bevor sie verordnet wurde, gilt dasselbe.

Sophie: Das ist ja alles gruselig. Wie kommt denn die Patientin zu ihren drei Globuli Hochpotenz? Muß die Heilpraktikerin ihr eine ganze Flasche verordnen?

Marie: Die Patientin darf die Globuli in der Praxis einnehmen, das ist Anwendung. Wenn es ein Mittel ist, das erst später eingenommen werden soll, mußt du es in der Tat mit Rezept verordnen. Am besten, man denkt nicht zu lange und zuviel über all dieses nach! Ihr seid sicher gut beraten, wenn ihr euch mit euren Berufsverbänden in Verbindung setzt. Ein Berufsverband sollte über die rechtlichen Entwicklungen auf diesem Gebiet Auskunft geben können. Der Dachverband der großen HP-Verbände (DDH) unterhält eine Arzneimittelkommission, die auf der Homepage des DDH gute rechtliche Hinweise zu vielen Problemen gibt (www.ddh.de).

Die Blüten
Lisa: Meine Arbeit mit Blütenessenzen muß ich überdenken. Ich darf keine Mischungen aus Uressenzen herstellen, um sie abzuge-

ben, sondern muß sie verordnen. Ist das richtig? Viele Apotheken wollen aber keine Essenzen mischen! Wer soll es zahlen, wenn ich Bach-Blüten in einer Mischung verordne und die Apotheke erst mehrere Vorratsflaschen bestellen muß?

Marie: Blütenessenzen bilden ein ganz eigenes, seltsames Kapitel im deutschen Arzneimittelrecht! Wirft man nach dieser sanften, geistigen Medizin mit dem Arzneimittelgesetz, so zeigt sich, wie es knirscht, wenn Vorschriften, die für eine Schachtel Pillen Sinn machen, auf feinstoffliche Mittel angewendet werden, in denen der Wirkstoff materiell gar nicht mehr enthalten ist.

Ich will versuchen, die rechtliche Seite aufzuhellen: Die Gesundheits- und Gewerbeaufsichtsbehörden vor Ort halten sich an folgende Richtlinien: Alle Blüten, die in nichtdeutschen EU-Ländern hergestellt und nach Deutschland importiert werden, sind Arzneimittel und unterliegen damit dem AMG, das gilt z.b. für Blüten aus England. Blüten aus Drittländern außerhalb der EU sind sogar rezeptpflichtig – das trifft u.a. die kalifornischen und australischen Blütenessenzen. Soweit die rechtliche Seite – tatsächlich soll es Großhändler mit Lagern in Frankreich geben, die diese Blüten übers Internet verkaufen.

Das hat zur Folge, daß Bach-Blüten aus England in Heil- und Arztpraxen nicht in Verkehr gebracht, d.h. ausgegeben werden dürfen, weder als Mischung noch als Vorratsflasche. Sie müssen als Arzneimittel verordnet werden. Die Apotheken stellen die Mischung her, dürfen aber die angebrochene Flasche nicht lagern, geben sie daher der Patientin mit, d.h. sie muß alle Vorratsflaschen bezahlen. So wird eine Heilpraktikerin ihrer Patientin, die regelmäßig mit Bach-Blütentropfen behandelt werden soll, eher raten, sich ein ganzes Set zuzulegen, um sich dann beliebige Mischungen selber herstellen zu können. Das Set erhält sie in der Apotheke. In Deutschland werden Bach-Blüten durch das Institut für Bach-Blütentherapie, Forschung und Lehre, in Hamburg vertrieben, www.bach-bluetentherapie.de. Dort erhaltet ihr auch Auskünfte über die rechtliche Situation.

Sophie: In England sind sie billiger.

Marie: Frag mich bitte nicht, ob es Privatpersonen erlaubt ist, sie für den eigenen Gebrauch zu importieren. Du darfst sie jedenfalls nicht importieren, um sie deinen PatientInnen weiterzugeben! Nun zu den Blütenessenzen, die in Deutschland zubereitet werden. Hier entscheiden die Behörden vor Ort, ob es sich um Arzneimittel handelt oder nicht. Das Auge der Behörden wacht deshalb so streng über die Produktion von Blütenessenzen, weil toxische Pflanzen darunter sind. Es gibt also in Deutschland Blütenessenzen, die Medikamente im Sinn des AMG sind, und solche, die es nicht sind.

Anne Rensing aus Mauel in der Eifel hat schon im Jahr 2001 in Zusammenarbeit mit den rheinland-pfälzischen Behörden folgendes erarbeitet: Die etwa 400 Blütenessenzen, die sie aus heimischen und balinesischen Blüten herstellt, sind weder Arzneimittel noch Lebensmittel. Sie darf sie frei verkaufen, und sie können von TherapeutInnen und PatientInnen sowohl gekauft und weiterverkauft als auch einzeln oder als Mischung ausgegeben werden. Auch mit der Vorratshaltung besteht kein Problem, da es sich ja nicht um Arzneimittel handelt. Sie hat mit den Behörden hohe Qualitätsstandards für die Herstellung erarbeitet; die Einhaltung wird kontrolliert. Ich erzähle dies als Beispiel dafür, daß es möglich ist, im Dschungel von deutschem und EU-Recht einen guten Platz für die eigenen Ideen und Produkte zu finden, und auch als Beispiel für die Kooperationsbereitschaft von Behörden.

Hannah: Es ist für alle Heilerinnen, die wie ich keine Approbation oder Erlaubnis haben, wichtig zu wissen, daß sie diese Mittel anwenden können, weil es sich nicht um Arzneimittel handelt. Ich arbeite damit und habe jetzt gelernt, daß ich aufpassen muß, wie ich die Wirkung der Essenzen einer Klientin gegenüber beschreibe. Ich darf bei ihr nicht den Eindruck erwecken, es handele sich um ein Heilmittel. Ich darf aber sagen, daß es ihrer Seele gut tun wird, daß die Blüte ihr Kraft und Mut und Ruhe schenkt, ihren Glauben an ihr höheres Selbst stärkt und mehr – dazu brauche ich ein wenig Phantasie, doch die habe ich!

Angie: Diese Blütenessenzen darf ich auch als psychotherapeutische Heilpraktikerin anwenden? Ich kann mir vorstellen, sie nicht nur für Testzwecke, sondern auch als Seelenpflegemittel[5] zu

5   Diesen Ausdruck hat Anne Rensing, Iris-Flora, erfunden.

mischen und den PatientInnen mitzugeben. Da es sich nicht um Arznei handelt, müßte das auch für mich erlaubt sein.

Marie: Das ist richtig. Außerdem darfst du m.E. genau wie Juliana als Psychologische Psychotherapeutin alle nicht verschreibungspflichtigen Blütenessenzen und ebenso andere seelisch wirkende Arzneimittel verordnen (s. S. 92 u. 103).

Angie: Ich könnte mir auch vorstellen, daß ich die Blütenessenzen einkaufe und weiterverkaufe – geht das?

Marie: Ja, soweit sie nicht Arzneimittel sind. Im übrigen gelten die Regeln, die wir für den kleinen Handel in einer Praxis aufgestellt haben (s. S. 47).

Lisa: Noch eine Frage zum „Vorrätig halten". Ich teste mittels Pendeln auch Bach-Blütenessenzen, die ja Arzneimittel sind, für meine Patientinnen aus. Ich habe gehört, ich darf ein Set vorrätig haben, wenn ich sie als „Testflasche" kennzeichne.

Marie: Das ist wohl richtig, denn dann werden sie ja nicht für die Abgabe aufbewahrt.

Lisa: Aber ein Tropfen aufs Kronenchakra oder auf die Zunge wäre Anwendung, nicht Inverkehrbringen. Das dürfen wir alle mit Blüten und anderen geeigneten Substanzen machen.

Informationen für die, die sich für Blütenessenzen interessieren: Anne Rensing erforscht heimische und balinesische Blüten, stellt Essenzen her, gibt Seminare und leitet Ausbildungen.
Iris-Flora
Dorfstr. 11, 54649 Mauel, Tel. 06554-934075
www.Irisflora.de

1. Das Umherziehen

Marie: Alle kennen das Verbot, die Heilkunde „im Umherziehen" auszuüben. Nun plant heute wohl kaum noch eine Heilerin, ihre Dienste in Kirmeszelten anzubieten. Dennoch ist dieses Verbot nicht nur von historischer Bedeutung. Die gesetzliche Grundlage ist wieder das HPG. Allerdings ist die Einschränkung älter. Das HPG übernahm das Verbot aus der alten Reichsgewerbeordnung.

> **§ 3 HPG:** Die Erlaubnis nach § 1 berechtigt nicht zur Ausübung der Heilkunde im Umherziehen.
>
> **§ 5a HPG:** Ordnungswidrig handelt, wer als Inhaber einer Erlaubnis nach § 1 die Heilkunde im Umherziehen ausübt. Die Ordnungswidrigkeit kann mit einer Geldbuße bis zu 2.500 Euro geahndet werden.

Es handelt sich also nicht um eine Kleinigkeit.

Lisa: So habe ich es gelernt: Das Verbot des Umherziehens bedeutet, daß ich Sprechstunden in meiner Praxis abhalten muß, darüber hinaus darf ich auch Hausbesuche machen.[1] Aber im Hinterzimmer einer Kneipe – dieses Beispiel wird immer gebracht – darf ich nicht behandeln.

Marie: Das ist richtig, so will es das Gesetz. Grund für diese Regelung ist das Mißtrauen des Gesetzgebers gegen fahrendes Volk, Leute, die heute hier und morgen da in Gaststuben oder auf Viehmärkten den ahnungslosen Landbewohnern Wundermittelchen aufschwatzen und über alle Berge sind, wenn sich herausstellt, daß das Zeug nicht nur nichts nützt, sondern schädlich ist. Aber inzwischen haben sich andere Formen ergeben, die diskutiert werden müssen. Könnt ihr euch zeitgemäße Beispielfälle ausdenken?

Sophie: 1. Ich mache einen Vertrag mit einem Hotel, daß ich dort an jedem Mittwoch Shiatsu-Behandlungen anbiete.

1 Vgl. Scharl S. 12.

2. Oder ich verabrede mit der Geschäftsführung einer großen Firma, daß ich einmal in der Woche auftauche und in der Mittagspause Qi Gong unterrichte.

3. Statt Qi Gong komme ich mit meiner tragbaren Liege und mache Schulter-Nacken-Entspannungen mit Jin Shin Do.

Angie: 4. Ich fahre mit einem Psycho-Mobil über Land und biete psychotherapeutische Quickies an.

Marie: Der erste Fall ist eindeutig Umherziehen. Du bietest außerhalb der Praxis Behandlungen an, ohne von den einzelnen Menschen, die das in Anspruch nehmen, gerufen worden zu sein. Anders, wenn dich jemand anruft und in ein Hotelzimmer bestellt. Das ist ein Hausbesuch. Es mag allerdings sein, daß einige Hotelbewohner dieses Angebot mißverstehen und andere Dienstleistungen erwarten. Das wäre peinlich, aber nicht ordnungswidrig. Der zweite Fall – Qi Gong in der Mittagspause – ist einfach, Unterricht ist keine Heilbehandlung. Aber die dritte Variante, die Aktion mit der Massagebank in der Firma, ist sehr zweifelhaft. Wenn die Leute sich erst dort spontan vor Ort entscheiden, ob sie eine Behandlung wollen, ist es wohl ein Fall des Umherziehens – wenn sie sich vorher in eine Liste eintragen und dich hinbestellen, eher nicht. Wenn eine Heilpraktikerin so etwas machen will, so ist es einfacher, wenn sie dort nicht in ihrer Eigenschaft als Heilpraktikerin auftaucht. Die BOH, die für euch ja nur gilt, wenn ihr einem entsprechenden Verband beitretet, bestimmt in Artikel 6 Abs. 1 S. 2: „Es ist nicht zulässig, Patienten in Sammelbestellungen oder einzeln an einen anderen Ort als den der Niederlassung zur Behandlung zu bestellen." Es ist aber nicht ausdrücklich der Fall geregelt, daß eine Gruppe von PatientInnen die Heilpraktikerin irgendwohin bestellt. Ich rate euch, solche Fälle mit dem Gesundheitsamt zu besprechen.

Lisa: Könnte ich eine Heilpraxis führen und außerdem noch einen mobilen Massageservice?

Marie: Im Prinzip ja, die Leistung Massage unterliegt nicht den Einschränkungen einer Heilpraxis. Die Einnahmen aus Massage brauchen ein besonderes Buchhaltungskonto (s. S. 203). Angies Fall mit dem Psycho-Mobil ist natürlich Umherziehen und wäre für eine psychotherapeutische Heilpraktikerin ordnungswidrig. In NRW erlaubt ein ministerieller Erlaß den Betrieb einer reinen Hausbesuchspraxis ohne eigene Räume.

Juliana: Darf denn eine psychologische Psychotherapeutin Therapie im Umherziehen ausüben? Na, wahrscheinlich wohl eher nicht.

Marie: Das siehst du richtig. In NRW steht ein entsprechendes Verbot im Heilberufegesetz. Ob die anderen Länder ähnliche Regelungen haben, erfragt bitte bei den Psychotherapeutenkammern oder den Ministerien.[2]

2. Therapie im Internet

Juliana: Wie ist es mit Therapie im Internet? Unter Kolleginnen wird diskutiert, ob und wie Menschen mit bestimmten Störungen dort abgeholt und behandelt werden müßten, wo sie sind – im Net, in Chatrooms usw. Wäre es erlaubt, Psychotherapie über das Internet anzubieten?

Marie: Wo würdet ihr denn ein Verbot suchen?

Angie: Internet-Therapie wäre ja eine **Fernbehandlung**, da wir die Person nicht vor uns sehen. Wir haben schon gelernt, daß wir nach dem HWG nicht für Fernbehandlungen werben dürfen.[3] Eine Fernbehandlung liegt nur vor, wenn die Heilpraktikerin ihre Patientin vorher nicht gesehen und untersucht hat. Das heißt, wenn die Patientin einmal bei mir in der Praxis war, darf ich ihr therapeutische Gespräche über das Internet anbieten. Ich fände das nicht gut – aber warum sollte es verboten sein?

Marie: Heilpraktikerinnen und Heilerinnen dürfen Gespräche mit PatientInnen übers Netz führen und auch berechnen. Das Werbeverbot ist jedoch eine wichtige Einschränkung der Fernbehandlung. Für andere Leistungen dürft ihr überall werben, wenn ihr die Einschränkungen des UWG und HWG beachtet.[4] Auch für Psychotherapeutinnen gibt es derzeit kein ausdrückliches Verbot der Fernbehandlung, was nicht heißt, daß es nicht noch kommt. Die

2 S. auch Kapitel „Psychotherapie".
3 S. Kapitel „Werbung".
4 ebd.

Krankenkassen erstatten allerdings nur persönlich erbrachte Leistungen. Etliche Methoden, die von Heilpraktikerinnen angeboten werden, wirken auch über Entfernungen, z.B. Reiki und andere Rituale. Ihr müßt immer sorgfältig beobachten, wie die PatientInnen dieses Angebot aufnehmen, und mit ihnen besprechen, daß die Kosten für eine Fernbehandlung möglicherweise von der privaten Krankenkasse nicht ersetzt werden.

Hannah: Und ich als spirituelle Lehrerin und Lebensberaterin – darf ich übers Internet meine Leistungen anbieten und auch geben? Vielleicht habe ich nach ein paar Jahren meine Abneigung verloren und finde einen Weg, feinstoffliche Arbeit übers Netz an die Frau zu bringen – schließlich geht es ja um Schwingungen.

Marie: Solange du dir immer der Tatsache bewußt bleibst, daß du nicht die Heilkunde ausüben und auch bei deiner Kundschaft nicht diesen Eindruck erwecken darfst, kannst du sowohl für deine Werbung als auch für deine Leistungen das Internet nutzen.

Hannah: Und wie komme ich zu meinem Geld? Über Rechnungen?

Marie: Noch nie von E-Commerce gehört? Natürlich ist die altmodische Rechnung auch weiterhin eine gute Möglichkeit. Frag bei der Telekom nach, wieviel es kostet, wenn du dir eine Leitung schalten läßt, deren Benutzung bei deinen Gesprächspartnerinnen direkt abgebucht wird.

I. Umgang mit den PatientInnen

Die Patientinnen und Patienten kommen. Ihr wünscht euch, daß sie euch empfehlen und gern wiederkommen. Doch nichts geht von allein. Wie macht ihr es, daß die Leute, die bei euch waren, zufrieden sind und die Praxis mit einem weiteren Termin in der Tasche verlassen?

1. Die freie Entscheidung

Lisa: Ich muß den Leuten doch die Freiheit lassen, selbst zu entscheiden, ob sie wiederkommen wollen. Es darf nicht so aussehen, als sei ich hinter ihrem Geld her!

Sophie: Das habe ich auch gedacht. Dann ist mir folgendes passiert – eine Patientin, die ich mit Homöopathie behandelte und die sich seit Monaten nicht gemeldet hatte, traf ich beim Konzert. Sie sagte, daß sie nicht gewußt habe, ob überhaupt und wann sie sich wieder bei mir melden sollte. Sie hätte angenommen, ich wollte sie nicht mehr sehen, weil ich nichts gesagt hätte.

Ich war völlig baff – ich dachte, ich hätte ihr vermittelt, daß Homöopathie keine Therapie ist, die mit einem Kügelchen beendet, keine einmalige Wundertat ist. Ich wollte es ihr überlassen, mich anzurufen. Das hat sie anscheinend nicht gemerkt. Ich denke, Julianas Erfahrungen aus ihrer Zeit als Krankengymnastin können uns weiterhelfen.

Juliana: Die Patientinnen erwarten von dir eine klare Aussage, wie lange eine Behandlung dauert, wie oft und wann sie wiederkommen sollen, ob sie zwischendurch anrufen dürfen oder gar sollen.

Natürlich verdiene ich Geld, wenn sie wiederkommen, aber es geht doch auch darum, den Heilerfolg sicherzustellen. Das ist beiden wichtig, der Patientin und der Heilerin. Woher soll denn eine Patientin wissen, wie oft sie nach einer Brustoperation zur Lymphdrainage kommen soll oder wie viele Akupunktursitzungen erforderlich sind, bis sich zeigt, ob ihre Migräne dauerhaft besser wird?

Lisa: Der Heilpraktiker, bei dem ich Praktikum gemacht habe, bestellte die PatientInnen, die er beobachten wollte, zu Injektionen einmal oder zweimal in der Woche. Ich fand das zuerst unmöglich. Aber er tat das nicht des Geldes wegen, er nahm dafür zehn Euro und spritzte ihnen Vitamine usw. Er sagte, auf diese Weise würde er sie sehen, erfahren, wie es ihnen geht, ob sie ihre Medikamente nehmen und ihre Diät einhalten, und außerdem hätten die Leute den Eindruck, es würde ganz viel für sie getan, das stimme sie positiv und fördere den Heilungsprozeß.

Und ich muß sagen, die Leute kamen gern und waren zufrieden, die Heilerfolge konnten sich sehen lassen. Nun geht das jetzt ja ohnehin nicht mehr so einfach, da wir keine Ampullen mehr in der Praxis verwahren dürfen, die die PatientInnen nicht in der Apotheke gekauft haben.[1]

Juliana: Du kannst ihnen ja auch eine Aura- oder eine Ohrmassage geben. Die Hauptsache ist, daß der Kontakt nicht abreißt.

Marie: Das Wichtigste hat Juliana gesagt: Die Heilpraktikerin muß der Patientin Klarheit vermitteln. Die Therapeutin muß wissen, daß sie es ist, die die Kommunikation führt. Sie sollte nicht warten, bis die Patientin sagt, ja, ich will gern wiederkommen. Damit ist die Patientin überfordert. Ihr muß gesagt werden, ob die Therapeutin sie wiedersehen und weiterbehandeln will. Dann erst hat die Patientin genug Information, um ihre eigene Entscheidung treffen zu können.

2. Patientinnen halten

Welche Methoden habt ihr kennengelernt, die helfen können, die PatientInnen zu halten? Macht eine Ideensammlung zum Thema: **Wie erreiche ich, daß meine PatientInnen wiederkommen?**
   Auf der nächsten Seite findet ihr Ideen der Gruppe dazu.

II. Auch das Recht fordert Transparenz

1. Der Behandlungsvertrag, die rechtliche Seite der Kommunikation
Lisa: Ich möchte nun auch noch wissen, wie ich mich aus rechtlichen Gründen den PatientInnen gegenüber verhalten muß.

---

1   Vgl. Kapitel „Die Praxis".

Klarheit/Verbindlichkeit	Kontakt halten
Methoden erläutern, Wirkungen besprechen. Vereinbarungen am Anfang treffen. Behandlungsplan erstellen: Dauer einer Behandlung, Verlauf, Kosten, Häufigkeit. Termine machen, aufschreiben, mitgeben; gemeinsames Ziel erarbeiten.	Postkarten/Briefe schreiben zu verschiedenen Anlässen, z.B. -Geburtstage, -Weihnachten, Neujahr, -Praxisumzug, -Jahrestage im Heilungsprozeß, -8. März, -Vorträge/Veranstaltungen in der Praxis.
Hausaufgaben mitgeben: Symptome aufschreiben, Nahrung umstellen, darüber Buch führen.	Informationen über neue Heilweisen i.d. Praxis. Zu Injektionen bestellen.
Falls Versäumen eines Termins etwas kostet, soll das gesagt werden.	Evtl. selbst anrufen und nachfragen.
Zeit und Kosten für Anrufe klären.	Geschenkgutscheine für schöne Behandlungen anbieten.
Anamnese im 1. Termin, Diagnose beim 2.	Auf Aktionen hinweisen z.B. daß bestimmte Leistungen zu einer bestimmten Zeit weniger kosten u.ä.
Bei jedem Termin eine kurze Behandlung mit körperlicher Berührung: Massage, Muskeltest. Danach soll HP sagen, was sie gespürt hat.	
Vorgespräch kostet halbes Honorar. Rabatte bei Serie von Behandlungen.	

Marie: Der gemeinsam erstellte Behandlungsplan, den ihr vorgeschlagen habt, entspricht der **Aufklärungspflicht** der Therapeutin gegenüber ihrer Patientin. Mit Therapeutin meine ich euch alle. Die Patientin und ihre Therapeutin gehen miteinander einen Vertrag ein. Jeder Vertrag kommt durch ein Angebot und dessen Annahme zustande. Die Patientin fragt nach einem Angebot, dieses Angebot macht die Therapeutin, die Patientin stimmt zu und nimmt es an. Dadurch kommt ein Behandlungsvertrag zustande. Das ist ein Dienstvertrag im Sinne der §§ 611 ff BGB.

Lisa: Kann ich meine Geschäftsbedingungen kleingedruckt in der Praxis aushängen?

Marie: Die Patientin kann immer nur dem zustimmen, was sie weiß, weil es ihr mitgeteilt wird. In Heilpraxen ist es nicht üblich, die Vertragsbedingungen an die Wand zu hängen wie in einer Reinigung. Die Patientin kann erwarten, daß ihr die Bedingungen genannt werden. Dadurch ist es in deinem Interesse, sie möglichst lückenlos über alle Bedingungen der Behandlung aufzuklären – von der Dauer über die Kosten bis zu den Wirkungen und möglichen Nebenwirkungen. Wenn die Patientin nicht weiß, daß deine Telefonzeit etwas kostet, muß sie dafür auch nicht zahlen. Aus jedem Vertrag ergeben sich für die Beteiligten eine Reihe von Sorgfalts- und Aufklärungspflichten.

Juliana: Ich finde es gut und richtig, wenn jede Therapeutin einen Text von höchstens einer Seite Länge verfaßt, in dem sie die Bedingungen niederlegt, die jede Patientin zu beachten hat. Dieses Blatt gebe ich der Patientin mit, dann kann sie später nachschauen, falls sie etwas vergessen hat.

Marie: Das ist das allgemeine. Nun zum besonderen jeder einzelnen Behandlung. Wenn dabei Nebenwirkungen möglich sind, müssen die PatientInnen darüber informiert werden. Daher ist es ratsam, ihnen mitzuteilen, welche Medikamente ihr ihnen direkt gebt. Ich meine damit solche Mittel, die ihr in der Praxis anwendet.[2] Wenn deine Patientin drei Tage später einen Unfall hat, kann es sein, daß sie sich einer Behandlung unterziehen muß, bei der es von Belang ist, welche Medikamente verabreicht wurden.

2 S. Kapitel „Praxis, Räume; Medikamente".

Information für meine Patientinnen und Patienten

1. Arbeitsweise
   Kurze Erläuterung der Methoden und ihrer Wirkungen
   Verhalten beim Eintreten von Verschlimmerungen
   Häufigkeit und Rhythmus der Behandlungen

2. Umgang mit Terminabsprachen

3. Honorar und Zahlungsweise
   Wieviel kostet welche Behandlung?
   Wie werden Telefongespräche berechnet?
   Wird das Honorar bei jedem Termin in bar erbeten?
   Werden Überweisungen nach der Behandlung akzeptiert?

4. Bei geistigem Heilen: Meine Tätigkeit ist keine Heilbehandlung und ersetzt nicht den Besuch in einer ärztlichen oder Naturheilpraxis.

Ich habe diese Informationen zur Kenntnis genommen:

....
Ort, Datum   Unterschrift

In diesem Zusammenhang finde ich die Praxis mancher HomöopathInnen, der Patientin den Namen des Mittels auch auf Nachfrage zu verschweigen und ihr die Antidots nicht aufzulisten und womöglich dann in Urlaub zu fahren, sehr zweifelhaft. Nehmen wir an, die Patientin schnuppert beim nächsten Niesen an Campher, oder eine Freundin gibt ihr aus der Hausapotheke bei Kopfweh, Kater oder Rückenschmerzen ein Kügelchen, das nicht nur antidotiert, sondern die Wirkung des Konstitutionsmittels umkehrt.

Juliana: Habe ich auch die rechtliche Pflicht, mich fortzubilden und immer auf der Höhe der Zeit zu sein?

Marie: Ihr alle habt eine **Sorgfaltspflicht.** Das heißt, ihr müßt wissen, was ihr tut, welche Wirkungen und Nebenwirkungen auftreten können, und in diesem Umfang müßt ihr euch auch durch Fortbildung auf dem Laufenden halten. Das Risiko, das einer

Methode normalerweise innewohnt, müßt ihr kennen und handhaben können.

Angie: Und welche Pflichten hat die PatientIn mir gegenüber? Muß sie mir Allergien oder andere Leiden nennen, damit ich ihr nicht die falsche Therapie verordne?

Marie: Sie muß dich auch aufklären. Soweit sie überblickt, daß eine Information von Bedeutung sein kann, muß sie es dir sagen. Dennoch bist du immer auf der sicheren Seite, wenn du viel fragst und ihr viele Gelegenheiten zum Nachdenken und Sprechen gibst.

Sophie: Ich habe daran gedacht, einen schriftlichen Fragebogen zu entwerfen mit Fragen nach der Krankengeschichte usw. In vielen Arztpraxen ist das mittlerweile üblich.

Marie: Ein solcher Fragebogen ist praktisch. Ihr müßt nur sensibel dafür bleiben, wo die Grenze zwischen Klarheit und Formalismus liegt und das Kommunikationsbedürfnis der PatientInnen anfängt.

Lisa: Wie steht es mit dem Absagen eines Termins, muß das vertraglich geregelt werden?

Marie: Es ergibt sich aus dem BGB, daß die Patientin rechtzeitig absagen und für versäumte Termine zahlen muß. Aber wer kennt schon das BGB. Es ist besser, wenn du selbst darauf hinweist und auch eine Frist setzt – z.b. bei einer Absage ab 24 oder 48 Stunden vor dem Termin kostet es den vollen Satz – oder wie du es eben für richtig hältst.

Hannah: Das ist ein schwieriges Thema. Ich will nicht gleich allzu streng wirken, möchte aber auch nicht ausgenutzt werden. Das Nichtkommen gehört zu manchen Krankheits- und Persönlichkeitsbildern. Ich lasse es jeder Klientin immer einmal durchgehen, danach weise ich sie darauf hin, daß ich einen Verlust habe, wenn sie mich sitzen läßt, und daß sie beim nächsten Mal die Behandlung zahlen muß, wenn sie nicht einen oder zwei Tage (je nach meiner Einschätzung) vorher absagt. Wenn ich mich aber über eine kurzfristige Absage freue, weil ich die Zeit gut gebrauchen kann, dann berechne ich die Behandlung nicht. Das finde ich gerecht.

2. Schweigen, Reden, Dokumentieren

Juliana: Wie ist die **Schweigepflicht** geregelt?

Marie: Zum einen regelt das Bürgerliche Recht, daß ihr anderen Ersatz schuldet, wenn ihr ihnen einen Schaden zufügt. Wenn du über die intimen gesundheitlichen Angelegenheiten einer Person redest, könnte sie dadurch einen Schaden erleiden – sie verliert vielleicht ihre Arbeit, oder ein Kredit wird ihr nicht gewährt. Zum anderen verbietet das Strafrecht in § 203 StGB den Angehörigen etlicher Berufsgruppen die Verletzung eines fremden Geheimnisses, das beruflich anvertraut worden ist. Dafür wird eine Freiheitsstrafe bis zu einem Jahr angedroht. Angehörige von Heilberufen sind nur dann betroffen, wenn ihre Berufsausübung eine staatlich geregelte Ausbildung erfordert (§ 203 Abs. 1 Nr. 1 StGB). HeilpraktikerInnen gehören nicht dazu, wohl aber psychologische PsychotherapeutInnen.

Die BOH (Art. 3) und auch die Ethik-Richtlinien für die Klassische Homöopathie ermahnen HeilpraktikerInnen und ihr Personal zum Schweigen über das, was ihnen beruflich mitgeteilt wird, das ist natürlich richtig so. Aber das hat keine strafrechtliche Relevanz.

Angie: Stimmt es, daß ich als psychotherapeutische Heilpraktikerin im Strafprozeß das Zeugnis nicht verweigern kann, Juliana schon?

Marie: Ja, das stimmt. Das PsychThG hat § 53 der Strafprozeßordnung, der das Zeugnisverweigerungsrecht für bestimmte Berufsgruppen regelt, um die psychologischen PsychotherapeutInnen und Kinder- und JugendlichenpsychotherapeutInnen erweitert. Die HeilpraktikerInnen gehörten diesem erlauchten Kreis noch nie an. Angie muß also vor Gericht über das aussagen, was ihre Klientin ihr gesagt hat, Juliana nicht. In einem zivilrechtlichen Verfahren dürft ihr gemäß § 383 ZPO beide die Zeugenaussage verweigern.

Hannah: Und ich als Heilerin? Darf ich davon ausgehen, daß ich nirgendwo ein Zeugnisverweigerungsrecht habe?

Marie: Du mußt bedenken, daß du rechtlich nicht Heilerin bist, sondern Beraterin. Wenn du Geheimnisse ausplauderst, machst du dich schadenersatzpflichtig wie die anderen auch. Wenn du von einer Straftat erfährst, mußt du aussagen. Ob du im Zivilprozeß aussagen mußt, käme wohl auf den Einzelfall an.

Sophie: Muß ich **Aufzeichnungen** über die Behandlungen machen?

Marie: Die BOH sagt in Art. 4 Nr. 6: Der Heilpraktiker ist zur Dokumentation der wichtigsten Daten einer Krankenbehandlung verpflichtet. Nun braucht dich die BOH aber nicht zu kümmern, wenn du das nicht willst. Meines Wissens gibt es eine gesetzliche Verpflichtung nicht. Liebau (S. 419) verweist auf die Berufsordnung der Ärzte, die in § 11 zur Dokumentation der gemachten Feststellungen und getroffenen Maßnahmen verpflichtet, und meint, daß in Streitfällen Gerichte die Pflichten der Heilpraktikerinnen daran messen würden. Mag sein. Sicher ist, daß ihr alle Unterlagen, die auch steuerlich relevant sein können – z.B. Rechnungen – zehn Jahre verwahren müßt! Und natürlich empfiehlt sich das Führen einer Kartei oder Datei in einer Heilpraxis!

Juliana: Eine Psychotherapeutin kann wohl davon ausgehen, daß ihre Dokumentationspflicht derjenigen der Ärzteschaft entspricht?

Marie: Sicher. Für euch alle, ob Heilpraktikerin oder Psychotherapeutin, bedeutet die Abrechnung mit privaten oder gesetzlichen Krankenkassen zugleich die dringende Notwendigkeit zur Dokumentation eurer Diagnosen, Leistungen und Verordnungen, damit ihr eure Rechnungen ordnungsgemäß stellen und belegen könnt.

Anders ist es mit Hannah. Ihre Rechnungen erstattet keine Kasse. Sie muß nur ihre steuerlich relevanten Unterlagen zehn Jahre aufbewahren. Ob eine Heilerin ihre Arbeit dokumentiert, bleibt nur ihr allein überlassen. Das ist doch auch ein Vorteil.

Hannah: Und was rätst du mir?

Marie: Ich halte es für richtig, eine Kartei zu führen mit dem Lauf der Kontakte, dem Inhalt der Arbeit, den Reaktionen. Das stützt dein Gedächtnis und steigert die Qualität. Es macht einen guten Eindruck, wenn du dich nach einem Jahr an Einzelheiten erinnerst.

Außerdem könntest du mit diesen Notizen eventuell beweisen, falls es notwendig sein sollte, daß du nicht Heilerin bist, sondern Beraterin und daß du dir alle Mühe gegeben hast, den Eindruck des Heilens nicht zu erwecken.

Wenn aus deiner Kartei eher das Gegenteil hervorgeht, bewahr sie lieber nicht auf!

PLANUNG ERSETZT DEN ZUFALL DURCH DEN IRRTUM
Ein Brief an die Gruppe

Unsere Gespräche, eure Fragen, meine Antworten haben meistens die Zukunft zum Gegenstand. Das, was wir besprechen, wird nur eintreten, wenn ihr handelt. Wer die Gedanken in die Zukunft richtet, gestaltet sie schon. Dieser Vorgang heißt Planung, eine magische Leistung des menschlichen Gehirns.

Geld ist ein zentrales Kapitel für euch als zukünftige Unternehmerinnen. Unternehmerinnen? Auch eine Heilpraxis ist ein Unternehmen, ist Beteiligung am Markt mit Risiko und Chancen. Der Ausdruck „Unternehmen" ist bei Gründerinnen unbeliebt, aber er trifft den Kern der Sache: Ihr unternehmt etwas, gründet ein Gebilde, das Geld kostet und mehr als Geld einbringen soll – Befriedigung, eine Aufgabe, Sicherheit, Freude, eine Entwicklung. Die Praxis wird der Mittelpunkt eures Lebens werden.

Wirtschaft besteht nicht nur aus harten Fakten in Euro und Cent. Der Lauf des Geldes ist auch Magie. Die Magie wohnt vor allem der Begeisterung und der Intention inne, mit der wir Geld bewegen, herbeirufen und ausgeben. Eine Unternehmensgründung folgt demselben energetischen Prinzip wie spirituelle Übungen. Erst gibst du etwas aus – dann strömt etwas herein. Was du herausgibst, das kennst du, es ist ja deines. Was du bekommst, kennst du nicht. Das ist Abenteuer und Risiko.

Ein erfolgreiches Unternehmen – sei es ein Technologiekonzern oder eine Heilpraxis – sollte immer so beginnen:

Zuerst ist da eine Frau oder auch mehrere zusammen – und sie werden von einer Idee getroffen wie von einem Blitz: **Ich mache eine Praxis auf! Ich mache mich selbständig – wir gründen ein Gesundheitszentrum oder eine Schule für chinesische Medizin.** Wenn es die richtige Idee in den richtigen Köpfen ist, entsteht eine ungeheure Energie, die zum Handeln treibt und den Gründerinnen eine sehr attraktive Ausstrahlung verleiht. Sie sind im Zustand der Begeisterung, und vieles wird ihnen allein deswegen gelingen.

Menschen kommen, angezogen von der Energie, und bieten Hilfe an. Der Zustand der Begeisterung ergreift die ganze Frau, Kopf, Herz und Körper. Er ist gut für die Gesundheit, stärkt das Immunsystem und den Fluß der Lebensenergie. Er kann jahrelang anhalten und sollte es auch. Die zukünftigen Unternehmerinnen können darauf zählen, daß sie große Kraft haben werden, ihre chronischen Krankheiten verschwinden, ihre Anfälligkeit nachläßt, Lernfähigkeit und Ausdauer neue Höhepunkte erklimmen. Natürlich ist es in dieser Phase leichter, sich darzustellen, mit ÄrztInnen und eventuellen KooperationspartnerInnen zu reden, einen gewinnenden Eindruck auf zukünftige PatientInnen zu machen.

Ein gewinnender Eindruck, das darfst du wörtlich nehmen. Wenn du Energie ausstrahlst, kommt sie auf dich zu, dazu gehört auch Geld. „Wenn es um brennende Inhalte geht, kam und kommt auch die Kohle, die nachheizt."[1] Wenn eine Unternehmerin vor Enthusiasmus strahlt, wird sie eher einen Kredit bekommen, als wenn Zweifel sie plagen.

Wenn ihr im Zustand der Begeisterung seid, nutzt den Schwung aus und handelt! Er dauert nicht ewig, irgendwann lassen die Kräfte nach, die Müdigkeit schleicht sich früher am Abend an, die alten Leiden kommen zurück, Fortbildungen sind mehr Pflicht als Freude, die guten Hilfsgeister suchen sich andere Energiequellen.

Aber bevor wir über das Ende reden, haltet bitte einen Moment inne und fragt euch jetzt:
• Bin ich selbst begeistert und überzeugt?
• Hören mir andere mit Interesse zu und stellen wichtige Fragen?
• Ziehe ich mit meiner Idee andere an?
• Wird mir Unterstützung angeboten?
• Erfahre ich Zuspruch und Ermutigung?
• Wirke ich zur Zeit auf andere energisch und beherzt?
• Wie oft bin ich schon gefragt worden, wann ich endlich meine Praxis eröffne?

Begeisterung und Unterstützung sind wichtig, um die Angst vor dem Scheitern zu überwinden, die Sorgen um das Alter loszulassen, aus dem sozialen Netz zu springen und aus wenig viel zu machen – auch aus wenig Geld. Wer nur begrenzt begeistert ist, soll die Beweggründe für den Schritt in die berufliche Selbständig-

1 Luisa Francia, „SteinReich", Frauenoffensive, München 1993, S. 27.

keit sorgfältig prüfen und sich absichern – z.B. mit einer halben Stelle im alten Beruf.

Es gibt Frauen, die geraten schnell in Begeisterung und können sie auch halten. Andere zweifeln zunächst, ihnen geben erst der Zuspruch der Kundschaft und die eigene Beständigkeit Kraft. Ich schlage euch vor, untereinander oder mit anderen Freundinnen darüber zu sprechen, welches eure Kraftquelle ist. Denn ihr werdet eine Menge Kraft brauchen.

Auch **Planen** ist eine Arbeit, die Kraft erfordert, besonders die finanzielle Planung eurer Zukunft. Denn beim Planungsrechnen benutzen wir Methoden und Denkweisen, die euch neu sein werden. Ich zeige euch die Grundsätze der Finanzplanung – und ihr wendet sie dann für euch an.

1. Planung des Kapitalbedarfs

Der erste Schritt ist ein Blick in die Zukunft.

Wenn ihr eine Praxis eröffnet, sei sie groß oder klein, hauptberuflich oder nebenbei, gibt es einen Zeitpunkt des Beginns. Das ist die Eröffnung, die mit einem Fest begangen werden sollte. Ab hier und heute, da wir planend in die Zukunft schauen, teilt ihr euer Leben ein in die Zeit **vor** und die Zeit **nach** der Eröffnung.

Der 1. Plan bezieht sich zunächst auf die Zeit unmittelbar vor der Eröffnung. Das ist die Zeit, in der ihr investieren müßt. Ihr müßt Räume finden und sie einrichten, Werbung konzipieren und herstellen, verbrauchbare Sachen anschaffen wie Spritzen, Nadeln, Tupfer, Öle, Rechnungsblöcke und so weiter.

Ich rate euch, den ersten Plan spontan zu erstellen. In der Zeit bis zur Eröffnung muß der Plan immer wieder überprüft und der Realität angepaßt werden.

Gute Planung ist die Kunst der richtigen Frage. Ich erläutere euch nun die nachstehenden Kalkulationsformulare. Folgende Fragen müssen nacheinander gestellt und beantwortet werden:

1. Was will ich später in meiner Praxis machen, welche Methoden will ich anwenden? Sollen nur Einzelbehandlungen oder auch Gruppen stattfinden? Von diesen Überlegungen hängen Einrichtung und Anschaffungen ab.

2. Was brauche ich bis zur Eröffnung an Sachen und Dienstleistungen? Hiermit ist alles gemeint, was ihr braucht, auch wenn

ihr die Sachen schon habt, denn auch die braucht ihr (z.B. PC, Bücher, Wagen, Massagebank).

3. Wieviel kostet das, und woher kommt das Geld?
Wieviel Geld kostet das, was ich noch kaufen muß?
Wieviel Geld ist das wert, was ich schon habe (Massagebank, Bücher, PC, Wagen)? Diese Posten bezeichnen wir mit EK für Eigenkapital.

4. Wieviel Geld brauche ich von Anfang an als Liquiditätsreserve, damit ich die Kosten meiner Praxis auch dann tragen kann, wenn ich nicht sofort Einnahmen habe?

Bitte beachtet bei dieser Planung, daß die Planungswerte um so spekulativer sind, je weiter sie sich auf die Zukunft beziehen. Am reellsten ist die Planung für die Zeit vor der Eröffnung der Praxis, also die Planung der Investitionskosten und des Kapitalbedarfs. Auch die Betriebskosten lassen sich noch einigermaßen überschauen, obwohl es da schon verschwommener wird. Ganz im Nebel bewegen wir uns bei der Planung der Einnahmen, da müssen wir mit vielen unbekannten Größen rechnen. Und dennoch – ihr holt euch die Zukunft ein Stück näher heran, wenn ihr das Unbekannte plant. Eure Gedanken und Annahmen wirken gestaltend und beeinflussen den Lauf der Dinge.

Aber auch dieses gilt: Planungszahlen sind Kritzel auf einem Stück Papier! Ihr könnt sie ausradieren, ändern und vergessen. Ihr seid die Herrinnen dieser Zeichen – laßt nicht zu, daß sie euch beherrschen.

Fragen dazu aus der Gruppe:

Frage: Wieviel Geld müssen wir für Erstwerbung einplanen?

Marie: Darüber haben wir im Kapitel Werbung schon gesprochen. Ihr könnt zwischen 600 und 3000 Euro rechnen.

Frage: Wir brauchen nähere Erklärungen zur Liquiditätsreserve.

Marie: Stellt euch vor, ihr schreibt Rechnungen, und die werden erst nach sechs Wochen bezahlt. Nebenbei gesagt, solltet ihr euch immer bar bezahlen lassen. Oder ihr habt in den Sommermonaten kaum Einnahmen, müßt aber eure Kosten bezahlen und auch von etwas leben. Wenn ihr keine Reserve eingeplant habt, müßt ihr euer Konto überziehen, das kostet hohe Zinsen.

KAPITALBEDARF (für Sophie E.)

1. Planungskosten

Existenzgründungskurs	100 €
Beratung	500 €
Summe 1	600 €

2. Investitionen/Anlagevermögen/Übernahme

Renovierung	300		
Medizinische Geräte	500	davon vorhanden Wert	400 EK
Einrichtung Büro	1.500	davon vorhanden Wert	1.000 EK
Praxisräume	1.000	davon vorhanden Wert	500 EK
Bücher, Software	4.000	davon vorhanden Wert	4.000 EK
Labor	.../....	davon vorhanden Wert	.../.... EK
KFZ ½ beruflich	3.000	davon vorhanden Wert	3.000 EK
Kaution/Maklerin	2.000	Summe Sachwerte	8.900 EK
Parkplätze ablösen	.../....		
Summe 2	12.300 €		

3. Eröffnungskosten

Erstwerbung	1.500		
Fest	250	Summe 3	1.750 €

4. Zwischensumme 1-3   14.650 €

5. plus 10 % für Unvorhergesehenes   1.465 €

6. Umlaufvermögen = Erstausstattung

Nadeln, Tupfer, Öle   200
(alles, was sich verbraucht)
Liquiditätsreserve   7.500   7.700 €
(Berechnung: 3 x monatl. Betriebskosten
oder frei nach Einschätzung)

Summe 4 – 6 = KAPITALBEDARF   23.815 €

Die Frauen, die andere Einkünfte haben oder auf ein Familieneinkommen zurückgreifen können, brauchen keine oder nur eine kleine Liquiditätsreserve einzuplanen. Solange Lisa als Buchhändlerin genug verdient, kann sie Engpässe in der Praxis auffangen, ebenso Angie, wenn ihr Ehemann bereit ist, mit seinem Gehalt ihren Lebensunterhalt zu bezahlen. Sophie aber, die von der Praxis leben will, braucht eine Rücklage, die ihr über flaue Zeiten hinweghilft.

Frage: Warum sollen wir die Sachen, die wir schon haben, mit einbeziehen und als Eigenkapital bewerten?

Marie: Wenn ihr Geld leihen müßt, um die Praxis zu eröffnen, ist es wichtig auszurechnen, wie das Verhältnis von Eigenkapital zu Fremdkapital ist. Später, bei den Betriebskosten, werden wir eine Kostenpauschale für den Wertverlust aller Sachen einrechnen müssen.

Frage: Wie gehe ich vor, wenn ich Sachen wie z.b. mein vorhandenes Auto zum Teil privat, zum Teil beruflich nutzen will?

Marie: Du bestimmst zuerst den Wert des Wagens – 6.000 Euro. Wenn er zur Hälfte beruflich genutzt werden wird, schreibst du 3.000 Euro hin, und weil der Wagen schon als Eigenkapital vorhanden ist, schreibst du dieselben 3.000 Euro als EK daneben. Nun rechne bitte jede ihren Kapitalbedarf aus!

2. Eigenkapital und Fremdkapital
Der zweite Schritt ist ein Vergleich zwischen dem errechneten Bedarf und dem vorhandenen Eigenkapital an Sachen und Geld.

Die Hälfte des benötigten Kapitals sollte Eigenkapital sein. Wenn Sophie 24.000 Euro braucht (Kapitalbedarf), sollte sie mindestens 12.000 Euro selbst haben an Sachen und Geld. In unserem Beispiel hat sie 15.900 Euro Eigenkapital, also mehr als die Hälfte ihres Bedarfs. Was nicht durch Eigenkapital gedeckt ist, aber gebraucht wird, ist das sogenannte Fremdkapital. Was ihr nicht habt, müßt ihr euch leihen.

Wenn eine Frau weniger als die Hälfte des Kapitalbedarfs als Eigenkapital hat, rate ich zu einer sorgfältigen Überprüfung der Planung. Lassen sich die Investitionen verringern? Vielleicht ist die Eröffnung verfrüht? Es ist eher möglich, einen Industriebetrieb mit

Errechneter Kapitalbedarf	23.815 €
davon abziehen Eigenkapital Sachen	8.900 €
davon abziehen Eigenkapital Geld (Sophies Sparbuch)	7.000 €
Ergibt **Bedarf an Fremdkapital** (Darlehen)	**7.915 €**

20 % Eigenkapital aufzumachen als eine Heilpraxis. Alles, was ihr euch leiht, müßt ihr – wahrscheinlich mit Zinsen – zurückzahlen, und diese Raten belasten eure Praxis. Ob jede ihre Belastung wird tragen können, rechnen wir im nächsten Schritt aus.

3. Planung der Betriebskosten

Der dritte Schritt ist wieder ein Blick in die Zukunft – über den Eröffnungstag hinaus. Jetzt rechne bitte jede Frau ihre jährlichen Betriebskosten aus und ihre jährliche Eigenentnahme. Das sind die Gesamtkosten pro Jahr. Danach errechnen wir, ob es möglich ist, entsprechende Einnahmen zu erzielen.

Die Posten, die euch als monatliche Zahlungen geläufig sind, wie die Miete, tragt ihr unter **Monat** ein und nehmt sie mal 12 für die Jahreskosten. Wenn ihr gleich die Jahreskosten im Sinn habt – Versicherungen, Beiträge zu Verbänden –, tragt ihr sie als Jahreskosten ein. Was wir im Endeffekt brauchen, sind eure **Kosten pro Jahr**.

Fragen zur Kostenrechnung

Frage: Wie hoch sollen wir Zinsen und Tilgung bei den **Darlehensrückzahlungen** ansetzen?

Hannah, die Bankkauffrau, fügt hinzu: In der Buchhaltung und der Steuererklärung tauchen nur die Zinsen als Betriebskosten auf. Die Tilgungsraten des Darlehens dagegen nicht. Denn für das Geld, das jetzt zurückgezahlt wird, sind zuvor Sachen gekauft worden, die zum Zeitpunkt ihres Kaufs Ausgaben waren. Ich bemerke aber, daß in dem Formular, mit dem wir hier arbeiten, sowohl Tilgung als auch Zinsen als Betriebskosten auftauchen.

Antwort: Hannah hat recht. Doch wir wollen ja keine Berechnung

BETRIEBSKOSTEN (Sophie E.)	MONAT	JAHR
Personalkosten	..... €	..... €
Miete	750 €	9.000 €
Nebenkosten/Energie	200 €	2.400 €
Telefon/Fax	60 €	720 €
Porto, Büromaterial	40 €	480 €
Versicherungen, Beiträge	..... €	385 €
KFZ/Reisekosten	300 €	3.600 €
Beratung, Supervision	..... €	300 €
Werbung	..... €	500 €
Bücher, Zeitschriften, Software	..... €	500 €
Fortbildung	..... €	600 €
Praxisbedarf (Öle, Pflaster, Spritzen)	..... €	300 €
Sonstiges (Tee, Wasser, Blumen, Leasingraten)	40 €	480 €
Zwischensumme		**19.265 €**
plus 10 % Unvorhergesehenes		1.926 €
Abschreibung für Anlagegüter (hier 15 %)		1.545 €
Rückzahlung Darlehen (Zinsen und Tilgung)		950 €
jährliche Betriebskosten		**23.686 €**
Eigenentnahme (enthält Miete, Kleidung, Nahrung, Kultur, Urlaub, Reisen, Kinder, Geschenke, **Krankenversicherung, Rücklage für das Alter**)	1.500 €	**18.000 €**
Betriebskosten plus Entnahme		**41.686 €**

aufstellen, die später auch als Steuerformular gelten kann. Jetzt will ich euch nur zeigen, welche Ausgaben eure Praxis tatsächlich belasten werden. Dazu gehören auch Tilgungsraten.

Die Höhe der Rückzahlungsraten: Wir rechnen hier nur über den Daumen – setzt bitte für Zinsen und Tilgung pauschal 15 %

der Summe ein, die ihr als „Fremdkapital" errechnet habt. Wenn ihr ein günstiges Existenzgründungsdarlehen bekommt, habt ihr in den ersten beiden oder drei Anfangsjahren keine Tilgung zu zahlen. Aber das alles wissen wir jetzt noch nicht, wenn wir einen **ersten Plan** aufstellen. Im Moment ist es wichtig, daß ihr euch klarmacht, wie hoch sich ungefähr die Belastung durch Abzahlungen eines Kredits in eurem Jahresbudget bemerkbar machen wird.

Frage: Was bedeutet **Abschreibung**, und wie rechne ich das aus?

Antwort: Mit Abschreibung bezeichnet man den allmählichen Wertverlust einer Sache. Der Zahn der Zeit nagt an deinen Vorhängen, Teppichen, Computern und Ozongeräten. Dieser Wertverlust taucht nicht im Kassenbuch oder auf dem Bankkonto auf. Du mußt ihn aber kennen, denn erst deine gesamten Kosten sagen dir, wieviel du einnehmen mußt. Nach einigen Jahren mußt du alles ersetzen, auch die Renovierung der Räume nutzt sich ab. Wenn ihr diese Kosten nicht berechnet, wißt ihr nicht, wieviel Geld ihr zurücklegen müßt, um für die abgenutzten Sachen neue zu kaufen.

Später, wenn du deine Buchhaltung machst, erhält der Begriff Abschreibung noch eine andere Bedeutung – Abschreibung für Anlagegüter (AfA) mindert den Gewinn und damit die Steuerlast. Anlagegüter sind Sachen, die über 410 Euro gekostet haben.[2]

Für die Kostenplanung, die wir gerade betreiben, berechnen wir die Abschreibung auf alle Güter, die ihr bei der Eröffnung habt, nur pauschal. Schau bitte in deine Investitionskostenplanung und nimm die Zahl heraus, die sich durch die Addition von **Renovierung bis KFZ** ergibt (in der Beispielrechnung sind das 10.300 Euro). Dann stellst du dir die Frage: Wie viele Jahre werden meine Anschaffungen im Durchschnitt halten?

Ist die gesamte Einrichtung ziemlich alt, ist sie nach ca. 4 Jahren erneuerungsbedürftig. D.h. sie verliert jedes Jahr 25 %, ein Viertel, an Wert. Sind die Sachen nicht ganz so abgenutzt, halten sie 5 Jahre – das sind 20 % Wertverlust im Jahr. Wenn alles nagelneu ist, nimm 15 % oder gar nur 10 % Wertverlust pro Jahr. Dann rechnest du z.B. 15 % von 10.300 Euro aus und schreibst das Ergebnis – 1.545 Euro – als Jahresabschreibung in die Berechnung.

2 S. Kapitel „Steuern und Buchführung".

Lisa: Kann ich mir aussuchen, mit wieviel Prozent ich eine Sache abschreibe?

Marie: Nein, diese Wahlfreiheit hast du nur jetzt beim Planungsrechnen, damit du einen Überblick über die ungefähren Kosten der Praxis gewinnst. Später bei der Buchführung mußt du exakte Vorschriften beachten.

Frage: Welche **Versicherungen** und **Beiträge** kommen in Betracht?

Antwort: Berufshaftpflichtversicherung, andere betrieblich bedingte Versicherungen – gegen Einbruchsdiebstahl, Wasserschäden usw., Beiträge zur Berufsgenossenschaft und zu Berufsverbänden. Die Berufsgenossenschaft ist die gesetzliche Unfallversicherung für abhängig beschäftigte ArbeitnehmerInnen. Die Berufsgenossenschaft für Gesundheit und Wohlfahrtspflege (s. S. 43 f.) erwartet, daß du ihr die Eröffnung der Praxis meldest, dann schickt sie dir Papiere, auf denen du die Zahl deiner Arbeitnehmerinnen angeben sollst. Heilpraktikerinnen und Therapeutinnen beschäftigen selten Angestellte. Aber du solltest die Gelegenheit ergreifen, dich selbst **freiwillig** bei der Berufsgenossenschaft zu versichern. Der Beitrag beträgt für eine Heilpraktikerin rund 120 Euro im Jahr.

Andere Beiträge sind solche für Berufs- und Fachverbände (jeweils ca. 150 Euro). Eine Berufshaftpflichtversicherung kostet rund 130 Euro im Jahr.

Frage: Es kommen noch andere Kosten auf uns zu, wenn wir Seminare geben, für Raummiete usw. Wohin mit diesen Kosten?

Antwort: Wir berechnen zuerst nur die Grundkosten der Praxis. Die besonderen Kosten, die durch bestimmte Projekte anfallen, wie Seminare, die ihr veranstaltet, betrachten wir später getrennt.

Frage: Wir wollen auch miteinander arbeiten, wissen aber noch nicht, wie. Vielleicht mietet Sophie eine größere Praxis und vermietet unter, vielleicht mieten wir zusammen. Wie sollen wir bei der Kalkulation vorgehen?

Antwort: Ich schlage vor: Jede berechnet die Kosten für Räume in der Größenordnung, die sie braucht – Sophie für eine Praxis ihrer Größe, Lisa und Angie für die Miete eines Raums in einer anderen Praxis, Juliana für die Praxis in ihrer Wohnung usw.

Ergebnisse	Kapitalbedarf
	– Eigenkapital
	= Darlehen
		Betriebskosten
		im Jahr
			1. Entnahme
			   im Jahr
			2. Summe Ent-
			   nahme + Be-
			   triebskosten

Sophie Vollzeit, eigene Praxis	23.815 Euro – 15.900 = 7.915	23.686	1. 18.000 2. 41.686
Lisa Teilzeit, zu- nächst zu Hause	7.840 – 7.840 = 0	13.633	1. 14.000 2. 27.633
Juliana Vollzeit, Praxis in der Wohnung	25.000 – 15.500 = 9.500	22.500	1. 24.000 2. 46.500
Angie Teilzeit, Untermiete	16.000 – 7.000 = 9.000	16.655	1. 12.000 2. 28.655
Hannah Vollzeit, Untermiete	17.000 – 10.000 = 7.000	15.350	1. 15.000 2. 30.350

Frage: Wir haben die **Steuern** nicht berücksichtigt – warum nicht?

Antwort: Steuern werden auf den Gewinn erhoben. Planungsrechnen geschieht zuerst immer „vor Steuern" – sollte ein Gewinn
gemacht werden, gehen Steuern ab – aber bevor ihr Steuern zahlt,
gibt es Möglichkeiten zu sparen (s. Kap. „Einkommensteuer").

4. Planung der Einnahmen
Der vierte Schritt ist wieder ein Blick in die Zukunft – wir planen
eure Einnahmen. Diese Berechnung ist wahrhaft spekulativ. Das
wird für euch als Unternehmerinnen auch so bleiben – die Kosten
sind euch gewiß, die Einnahmen sind ungewiß.
1. Wir fangen vorab mit zwei einfachen Wahrheiten an:
- Als abhängig Beschäftigte habt ihr zwölf Monate im Jahr Einnahmen, als Selbständige habt ihr zwölf Monate im Jahr Kosten.
  Die Einnahmen müssen in einem kürzeren Zeitraum erzielt
  werden. Es gibt das Sommerloch und das Weihnachtsloch, Feiertage, Urlaub, die Krankheit eines Kindes.

- Von der gesamten Zeit, die ihr eurem kleinen Unternehmen zur Verfügung stellen wollt, kann nur ein Teil für tatsächliche Behandlungen, Beratungen, Seminare – kurz: für von den KundInnen bezahlte Zeit – gerechnet werden. Im besten Fall sind das 40 %. Die anderen 60 % eurer Arbeitszeit werden gebraucht für **Unternehmensführung**. Das ist nicht nur „Verwaltungsarbeit" im Büro, Buchhaltung, Berichte und Rechnungen schreiben. In diesen 60 % ist vor allem die Akquisition enthalten: Ihr haltet unbezahlte Vorträge, schreibt Artikel, führt lange Telefonate mit InteressentInnen und Krankenkassen usw.

Also: **Arbeitszeit** ist 100 % Arbeit
             minus   60 % Unternehmensführung
             gleich   40 % Arbeit mit PatientInnen.

2. Die richtige Frage:
Bevor wir anfangen zu rechnen, muß geklärt werden, was ihr wissen wollt. Lautet die Frage: „Wie hoch müssen meine Einnahmen pro Jahr sein?" – so liegt die Antwort schon vor. Die Einnahmen müssen so hoch sein wie die Kosten pro Jahr.

Lautet die Frage: „Wie hoch muß mein Tagesumsatz sein?"[3], müssen wir den Jahresumsatz herunterrechnen auf die Tage, an denen eine Praxis geöffnet hat: ca. 220 bis 230 Tage im Jahr.

Für eine Therapeutin, Heilpraktikerin oder Heilerin ist aber vor allem interessant, wie hoch das **Honorar für eine Stunde Behandlung oder Beratung** sein und wie viele Behandlungsstunden pro Tag und Woche sie geben muß.

3. Berechnung des Stundenhonorars:
Wenn wir ein Stundenhonorar errechnen wollen, müssen wir bei der Berechnung die Zeiteinheit „Stunde" in den Mittelpunkt stellen. Die erste Aufgabe für euch ist, die Anzahl der Stunden zu nennen, die jede für den Betrieb der Praxis zur Verfügung stellen will. Ihr habt alle schon abhängig gearbeitet und seid es gewohnt, in Arbeitsstunden pro Woche zu rechnen. Wie wirkt das Ergebnis auf der nächsten Seite auf euch? Bitte vergeßt nicht, daß das errechnete Honorar das Resultat einer Spekulation ist. Dennoch erklären die Zahlen im großen und ganzen, ob sich etwas „rechnet".

3   Zum Begriff Umsatz vgl. Kapitel „Steuern und Buchführung".

	Sophie	Lisa	Juliana	Angie	Hannah
Std./Wo.	50	20	40	30	45

Das Jahr hat 52 Wochen, davon ziehen wir 10 Wochen ab für Ferien, Krankheit, Feiertage; bleiben 42 Wochen, multipliziert mit der Zahl der Wochenarbeitsstunden:

	Sophie	Lisa	Juliana	Angie	Hannah
Std./Jahr	2100	840	1680	1260	1890

Von der Gesamtstundenzahl berechnen wir nun 40 %. Zur Erinnerung: Mindestens 60 % eurer Zeit gehen für Unternehmensführung drauf.

	Sophie	Lisa	Juliana	Angie	Hannah
direkt bezahlte Zeit	840	336	672	504	756

Nun teilen wir die Gesamtkosten durch die Zahl der möglicherweise bezahlten Stunden, dann haben wir das Stundenhonorar.

	Sophie	Lisa	Juliana	Angie	Hannah
	41.686	27.633	46.500	28.655	30.350
	: 840	: 336	: 672	: 504	: 756
Honorar/ Stunde	50 €	82 €	69 €	56 €	40 €

Wollt ihr wissen, wie viele **Behandlungsstunden pro Woche** ihr für dieses Honorar geben müßt? Dann nehmt die direkt bezahlten Stunden – bei Sophie 840 – und teilt sie durch 42 Arbeitswochen.

	Sophie	Lisa	Juliana	Angie	Hannah
	840 : 42	336 : 42	672 : 42	504 : 42	756 : 42
	= 20 Std.	= 8 Std.	= 16 Std.	= 12 Std.	= 18 Std.

Auswertung

Mit **Sophies** Planung haben wir uns hier ausführlich befaßt. Ich denke, ein regelmäßiges Stundenhonorar von 50 Euro ist zu hoch gegriffen. Bei einer Anfängerin liegt es eher bei 40 Euro. Was tun? Die Betriebskosten sind recht niedrig angesetzt, da ist nicht mehr viel zu sparen. Außerdem ist fraglich, ob sie schon bald so viele PatientInnen haben wird, um 20 bezahlte Stunden in der Woche behandeln zu können. Wahrscheinlich wird ihre Eigenentnahme geringer ausfallen. Da werden feste Honorare durch Unterricht an der HP-Schule oder ähnliches besonders wichtig.

Lisas Honorar ist natürlich zu hoch. Wenn eine Frau in eine Praxis investiert, die ihr laufende Kosten verursacht, und nur 20 Stunden in der Woche dafür erübrigen kann, rechnet sich das praktisch nie. Abhilfe: Mehr Stunden, weniger Kosten, eventuell keinen Raum fest mieten, sondern nur bei Bedarf oder in der Wohnung beginnen. Andererseits sind 8 bezahlte Stunden mit PatientInnen pro Woche auch das höchste, was Lisa so kurz nach der Prüfung erwarten kann. Was folgt daraus? Lisa kann nur die gängigen Honorare nehmen: zu Anfang kaum mehr als rund 40 Euro pro Stunde. Sie wird also, solange sie die Praxis nebenberuflich betreibt, einen Verlust machen, den sie mit ihrem Gehalt auffangen muß. Aber das kann als Investition in die Zukunft betrachtet werden. Sie wird sich, wie Sophie, nebenberuflich einen PatientInnenstamm aufbauen.

Ob **Juliana** als psychologische Psychotherapeutin ein Stundenhonorar von rund 70 Euro nehmen kann, wird von ihrer Zielgruppe abhängen. Der Erstattungssatz der Krankenkassen kann unter diesem Betrag liegen. Juliana müßte also ihre Kalkulation überprüfen. Mit Sicherheit wird die Entnahme geringer ausfallen, als sie jetzt erwartet, und sicher muß sie mehr Arbeitsstunden einkalkulieren, bis es läuft. Sie sollte auch Angebote für Gruppen einplanen.

Bei **Angie** bezweifle ich, daß sie als psychotherapeutische Heilpraktikerin mit einem Honorar von rund 56 Euro pro Stunde rechnen kann. Die Krankenkassen werden nur noch ausnahmsweise die Kosten übernehmen, wenn die Therapeutin Heilpraktikerin ist. Wenn Angie weniger einnimmt als errechnet, geht das von ihrer Entnahme ab. Das muß sie mit ihrer Familie ausmachen.

Hannahs Berechnung scheint realistisch zu sein. Es wird entscheidend darauf ankommen, ob ihre Seminare weiter gut besucht sind. Der Bildungsmarkt, auch der spirituelle, wird schwieriger.

Hannah: Da wir gerade bei den Seminaren sind, mein Stundenhonorar von 40 Euro gilt ja auch für die Bildungsveranstaltungen und Gruppenabende. Viele Bildungsträger bieten mir ein Honorar von etwa 15 bis 20 Euro in der Stunde an oder 150 bis 200 Euro für ein Wochenende. Soll ich dort nun keine Kurse mehr geben?

Marie: Das Auftauchen im Programm eines Frauenbildungshauses, einer VHS oder Familienbildungsstätte erhöht deine Bekanntheit. Wenn du eine gute Mischung zwischen hohen und niedrigen Sätzen erzielst, kannst du es dir leisten, an Orten zu arbeiten, die schlechte Honorare, aber einen guten Ruf bieten.

5.Veranstaltungskalkulation

Angie: Wir brauchen noch Hilfe bei der Berechnung der Kosten für ein selbst organisiertes Seminar in einem Tagungshaus.

Marie: Hier ist ein Rechenbeispiel. Es ist tauglich für jede Art von Projekt, bei dem mehr als die Grundkosten der Praxis anfallen.

Seminar Wochenende	Ausgaben	Einnahmen
Verwaltungskosten pauschal (Tel. etc.)	Für 2,5 Tage	Die Teilnehmerinnen (TN) müssen die Kosten
pro Tag 15 €	37,50 €	aufbringen; d.h. du mußt deine Kosten durch die
Materialkosten	70,00 €	Anzahl der TN teilen, die das Seminar besuchen
Raummiete	100,00 €	sollen.
		Es ist zweckmäßig, eine
Fahrtkosten Referentin	85,00 €	Mindest- (z.B. 8) und eine Höchstzahl (z.B. 16)
Unterkunft, Verpflegung		festzulegen. Die Kosten
Referentin	95,00 €	kalkulierst du für eine mittlere Zahl (11). Außer-
Extra-Werbung	220,00 €	dem zahlen die TN an das Tagungshaus Unter-
Gewünschtes Honorar		kunft und Verpflegung.
für 20 Unterrichtsstunden	800,00 €	Das taucht aber nicht in deiner Kalkulation auf
Summe	1.407,00 €	
	: 11	128 € pro TN

Den Teilnehmerinnenbeitrag von 128 Euro kündigst du in der Werbung an. Wenn sich nur 8 Frauen anmelden, nimmst du 384 Euro weniger ein als kalkuliert. Das geht von deinem Honorar ab!

Wenn mehr als elf Teilnehmerinnen zu deiner Veranstaltung kommen, so erhöht ihr Beitrag unmittelbar dein Honorar.

Angie: Mir wird daran klar, daß ich die Teilnehmerinnen zu Ausfallgebühren verpflichten muß, wenn sie sich kurzfristig abmelden. Wie geht das?

Marie: Die Teilnehmerin macht dir mit der Anmeldung ein Vertragsangebot, das du mit der Anmeldebestätigung annimmst. Die Teilnahmebedingungen sollte die Teilnehmerin schon vor der Anmeldung kennen, auf der Bestätigung sollten sie dann noch einmal wiederholt werden. Das kann etwa so aussehen:

Anmeldung mit beiliegender Karte bis zum 31.3.2008 an
Hannah Klein   Adresse

Die Anmeldung wird wirksam mit der Überweisung der Hälfte des TN-Beitrages auf mein Konto bei
       Bank   Konto   BLZ

Den Restbetrag überweisen Sie bitte bis 4 Wochen vor Beginn des Seminars.

Wird das Seminar seitens der Veranstalterin abgesagt, wird der überwiesene Betrag zurückgezahlt.

Bei Absage durch die Teilnehmerin behalte ich 20 % des TN-Beitrages ein, wenn die Absage bis 4 Wochen vor der Veranstaltung erfolgt; 50 %, wenn sie bis 2 Wochen vorher erfolgt; danach muß der volle Betrag gezahlt werden.

Sophie: Mir hat unvermutet eine ältere Kollegin angeboten, ihre Praxis zu übernehmen. Sie wird ihr Wirkungsfeld nach Madeira verlegen. Auch nicht schlecht – ihre Praxis hier scheint gut zu laufen, und sie will 20.500 Euro für die Praxis haben. Ist das ein gutes Angebot? Sie will, daß ich mich in zwei Wochen entscheide, dann bietet sie die Praxis über ihren Verband an, und dann wird es noch teurer – was soll ich tun?

Juliana: Laß dich nicht unter Druck setzen. Ich habe Erfahrung damit – ich habe vor Jahren meine Physiotherapiepraxis verkauft. Natürlich habe ich gegenüber Interessentinnen immer durchblicken lassen, daß es eilig sei und daß gerade sie besonders günstige Bedingungen bekämen. Ich habe dann aber gemerkt, daß es auch in meinem Interesse war, nicht nur möglichst viel Geld rauszuhandeln, sondern den Übergang mit Achtsamkeit zu gestalten, meine Klientel gut versorgt zu wissen, der Praxis den Ruf zu erhalten. Es war ja ein Teil meines Lebens, den ich abschloß und nicht wie einen alten Schuh behandeln wollte.

Marie: Ja, nimm dir Zeit. Übernahme und Übergabe wollen gut überlegt sein. Laß uns eine Liste der Fragen erstellen, die im Zusammenhang mit einer Praxisübernahme geklärt werden müssen.

1. **Die Kollegin und ihr Marketing**
- Woher kennst du sie? Magst du sie? Gefällt dir ihre Ausstrahlung und ihr Umgang mit Menschen?
- Hat sie einen guten Ruf? Ist sie gesprächsbereit?
- Wo und wie wirbt sie?
- Zu welchen Kreisen der Bevölkerung hat sie Zugang?
- Ist das dein Stil, dein Zugang?

2. **Die Patientinnen und die Methoden**
- Entspricht die Zielgruppe deinen Vorstellungen und Wünschen?
- Wie alt sind die PatientInnen?

- Mit welchen Leiden kommen sie?
- Wie oft kommen sie wieder?
- Gibt es Stammkundschaft?
- Mit welchen Methoden arbeitet die Kollegin?
- Sind das deine Methoden?
- Kannst du ihre Methoden ganz oder teilweise übernehmen?
- Können die PatientInnen einen Methodenwechsel annehmen?
- Wie sind die PatientInnen überwiegend versichert?
- Gibt es viele SelbstzahlerInnen darunter?
- Wie ist die soziale Struktur in der Umgebung?
- Paßt das zu dir?

3. Die Praxis
- Lage und Einrichtung – sagt dir das zu?
- Größe und Zuschnitt – entspricht das deinen Wünschen?
- Kannst du dort weiterhin eine Zusammenarbeit mit Lisa planen?
- Wie ist der Ort für dich zu erreichen?
- Wie lange und wie weit mußt du fahren?
- Wie weit ist die Praxis entfernt von deinem bisherigen Lebensmittelpunkt?

4. Das Geschäft
- Was bekommst du für den Preis – die Patientinnen, den guten Ruf, die Einrichtung?
- Wieviel Geld mußt du außerdem noch in die Renovierung stecken?
- Wieviel wird dich der Umzug kosten?
- Kannst du die Buchhaltung und die Jahresabschlüsse einsehen?
- Sind die Aufzeichnungen nachvollziehbar?
- Ist die Kollegin offen und glaubwürdig?
- Hat die Kollegin offene Rechnungen zu begleichen?
- Hat sie Steuerschulden, für die du eventuell einstehen mußt?
- Steht dir die PatientInnenkartei uneingeschränkt zur Prüfung zur Verfügung?

- Kannst du nachprüfen, wie viele PatientInnen aktiv kommen?
- Schau dir deine Kalkulation an: Kannst du dir diesen Betrag leihen?
- Kannst du in Raten zahlen?
- In welchem Zeitraum kannst du ihn hereinwirtschaften?

5. **Der Übergang**
- Darfst du bei der Kollegin hospitieren?
- Wird sie dich einarbeiten und empfehlen?
- Hat sie dafür schon Ideen entwickelt?
- Wie lange könnt ihr euch zusammen den Patientinnen vorstellen?

Marie: Die Beantwortung dieser Fragen wird dir helfen, deine Gefühle zu überprüfen und deine Intuition sprechen zu lassen.

Sophie: Was gehen mich ihre Schulden an?

Marie: Bei einer Übernahme haftest du möglicherweise für die Schulden der Vorgängerin. Das ist einer der Gründe, warum für einen Übergabevertrag eine Rechtsanwältin herangezogen werden sollte.

Sophie: Wie setzt sich der Kaufpreis für eine Praxisübernahme zusammen, was wäre ein reeller Preis?

Marie: Den Preis bestimmt natürlich der Markt. Aber der Markt ist nicht riesengroß. Was den Preis ausmacht, ist weniger der Wert der Einrichtung als das Alter der Praxis verbunden mit einem guten Ruf und einem Stamm von PatientInnen.

Der Jahresgewinn spielt eine bedeutsame Rolle. Wenn du den Gewinn eines Jahres als Übergabepreis zahlst, so unterstellt man dabei, daß es dir möglich ist, an diesen Gewinn im nächsten Jahr heranzukommen. Aber das hängt von vielen Faktoren ab, unter anderem von einem fließenden Übergang, bei dem die Kollegin dich ihrer Klientel vorstellt und empfiehlt. Aber auch wenn alles optimal läuft, darfst du nicht dem Irrtum verfallen, du hättest nun im nächsten Jahr den Preis bereits heraus. Die Einnahmen decken nur deine Kosten. Also mußt du die Übernahmekosten anders betrachten und in Beziehung setzen: Was sparst du, wenn du eine Praxis übernimmst?

Du sparst einiges für die erste Werbung, für die Einrichtung – falls sie dir gefällt. Du sparst, wenn ein Patientinnenstamm vorhanden ist, die mühsame Zeit des Akquirierens und Wartens. Das kann viel wert sein.

Lisa: Gibt es einen Anhaltspunkt, wieviel eine Patientinnenkarte wert ist?

Marie: Zwischen 30 und 300 Euro, das kommt darauf an, ob die Patientin eine ist, die schon länger und vermutlich wiederkommt. Die Faustregel ist, daß eine Patientin in der Kartei soviel wert ist, wie sie im Jahr an Geld in der Praxis läßt.

Du solltest Zugang zu der Kartei haben und sie wirklich daraufhin untersuchen: Seit wann und wie oft war die Patientin in der Praxis? Wird sie wiederkommen? Wieviel hat sie in einem Jahr gezahlt? Du kannst erkennen, ob die Praxis gut läuft oder auf dem absteigenden Ast ist, wenn du die Jahresabschlüsse und die Kartei betrachtest.

Lisa: Es wäre auch gut, wenn es sich regeln ließe, daß die Kollegin, die dir die Praxis übergeben will, sich ein halbes Jahr Zeit nimmt, um mit dir zusammenzuarbeiten, damit die Patientinnen dich kennenlernen. Ich habe von Übernahmen gehört, wo das so lief, und dann ging die Praxis gut weiter.

Marie: Ja, das wäre ideal. Aber kaufen mußt du natürlich vorher. Und ihr müßt euch darüber einig werden, wie das Geld, das in dieser Übergabezeit erwirtschaftet wird, verteilt wird.

Sophie: Gut – ich weiß nun, daß ich Zeit brauche. Wenn die Kollegin mir diese Zeit und die Recherchen ermöglicht, könnte ich der Idee nachgehen. Wenn sie mir die Zeit nicht geben will, dann ist es eben nichts für mich, und ich baue meine Praxis selber auf.

Marie: Habt ihr euch einen Wirtschaftsplan gemacht? Habt ihr ausgerechnet, wieviel Geld ihr vor der Gründung für eure Investitionen braucht?

Sophie: Wir haben alle mehr an Bedarf errechnet, als wir zuvor gedacht hatten.

Marie: Das Geld und die Sachen, die ihr für die Eröffnung der Praxis braucht, sind die reellsten Faktoren in eurer Kalkulation. Der Investitionsplan ist ein einfacher Plan, leicht zu durchschauen und zu überprüfen. Ihr könnt genau feststellen, wieviel Geld ihr braucht und woher es kommen muß.

Wenn ihr 100 % Eigenkapital habt, also alle Sachen und alles Geld, das für die Gründung benötigt wird, euer eigen nennt, braucht ihr jetzt nur noch mit halbem Ohr hinzuhören. Diese Diskussion will ich vor allem mit denen führen, die nicht genug Eigenkapital haben. Wenn zwischen dem Kapitalbedarf und dem Eigenkapital eine Differenz besteht, muß entweder neu gerechnet werden – läßt sich der Bedarf verringern, lassen sich Anschaffungen streichen? Oder das, was an Eigenkapital fehlt, muß durch Fremdkapital ersetzt werden.

Juliana: Ich habe einen Kapitalbedarf von 25.000 Euro errechnet, mein Eigenkapital beträgt 15.000 Euro. Ich habe bisher gelernt[1], daß das eine gesunde Finanzierung ist. Meine Bank will mir kein Existenzgründungsdarlehen in dieser Höhe vermitteln, die Summe ist ihr zu gering. Du meinst also, ich sollte meinen Bedarf noch herunterrechnen? Oder soll ich mir woanders Geld leihen?

Marie: Nicht nur herunter*rechnen,* er müßte nicht nur auf dem Papier, sondern auch tatsächlich sinken. Am besten machst du beides: Du senkst deine Kosten real und überlegst außerdem, ob du nicht statt bei der Bank bei einer Freundin oder bei Verwandten Geld leihen kannst.

---

1   S. Kapitel „Planen und Rechnen".

1. Privatdarlehen

Wir betrachten zuerst die Möglichkeit, privat Geld zu leihen, und werfen dann einen Blick auf die öffentlich geförderten Bankkredite, die, ich sage es gleich, für euch nicht leicht zu bekommen sein werden. Erstens ist euer Kapitalbedarf nach den Maßstäben einer Bank gering. Zum anderen sind Heilpraxen nicht gerade die Art Unternehmen, bei der Bankmenschen das Wasser im Mund zusammenläuft.

Juliana: Wenn mir meine Eltern eine größere Summe leihen, die ich so lange behalten kann, wie ich sie brauche, ist das Eigen- oder Fremdkapital?

Marie: Das kommt darauf an, wie deine Eltern das meinen. Geld, das du behalten darfst, ist Eigenkapital, was du zurückgeben mußt, ist Fremdkapital. Aber wenn du Familiendarlehen bekommst, wollen wir uns nicht in begrifflichen Haarspaltereien verlieren. Wichtig ist, daß und wie du mit dem Geld rechnen kannst.

Sophie: Ich habe ganz konkret das Angebot von einer Freundin, mir für die Gründung mit einem Darlehen von 6.000 Euro zu helfen. Soll ich das annehmen?

Marie: Es gibt einige wichtige Grundsätze, die ihr mit den Darlehensgeberinnen schriftlich in einem Vertrag festhalten solltet.

Der wichtigste Punkt ist die Dauer, die **Laufzeit des Darlehens**. Wenn dir jemand Geld in Höhe von 8.000 Euro anbietet und es nach zwei Jahren zurückhaben will, solltest du ablehnen. Du kannst dir ja sehr leicht mit Hilfe der Kostenrechnung aus dem vorigen Kapitel errechnen, ob dein Unternehmen eine solche Belastung vertragen könnte. Höchstwahrscheinlich wirst du feststellen, daß du nicht in zwei Jahren soviel Geld für eine Rückzahlung erwirtschaften kannst.

Du könntest das Darlehen also nur annehmen, wenn du sicher bist, in dieser Zeit noch aus anderen Quellen Geld zu bekommen, eine Erbschaft, ein Geschenk oder ein weiteres Darlehen, mit dem du das alte ablösen kannst.

Schauen wir uns einmal an, wie ein Vertrag zwischen dir und deiner Freundin aussehen könnte.

Sophie: Ist ein schriftlicher Vertrag erforderlich?

Marie: Rechtlich nicht, doch ist es zweckmäßig, und wenn es um Geld geht, unbedingt zu empfehlen, die Vereinbarungen schriftlich festzuhalten. Es ist doch so, daß Geldgeschäfte unter Freundinnen oft beiden Seiten etwas unangenehm sind. Das führt dazu, daß wichtige Absprachen übergangen werden. Eine schriftliche Vertragsvorlage erleichtert das Gespräch über ein Darlehen und schafft Klarheit. Vergeßt bitte nicht, daß diejenigen, die euch etwas leihen, tatsächlich das Risiko eingehen, das Geld zu verlieren.

Hier sind die wesentlichen Punkte für den schriftlichen Vertrag:
Dauer, Beginn und Ende der Laufzeit des Darlehens: Nicht unter fünf Jahren, am besten länger.

Art der Tilgung der Darlehenssumme: Es gibt hauptsächlich folgende Möglichkeiten: In Raten – dann müssen die Raten über den Zeitraum verteilt werden. Am besten für dich wäre es, wenn die ersten beiden Jahre tilgungsfrei sein könnten.

Oder der ganze Betrag wird am Ende der Laufzeit gezahlt. Das wird von Privatpersonen oft bevorzugt. Wenn du eine solche Bedingung verabredest, ist es natürlich äußerst wichtig, daß du die entsprechenden Raten zurücklegst. Denn nach fünf, sieben oder zehn Jahren hast du auch nicht gleich die gesamte Darlehenssumme auf einmal zur Hand.

Zinsen: Ihr müßt unterscheiden zwischen der Tilgung, d.h. der Rückzahlung der Darlehenssumme, und der Zahlung der Zinsen. Es ist möglich und üblich, in den ersten Jahren nicht zu tilgen, wohl aber die Zinsen zu zahlen. Zinsen sind oft ein heikles Kapitel unter Verwandten und Freundinnen. Sprich es offen an und laß dir einen Vorschlag machen.

Sophie: Du meinst, ich soll die Freundin fragen, wieviel Zinsen sie haben will?

Marie: Ja – du ersparst ihr die Peinlichkeit, das Thema von sich aus zu eröffnen. Dafür wird sie dir dankbar sein. Sie kann ja Null sagen, wenn sie will!

Zuerst die Höhe: Mehr als 5 bis 6 % solltest du für ein privates Darlehen nicht zahlen müssen. Geringere Zinsen sind natürlich noch besser. Zinsen beziehen sich laut Gesetz auf einen Jahreszeitraum. Wenn also die Freundin sagt: 5 % Zinsen – dann meint sie pro Jahr auf die jeweilige Summe, die in dem Jahr noch geschuldet wird.

Dann die **Zahlungsweise** – sie ist verschieden, je nachdem ob ihr Tilgung des Darlehens in Raten oder am Ende der Laufzeit vereinbart habt. Bei Ratenzahlung verringert sich die Darlehenssumme monatlich oder jährlich und damit auch die Bezugsgröße für die Zinsen. Verstanden?

Sophie: Ja. Wir müssen dann also jedes Jahr ausrechnen, wie hoch der Rest ist, und danach richten sich die Zinsen. Wenn ich monatlich abzahle, ändert sich das Restdarlehen monatlich. Das gibt eine Menge Rechnerei.

Marie: Es gibt Tabellen und Software für diese Berechnung. Ihr könnt aber auch eine Abkürzung wählen und einfach eine halb- oder vierteljährliche Berechnung anstellen.

Wenn die Freundin das Darlehen erst nach sieben Jahren zurückgezahlt haben möchte, ist es für dich gut, wenn du jährlich deine Zinsen zahlst. Der Grund: Die Jahreszinsen wachsen der geliehenen Summe zu, wenn sie nicht ausgezahlt werden. Das so gewachsene Kapital produziert jedes Jahr einen größeren Batzen Zinsen. Wenn ihr einen Sparvertrag bei der Bank abschließt, freut ihr euch darüber, wenn ihr euch Geld leiht, eher nicht.

Die **vorzeitige Rückzahlung** ist auch ein wichtiger Punkt. Du solltest dir jedenfalls im Vertrag die Möglichkeit sichern, das Darlehen vorzeitig zu tilgen, falls du das Geld für die Rückzahlung zur Verfügung hast, sei es, daß du besser verdienst als erwartet, sei es, daß du eine andere Quelle findest. Diese Regelung ist bei Privatpersonen meistens kein Problem. Aber wie ist es im umgekehrten Fall, wenn die Darlehensgeberin, deine Freundin, das Geld vorzeitig braucht? Das kann für dich eine brenzlige Situation bedeuten. Überleg also gut, ob du eine solche Klausel im Vertrag haben willst. Wenn die Freundin dir nur Geld leihen kann, das sie jederzeit zurückverlangen darf, falls sie es selber braucht, dann ist das eine zu wackelige Grundlage für deine Praxis.

Wenn du das Darlehen unbedingt brauchst und sie eine solche Klausel nur für den Fall wünscht, daß in ihrem Leben eine Notlage eintritt, so mußt du dir wenigstens eine längere Kündigungsfrist ausbedingen, in der du dich nach einem anderen Kredit umsehen kannst. Denn deine Situation ist die: Sie gibt dir 8000 Euro, und du investierst das Geld. Es liegt nicht auf einem Sparkonto herum, sondern steckt in deiner Praxiseinrichtung. Eine dreimonatige Frist für die vorzeitige Kündigung ist das mindeste, was du brauchst, um dich abzusichern.

Juliana: Ich habe noch einen Punkt nachzutragen, der beim Vertragsabschluß besprochen werden soll: **Verschwiegenheit**. Für beide Seiten kann es von großer Wichtigkeit sein, daß über dieses Darlehen nicht mit anderen geredet wird.

Marie: Das ist eine sehr gute Idee. Es gibt noch einige Überlegungen außerhalb des schriftlichen Vertrags.

Werden damit **Erwartungen** verbunden, z.B. Dankbarkeit oder Parteinahme in einem Familienstreit? Die Möglichkeiten sind vielfältig.

Wieviel **Kontrolle** wird die Darlehensgeberin ausüben wollen – wie offen oder wie verdeckt?

Wer Geld verleiht, hat oft strikte oder auch nur diffuse Vorstellungen davon, wie die Darlehensnehmerin nunmehr ihr Leben gestalten soll, um das Geld wieder hereinzuwirtschaften, und sie wird diese Vorstellungen auch irgendwie artikulieren. Da die meisten Menschen in unserer Kultur nicht gelernt haben, über das Tabuthema Geld offen oder mit Humor zu reden, kommen diese Kontrollwünsche eher verschroben ans Licht. Wird die Freundin irritiert sein, wenn du bald nach der Praxiseröffnung Urlaub auf Kreta machst, während sie meint, sich das nicht leisten zu können, und wie wird sie diese Irritation zum Ausdruck bringen? Wird sie die Augenbrauen heben und eine spitze Bemerkung machen, wenn du in einem teuren Mantel daherkommst? Wird sie anderen gegenüber ihre Besorgnis kundtun, ob du wohl zurechtkommst? Wird sie dich oft fragen, wie denn die Praxis läuft?

Sophie: Meine Eltern haben mir eingetrichtert, niemals Freunden Geld zu leihen – nun soll ich mir etwas von einer Freundin leihen?

Marie: Leihen und Verleihen, Geben und Nehmen gehört wie jede Art der Unterstützung zur Kultur; wir sollten es lernen – zuerst unter Freundinnen.

Darlehensvertrag

Lilly Müller, Rosenweg 4711, Glücksburg,   verleiht an
Sophie Engel, Mondstr. 17, München,   7.000 €

- Das Darlehen wird in bar übergeben am 17.10.2007 in €.
- Rückzahlung: Die gesamte Summe wird fällig am 31.12.2012 in €.
- Zinsen: Sophie zahlt im Dezember eines jeden Jahres 4 % der Darlehenssumme an Lilly. Die Zinszahlung wird quittiert. (Oder: Lilly erhält pro Jahr sechs Jin Shin Do-Behandlungen kostenlos.)
- Vorzeitige Rückzahlung: Ist für Sophie jederzeit möglich. Lilly kann das Darlehen nur im Fall einer Notlage vorzeitig kündigen, in diesem Fall dürfen zwischen der Kündigung des Darlehens und der Rückzahlung 3 volle Monate liegen.
- Beide Vertragspartnerinnen bewahren anderen gegenüber Stillschweigen über diese Vereinbarung.

Glücksburg, den 17.10.2007   Darlehen erhalten

Unterschrift Lilly Müller   Unterschrift Sophie Engel

2. Der Bankkredit

Marie: Welche von euch hat eine **Hausbank**?

Juliana: Ich habe eine Bank. Daß sie zur „Hausbank" avanciert, wenn ich einen Kredit aufnehmen will, weiß ich erst jetzt.

Hannah: So seltsam es klingt, meine Bank hat mein abenteuerliches Leben immer unterstützt und ist auch jetzt wieder bereit, mir für den Aufbau und die Erweiterung meines Unternehmens – Praxis kann ich als Geistheilerin ja wohl nicht sagen – einen Kredit zu geben.

Marie: Wieviel Geld brauchst du?

Hannah: Ich habe 3.500 Euro als Bedarf an Fremdkapital errechnet, will aber lieber etwas höher gehen, da ich die Liquiditätsreserve aufstocken möchte.

Marie: Da spricht die gelernte Bankkauffrau – und dein gutes Verhältnis mit der Bank hat sicher damit zu tun, daß du den Laden von innen kennst. Dann erzähl doch mal Juliana, die bislang kein Glück hatte, was sie beim Umgang mit Banken zu beachten hat.

Hannah: Zuerst: Mach telefonisch einen Termin und nenn die Kreditsumme, damit du auch mit der zuständigen Person sprichst.

Dann: Geh immer gut vorbereitet zu einer Bank. Deine Unternehmensidee sollte nicht nur im Kopf parat sein, sondern auch in einem schriftlichen Exposé mit einer Kosten- und Einnahmenplanung für drei Jahre. Die Bank ist nicht zuständig für Unternehmensberatung, sie erwartet, daß du dein Konzept vorlegst und ein Gespräch darüber führen kannst. Erzähl nicht die Geschichte deines Lebens, sondern die Zukunft deiner Praxis. Versuch, die Aufmerksamkeit deines Gegenübers wirklich zu fesseln. Ich würde jeder raten, vor dem Gang zur Bank zuerst eine andere Beratung einzuholen. Viele öffentlichen Stellen geben kostenlose Finanzierungsberatungen, z.B. das Wirtschaftsförderamt der Gemeinde oder des Kreises, eine Regionalstelle Frau & Beruf, die IHK.[2] Diese Stellen geben Informationsmaterial heraus. Das hat zwei Vorteile: Du weißt Bescheid, das macht beim Bankgespräch einen guten Eindruck – und umgekehrt kannst du auch beurteilen, ob dein Gegenüber bei der Bank dich vollständig und korrekt informiert.

Wenn du den Eindruck gewinnst, du weißt mehr als deine Gesprächspartnerin oder dein Gesprächspartner, dann wechsle lieber die Zweigstelle, geh zur Hauptstelle oder zu einer anderen Bank. Es hat keinen Zweck, mit Leuten zu reden, die von der Sache nichts verstehen.

Nehmen wir an, du gehst zuerst zum Wirtschaftsförderamt. Dort wirst du folgendes erfahren.

---

2 Bei diesen Stellen wirst du auch auf die Leistungen des RKW – Rationalisierungs- und Innovationszentrum der deutschen Wirtschaft – aufmerksam gemacht. Über das RKW werden u.a. Beratungszuschüsse vergeben. Die Adressen in den Ländern findet ihr in allen Informationsbroschüren und im Internet.

Existenzgründungskredite

Deine Hausbank will am liebsten ihr eigenes Geld verleihen, das ist ihr Geschäft. Wenn du zur Bank gehst, denkst du wahrscheinlich an Kredite, die deine Hausbank nur vermittelt. Diese Geldtöpfe werden verwaltet von der KfW Mittelstandsbank[3] und den Investitionsbanken der Länder. Die werden nicht deine direkten Vertragspartnerinnen, haben aber Beratungsstellen, die kostenlos über die aktuellen Kreditbedingungen informieren. Nutze diesen Service! Die Geldmittel, die von den genannten Banken verwaltet und verliehen werden, sind mit öffentlichen Mitteln gefördert. Daher sind die Bedingungen – Laufzeit und Zinsen – überwiegend günstiger als die Hausbankkredite. Du wirst also mit deiner Bank über öffentlich geförderte Kredite reden wollen. Die Kreditbedingungen bekommst du außer bei den genannten Banken auch bei jedem Wirtschaftsförderamt, IHK usw. Da sich die Konditionen schneller ändern als dieses Buch, verzichte ich darauf, sie aufzuführen.

Es ist aber wichtig, daß du weißt, warum sich deine Hausbank nicht darum reißt, dir einen solchen Kredit zu vermitteln:
1. Die Provision, die die Hausbank für die Vermittlung eines Existenzgründungskredits erhält, ist gemessen am Verwaltungsaufwand gering. Je größer der Kredit, um so eher lohnt die Vermittlung. Erfahrungen zeigen, daß unter 25.000 Euro Kreditsumme selten das Interesse einer Bank geweckt werden kann.
2. Wenn du den Kredit nicht zurückzahlen kannst, haftet die Hausbank für deine Schulden. Daher wird sie genau prüfen, welches Risiko sie mit dir eingeht. In etlichen Krediten ist eine Haftungsentlastung der Hausbank vorgesehen, das kostet aber Geld und erhöht die Zinsen.

Zurück zu deinem Gespräch bei der Bank. Du hast dir die geltenden Kreditbedingungen bei einer Beratung erläutern lassen. Nun kannst du deiner Hausbank gezielte Fragen stellen. Wenn sie sagt, ein öffentlich geförderter Existenzgründungskredit käme für dich nicht in Frage, und dir stattdessen einen günstigen Hausbankkredit anbietet – so prüfe dieses Angebot sorgfältig.

Erstens: Frag nach, warum der Existenzgründungskredit nicht

---

3 Beratungszentren: Ludwig-Erhard-Platz 1-3, 53179 Bonn; Charlottenstr. 33, 33a, 14163 Berlin; Bockenheimer Landstr. 104, 60235 Frankfurt a.M.; Infocenter: 01801-241124.

in Frage kommt. Gibt es objektive Gründe, passen die Bedingungen nicht zu deinem Konzept? Läßt sich da etwas ändern? **Zweitens**: Es mag sein, daß der Hausbankkredit wirklich nicht so schlecht ist. Gerade bei kleineren Summen und relativ kurzen Laufzeiten kann es attraktiv sein, schneller und unbürokratischer zu einem Kredit zu kommen, der nur unwesentlich teurer ist.

Drittens: Die Bank will einfach deinen Kreditantrag nicht weiterleiten, weil ihr die Kreditsumme zu gering und dein Unternehmen zu unsicher ist. Das sollen sie dir klipp und klar sagen.

Juliana: Habe ich keinen Anspruch auf diese Kredite?

Hannah: Nein, die Bank ist frei in ihrer Entscheidung. Versuch's bei einer anderen Bank, doch die Aussichten für unseren Berufsstand sind nicht großartig. Du mußt überlegen, was die Hausbank davon hat, dir einen Kredit zu vermitteln. Eine erfolgreiche Unternehmerin hat viele Bewegungen auf ihrem Konto. Es geht Geld ein, das die Bank dann zur Verfügung hat. Sie räumt der Unternehmerin einen Dispositionskredit (Kontokorrent) ein, damit diese ihr Konto überziehen kann, dafür erhält die Bank hohe Zinsen. Eine Heilpraktikerin oder Therapeutin, die vielleicht die meisten Geschäfte bar abwickelt, ist für die Bank wenig interessant.

Marie: Lies dir nun noch einmal das Kapitel „Planen und Rechnen" durch. Dort habe ich beschrieben, wie deine Begeisterung andere überzeugen kann, dich zu fördern. Auch bei Banken sitzen Menschen, du kannst sie berühren, bewegen, anziehen, interessieren. Das Bankgespräch ist immer ein wichtiger Moment in der Unternehmensgründung. Ihr kennt alle auch spirituelle Methoden, die nicht nur für eure KundInnen gut sind? Die Astrologie kann einen guten Zeitpunkt finden, Rituale oder Reiki die Energie ausrichten.

Hannah: Vielleicht sollte ich mich darauf spezialisieren, Unternehmerinnen spirituell auf Bankverhandlungen vorzubereiten.

Marie: Das ist eine echte Marktlücke.

3. Beratung

Juliana: Anscheinend gibt es viel Beratung für Existenzgründerinnen umsonst. Wovon lebt eigentlich eine Unternehmensberaterin?

Marie: Es gibt auch viele Gesundheitstips umsonst, und dennoch werden Naturheilpraxen und Therapeutinnen gebraucht. Holt euch soviel kostenlosen Rat, wie ihr kriegen könnt. Wenn ihr danach noch eine Spezialberatung braucht, wendet euch an ein Büro, das euch empfohlen wurde. Spezialberatung kann erforderlich sein in Marketing, Konzeptentwicklung, Planung – oder ihr sucht einfach Hilfe, um die ganze Sache selbst besser durchschauen und umsetzen zu können.

Sophie: Wie finde ich die optimale Beraterin?

Marie: Sie sitzt vor dir. Dieser Satz war Anschauungsunterricht in unerschrockenem Marketing. Aber von mir einmal abgesehen, Unternehmensberatungen sind meistens spezialisiert. Es hat wenig Zweck, dich von einem Büro beraten zu lassen, in dem sich die Beraterinnen nicht mit den Besonderheiten von Therapie- und Heilpraxen auskennen oder spirituelle Heilweisen für Unfug halten. Das kannst du erfragen. Dafür gibt es zwei Möglichkeiten:

1. Du wendest dich an eine der erwähnten öffentlichen Stellen. Du fragst Kolleginnen oder deinen Berufs- oder Fachverband.
2. Sowohl die Unternehmensberaterin als auch die öffentlichen Stellen werden dich aufklären, ob es in deinem Bundesland Landeszuschüsse für eine Existenzgründungsberatung gibt.
3. Du besuchst zuerst ein Existenzgründungsseminar, am besten eines speziell für Heilerinnen und Therapeutinnen. Wenn dann noch Informationsbedarf besteht, suchst du dir eine Beraterin.[4]

---

4 Unser Seminarprogramm schicken wir gern zu: Geld & Rosen, Münstereifeler Str. 9–13, 53879 Euskirchen, www.geld-und-rosen.de.

I. Grundsätzliches zu Steuern

1. Einkommensteuer

Marie: Ich möchte euch gern das Gefühl nehmen, die Steuer sei ein Martyrium, das euch das Leben vergällt. Wer über Steuern stöhnt, hat gut verdient. Solange eure Praxen klein sind und die Einnahmen gering, die Investitionen aber beträchtlich, wird euch keine Steuerlast drücken. Die Steuererklärung selbst und ihre Vorbereitung, die Buchführung, bedeuten natürlich Arbeit – aber für eine Kleinunternehmerin auch keine große Hürde. Wenn ihr eure Belege übers Jahr ordentlich sammelt und abheftet, kostet euch die Steuererklärung einen Nachmittag im Mai. Ende Mai ist Abgabetermin. Eine Verlängerung bis Ende September ist grundsätzlich auf Antrag möglich, aber nehmt euch den ersten Termin als Ziel, dann seid ihr diese Last für den Rest des Jahres los.

Angie: Mein Mann und ich haben eine Steuerberaterin.

Marie: Wenn du verheiratet bist, Kinder hast, ein Haus gekauft, ist es sinnvoll, eine Steuerberaterin hinzuzuziehen. Für diejenigen unter euch aber, die ohne eine steuerlich relevante Familie sind, ist die Sache weniger schwierig. Sie können ihre Steuererklärung selber machen und sollten es auch tun. Das hat nicht nur den Vorteil, daß ihr Geld spart, es geht vor allem darum, einen guten Durchblick durch den eigenen Betrieb zu haben und über dessen wirtschaftliche Lage Bescheid zu wissen.

Die Einzelunternehmerin schuldet dem Finanzamt die Einkommensteuer in ihrer Eigenschaft als Privatperson. Alle ihre Einkünfte werden zusammengezählt: aus abhängiger Beschäftigung, Kapitalerträgen, Vermietung und schließlich aus ihrem eigenen Betrieb, sei es ein Gewerbebetrieb oder ein Freier Beruf. Mit diesem Teil der Steuererklärung beschäftigen wir uns jetzt in aller Kürze.

Grundlage der Besteuerung ist der **Überschuß**, der sich ergibt, wenn die Selbständige die Ausgaben und die Einnahmen einander gegenüberstellt. Der Überschuß errechnet sich aus den Einnahmen abzüglich aller Betriebsausgaben. Einnahmen minus Ausgaben ergibt den Überschuß.

Lisa: Bei der Gegenüberstellung muß ja nicht unbedingt ein Überschuß herauskommen. Wenn ich mehr Ausgaben hatte als Einnahmen, was dann?

Marie: Richtig, dann hast du einen **Verlust**, auch Negativeinkommen genannt. Wenn du noch andere zu versteuernde Einkünfte hast, kann der Verlust aus deiner Praxis deine Steuerlast mindern. Das gilt auch für die gemeinsame Steuererklärung der Ehepaare.

Angie: Das ist ja praktisch. Wenn ich also jahrelang Verlust mache, sparen wir als Familie Steuern?

Marie: Das geht nur, solange das Finanzamt dir glaubt, daß du ernsthaft mit deiner Praxis Gewinn erwirtschaften willst. Bei der zweiten, spätestens bei der dritten Steuererklärung mit Verlust aus deiner Praxis wird diese als Liebhaberei eingestuft, und du mußt erst einen Überschuß erwirtschaften, bevor du die Ausgaben wieder steuermindernd geltend machen darfst.

2. Die Steuererklärung

Lisa: Wie sieht die Einnahmen-Überschußrechnung aus?

Marie: Die Steuererklärung wird für das vergangene Kalenderjahr abgegeben. Ihr kennt alle das Formular noch aus den Zeiten, da ihr einen Einkommensteuerjahresausgleich beantragt habt. Für eure selbständige Tätigkeit füllt ihr die „Anlage GSE" aus. Ihr tragt dort euren Überschuß – oder den Verlust – unter „Einnahmen aus beruflicher oder betrieblicher Tätigkeit" ein.

Selbstverständlich können auch Selbständige weiterhin die privaten Ausgaben steuermindernd angeben, die ihr aus abhängiger Beschäftigung kennt: Vorsorgeaufwendungen wie Versicherungen, Spenden, außergewöhnliche Belastungen usw.

Einige Wochen nach der Abgabe der Steuererklärung kommt der Einkommensteuerbescheid vom Finanzamt. Wenn dein zu versteuerndes Einkommen über dem jährlichen Grundfreibetrag (7.664 Euro für Ledige, 15.328 Euro für Ehepaare) liegt, wirst du zu einer Steuervorauszahlung veranlagt. Das heißt, du mußt pro Quartal eine Rate Einkommensteuer im voraus bezahlen.

3. Umsatzsteuer
1. Befreiung für Heilberufe

Lisa: Und die Mehrwertsteuer?

Marie: Die Mehrwertsteuer heißt auch Umsatzsteuer und ist im Umsatzsteuergesetz (UStG) geregelt. Diese Steuer wird auf alle Lieferungen und Leistungen erhoben und an das Finanzamt abgeführt. Es gibt allerdings einige Ausnahmen. Nach § 4 Nr. 14 UStG sind die Umsätze aus der Tätigkeit als Heilpraktikerin oder einer ähnlichen heilberuflichen Tätigkeit im Sinne des § 18 EStG umsatzsteuerfrei. Das heißt: Auf euren Rechnungen weist ihr keine Umsatzsteuer aus. Das gilt auch für Juliana als Psychotherapeutin.

Hannah: Und was gilt für mich, die Heilerin ohne Prüfung?

Marie: Du bist umsatzsteuerpflichtig. § 14 Nr. 4 UStG nimmt solche Dienstleistungen von der Umsatzsteuerpflicht aus, die regelmäßig von den gesetzlichen Krankenkassen erstattet werden, damit das Gesundheitssystem nicht durch die Umsatzsteuer belastet wird. Dieser Gedanke trifft auf deine Leistungen nicht zu. Allerdings erstatten die gesetzlichen Krankenkassen auch die Kosten von Heilpraktikerinnen nur selten, aber diese Berufsgruppe steht nun mal im Gesetz.

2. Regelung für Kleinunternehmerinnen

Es gibt eine wichtige **Ausnahme**, die für dich und viele Heilerinnen zutreffen könnte, solange eure Praxen „Kleinunternehmen" sind.

---

§ 19 UStG Besteuerung der Kleinunternehmer
(1) Die... Umsatzsteuer... wird... nicht erhoben, wenn der... Umsatz zuzüglich der darauf entfallenden Steuer im vorangegangenen Kalenderjahr 17.500 Euro nicht überstiegen hat und im laufenden Kalenderjahr 50.000 Euro voraussichtlich nicht übersteigen wird.

Dieser Betrag wird alle paar Jahre erhöht.

Lisa: Was heißt eigentlich „Umsatz" genau?

Marie: Umsatz ist der Ertrag, alles, was du einnimmst, weil du eine Leistung erbracht hast – ungeachtet der Ausgaben, die du gemacht hast, um die Einnahme zu erzielen. Einnahmen, die nicht auf deiner Leistung beruhen, gehören nicht zum Umsatz. Was könnte das sein? Beispielsweise Verletztengeld, das du aufgrund eines Arbeitsunfalls von der Berufsgenossenschaft beziehst.

Hannah: Bis jetzt liegt mein Umsatz noch unter 17.500 Euro. Ich bin also Kleinunternehmerin. Ich hoffe aber, daß ich bald über diese Grenze komme. Wenn ich umsatzsteuerpflichtig werde, werden meine Leistungen um 19 % teurer, das ist ungünstig für mein Geschäft.

Marie: Allerdings hast du dann den Vorteil, vorsteuerabzugsberechtigt zu sein. Hannah und Lisa wissen wahrscheinlich aufgrund ihrer Ausbildungen als Bankkauffrau und Buchhändlerin, was das heißt, für die anderen erkläre ich es hier.

3. Vorsteuerabzug

Die Umsatzsteuer hat noch zwei weitere Namen. Sie heißt Mehrwertsteuer, wenn die Unternehmerin sie **einnimmt**. Und Vorsteuer, wenn sie sie beim Einkauf für ihren Betrieb **ausgibt**.

Wenn du umsatzsteuerpflichtig bist, errechnest du die Mehrwertsteuer, die du eingenommen hast. Außerdem errechnest du die Umsatzsteuer, die du bezahlt hast, wenn du Ausgaben für deine Praxis tätigst. Jetzt heißt die Umsatzsteuer „Vorsteuer". Diese Vorsteuer kannst du mit der von dir eingenommenen Mehrwertsteuer verrechnen. Dem Finanzamt zahlst du nur die Differenz. Wenn du mehr Vorsteuer bezahlt hast, als du Umsatzsteuer eingenommen hast, so erstattet das Finanzamt dir die Differenz. Das ist ein wunderbarer Anreiz zum Investieren!

Nehmen wir an, Hannah ist umsatzsteuerpflichtig, weil ihr Umsatz im Vorjahr 17.500 Euro überstiegen hat. Sie schreibt im ersten Quartal Rechnungen und Quittungen mit einem Bruttoertrag von 3.500 Euro. Darin enthalten sind 19 % USt. Wir rechnen aus diesen 3.500 Euro die 19 % MwSt. heraus mit der Formel:

$$\frac{3.500 \times 19}{119} = 558,82 \; €$$ Das ist der Mehrwertsteuerbetrag, der in den Bruttoeinnahmen enthalten ist.

Diese vereinnahmte Umsatzsteuer = Mehrwertsteuer steht dem Finanzamt zu. Hannah führt diesen Betrag nun nicht gleich ans Finanzamt ab, sondern vergleicht und verrechnet ihn mit der Vorsteuer, die sie gezahlt hat. Hannah ist „vorsteuerabzugsberechtigt". Nehmen wir an, Hannah hat in diesem Quartal betriebsbedingte Ausgaben für Yogamatten, Software, Renovierung und Werbematerial in Höhe von brutto 4.700 Euro. Darin sind enthalten 19 % Vorsteuer, die sie an andere Unternehmerinnen gezahlt hat, das sind 750,42 Euro. Diese Vorsteuer wird nun verrechnet mit der eingenommenen Mehrwertsteuer.

Hannah hat mehr Vorsteuer ausgegeben, als sie Mehrwertsteuer eingenommen hat.

588,82 Euro Mehrwertsteuer minus 750,42 Euro Vorsteuer ergibt 191,60 Euro Umsatzsteuer. Diese Differenz kriegt sie nach der Abrechnung vom Finanzamt auf ihr Konto überwiesen. Eine einfache Formel bringt es auf den Punkt:

Umsatzsteuer = Mehrwertsteuer minus Vorsteuer

Dieses System soll die Unternehmen investitionsfreudig stimmen. Wenn du viel für deinen Betrieb einkaufst und viel Vorsteuer zahlst, bekommst du was zurück, damit du noch mehr Spaß beim Einkaufen und Investieren hast. Das ist gut für die Wirtschaft.

Die Vorsteuerabzugsberechtigung versüßt dir, Hannah, deine Umsatzsteuerpflicht. Der Effekt ist, daß du als Unternehmerin nunmehr umsatzsteuerfrei einkaufst. Das hast du den Heilpraktikerinnen und Psychotherapeutinnen voraus.

Lisa: Und wieso bin ich nicht vorsteuerabzugsberechtigt?

Marie: Du bist nicht umsatzsteuerpflichtig. § 4 Nr. 14 UStG befreit dich davon. Beides gehört zusammen. Aber deine Vorteile sind größer. Deine Buchhaltung ist um vieles einfacher, du brauchst keine Umsatzsteuererklärung zu machen, deine Leistungen sind für deine Kundschaft um 19 % billiger als ähnliche Leistungen, die Hannah erbringt.

Zum Thema Steuererklärung geht es weiter auf S. 205. Die Buchführung ist die Vorbereitung der Steuererklärung. Zugleich verschafft sie einen Überblick über die geschäftliche Situation.

II. Buchführung

1. Die Ablage

Marie: Schon wenn ihr eure Praxis plant, könnt ihr eine Gedankenverbindung zur Steuererklärung herstellen. Denn Kosten für die Planung werden recht früh anfallen – ein Existenzgründungskurs, eine Beratung, Fahrtkosten für die Besichtigung von Räumen, erste Anschaffungen. Das alles sind bereits Betriebskosten, wenn ihr sie dazu macht. Das geschieht, indem ihr die Belege sammelt und diese Ausgaben im selben Jahr mit eurer Steuererklärung als vorweggenommene Betriebskosten geltend macht, auch wenn ihr die Praxis erst im nächsten oder übernächsten Jahr eröffnen wollt. Wer Belege für die Steuererklärung sammelt, braucht eine Ablage. Das ist keine Plastikhülle, das ist ein Ordner (s. unten).

Nun ist die Praxis angemeldet, und ihr gebt die ersten offiziellen Behandlungen, schon habt ihr **Einnahmen**, die dokumentiert werden müssen.

Zwei Fragen werdet ihr klären wollen:

1. Was muß ich wie aufzeichnen, welche Belege muß ich sammeln, und wie ordne ich diese am zweckmäßigsten?

2. Wie errechne ich den **zu versteuernden Gewinn** für die Einkommensteuererklärung?

Die gesetzlichen Mindestanforderungen

Nach § 4 Abs. 3 EStG könnt ihr als Heilpraktikerinnen, Heilerinnen und Therapeutinnen eine Einfache Buchhaltung machen. Dazu reicht es, wenn ihr alle Einnahmen und alle Ausgaben dokumentiert und die dazugehörigen Belege sammelt.

Einnahmenbelege sind Rechnungen, Quittungen, Kassenbuch oder Kassenbelege für Bareinnahmen.

Ihr könnt euch ein Kassenbuch kaufen, ihr könnt aber auch jede Bareinnahme auf einem Stück Papier notieren. Die meisten PatientInnen werden eine Rechnung oder wenigstens eine Quittung haben wollen. Einige werden aber auch keinen Beleg brauchen. Dann reicht eine Notiz in eurem Kalender oder auf einem Zettel: „Von Frau Müller am 8.8.2007 35 Euro für eine Ernährungsberatung."

Ausgabenbelege sind alle Belege, auf denen dokumentiert ist, daß ihr Waren oder Leistungen für euren Betrieb eingekauft habt:

Rechnungen, Quittungen mit allen erforderlichen Angaben darauf: Datum, Bezeichnung der Ware oder Leistung, Betrag, Mehrwertsteuer, Name der Ausstellerin.[1]

Wichtig ist die Ordnung der Belege. Es reicht schon, wenn ihr alle Belege ordentlich sortiert abgelegt habt und sie am Jahresende addiert, so daß aus den Additionen eine Einnahmen-Überschußaufstellung gemacht werden kann. Mit ordentlich sortiert ist gemeint, daß alle Belege lückenlos chronologisch, d.h. nach Datum geordnet sind. Am einfachsten ist das in einem Ordner, bei dem man mit dem 1.1. eines Jahres beginnt, der letzte Beleg könnte dann vom 31.12. dieses Jahres sein.

Lisa: Aber wenn ich nur nach Datum sortiere, sind die Einnahmen- und Ausgabenbelege durcheinander, und ich habe keinen Überblick. Und was ist, wenn mir Belege verloren gehen?

Marie: Ich habe euch bisher nur die Mindestanforderungen genannt, die das Finanzamt an euch stellt. Eine klare und zweckmäßige Buchführung sieht anders aus. Das entwickeln wir gleich.

Zum zweiten Teil deiner Frage. Wenn dir ein Beleg verloren gegangen ist, kannst du einen **Ersatzbeleg** anfertigen und in die Buchhaltung nehmen. Er muß alle Angaben enthalten, die der Ursprungsbeleg auch hätte haben müssen:

• Name und Adresse der Firma, bei der du gekauft hast;
• die Sache oder Leistung, die bezahlt wurde (z.B. Buchtitel, Beratungsinhalt), und der Steuersatz, wenn du vorsteuerabzugsberechtigt bist;
• Ort, Datum und Unterschrift der Person, die das Geld bekommen hat; die Unterschrift auf dem Ersatzbeleg wird durch deine Unterschrift ersetzt;
• Bezeichnung als „Ersatzbeleg".

2. Eine einfache, übersichtliche Ablage

Schon hier trennen sich die Wege zwischen denen, die ihre Buchhaltung per Hand machen wollen – das ist im Zeitalter der neuen Technologien durchaus noch erlaubt –, und denen, die per EDV weiterarbeiten. Da die EDV-Buchhaltungsprogramme mittlerweile besser geworden sind, rate ich euch nach einer Anlaufzeit zu die-

1 S. dazu S. 214f.

sem Weg. Ihr spart auf die Dauer Zeit und Energie, und wer weiß, vielleicht macht es euch sogar Spaß!

Falls ihr euch entscheidet, die **Buchführung per Hand** zu machen, ist es das günstigste, den Ordner mit den Belegen zu unterteilen nach AUSGABEARTEN und EINNAHMEARTEN. Dabei ist unwichtig, ob das Geld bar oder über die Bank geflossen ist. Innerhalb der Einnahme- und Ausgabearten wird nach Datum sortiert.

Das geht so: Ihr trennt nicht einfach Ausgaben und Einnahmen, sondern schafft für beides Untergliederungen. Dabei richtet ihr euch danach, was ihr gern im Überblick haben wollt. Ihr fragt: Was will ich wissen? Welche unterschiedlichen Einnahmen und Ausgaben will ich getrennt von den anderen erfassen?

Ausgabenarten	Einnahmearten	Entnahme/Einlage
Praxisverwaltung	Ernährungsberatung	
(Telefon, Miete,	Lymphdrainage	
Nebenkosten)	Homöopathie	
Fortbildung	Ritualkurse	
Seminarmaterial	Gruppentherapie	Abschreibung für
Praxisbedarf	Vorträge	Anlagegüter
Reisekosten	Verkauf	
Einkauf Weizengras		

Eine solche Ausgaben- oder Einnahmenart nennt man ein **Konto** – nicht zu verwechseln mit dem Konto bei der Bank. Ihr richtet also mit den Trennblättern Buchhaltungskonten ein.

Wenn ihr eine sinnvolle Unterteilung sucht, könnt ihr euch an die Kalkulation anlehnen, die Planung der Kosten und Einnahmen, die ihr schon gemacht habt.[2] Ihr müßt sie nur noch sinnvoll bündeln unter einer Überschrift, dem Konto. Buchhaltung ist eben nicht nur für das Finanzamt, sondern vor allem für euren Durchblick und eure Planung wichtig.

Hinter das Trennblatt wird ein Blatt geheftet, auf dem ihr die Belege auflistet, „verbucht". Dieses Blatt gibt es als Vordruck im Schreibwarenhandel (sog. Kolonnenbücher). So könnt ihr jederzeit nachschauen, wie euer Laden läuft. Wollt ihr wissen, wieviel ihr

2 S. Kapitel „Planen und Rechnen" S. 170 f.

bis September für homöopathische Behandlungen eingenommen habt, schlagt ihr das entsprechende Konto auf. Interessiert es euch, wieviel ihr für Seminarmaterial oder Werbung bezahlt habt, gibt es auch dafür den aktuellen Stand auf einem Blatt. Auch die Privatentnahme und die Einlagen (s.u.) verwaltet ihr auf einem Kontenblatt, so habt ihr immer eine Übersicht darüber, wieviel euch die Praxis eingebracht oder gekostet hat. Wenn eine Seite voll ist, rechnet ihr die Summe aus und bucht auf dem nächsten Blatt mit einem Übertrag weiter. Am Ende des Jahres errechnet ihr die Summen aus allen Kontenblättern. Damit habt ihr die Grundlage für euren Jahresabschluß, eine Einnahmen-Überschußrechnung (siehe S. 205).

Juliana: Und wo landen die Bankauszüge?

Marie: Die Bankauszüge werden bei dieser Ordnung in einem gesonderten Ordner abgeheftet. Damit ihr immer wißt, welche Rechnung zu welchem Auszug gehört, solltet ihr auf den Bankauszügen vermerken, was die Zahlung bedeutet, und auf dem Beleg die Nummer des Bankauszugs, der sich darauf bezieht.

3. Buchhaltung per EDV

Die Vorbereitung einer EDV-Buchhaltung[3] sieht etwas anders aus. Da eure SteuerberaterInnen auch mit EDV arbeiten, gelten dieselben Grundsätze, wenn ihr eure Buchhaltung einem Steuerbüro gebt.

Hier ist eine andere Trennung sinnvoll – die Trennung nach baren und unbaren Vorgängen, nach KASSE und BANK. Ihr werdet also den Ordner mit einem Trennblatt trennen, um eine Unterteilung zu haben für alle Zahlungen und Eingänge, die über die Bank gelaufen sind, und alle Vorgänge, bei denen Bargeld geflossen ist. Die Kontoauszüge, die ihr von der Bank erhaltet, werden zwischen die Belege in der Abteilung BANK geheftet, die zum jeweiligen Kontoauszug gehören.

Nun sind, wie Lisa richtig bemerkt hat, immer noch Einnahmen und Ausgaben durcheinander, jetzt aber sortiert nach KASSE und BANK und nach dem Datum. In der Unterteilung BANK gibt es zusätzlich noch die Bankauszüge zwischen den Belegen.

3   Hinweise auf einfache Buchhaltungsprogramme im Literaturverzeichnis.

Ihr trennt hier also nicht nach Einnahmen und Ausgaben – statt dessen nach **bar** und **unbar**. Das liegt am Eingabesystem der EDV. Die Buchhaltungskonten, wie ich sie euch beschrieben habe, werden erst im EDV-Programm angelegt, nicht im Ablageordner. Da sortiert ihr eure Belege einfach chronologisch, dem Datum nach.

Es gibt Programme, die verhältnismäßig einfach zu erlernen sind. Nur müßt ihr das EDV-Programm für euch passend machen.

Auch hier werden „Konten" angelegt, d.h. ihr erstellt einen „Kontenplan", eure Einteilung der Einnahmen und Ausgaben. Wenn ihr dann eure Zahlen eingebt, sortiert das Buchhaltungsprogramm die Einnahmen und Ausgaben den Konten zu. Das Konto besteht aus einer Spalte, die sich mit jeder Eingabe addiert. So kann jede zu jedem Zeitpunkt ablesen, was sie bis jetzt für Werbung ausgegeben oder für Shiatsu-Behandlungen eingenommen hat. Ihr könnt euch jederzeit diese Konten auf dem Bildschirm ansehen und auch ausdrucken. Die Werte vom 31.12. eines Jahres ergeben dann den Jahresabschluß, die sogenannte **Einnahmen-Überschußrechnung** oder Gewinnermittlung.

2. Die Einnahmen-Überschußrechnung und die Steuererklärung

Die Einnahmen-Überschußrechnung, die auf der nächsten Seite zu sehen ist, ist per EDV erstellt, aber es wäre auch möglich, sie mit der Hand zu machen oder mit der Schreibmaschine.[4]

Diese Einnahmen-Überschußrechnung wird Bestandteil der Einkommensteuererklärung. Außerdem füllt ihr das gesamte Einkommensteuerformular aus, wie ihr es aus anderen Beschäftigungen kennt. Für Selbständige kommt die Anlage GSE hinzu. Damit ist der Teil der Steuererklärung fertig, der sich auf eure Selbständigkeit bezieht.

Die Belege bleiben bei euch. Alle Belege und Aufzeichnungen, die für die Steuererklärung relevant sein können, die Steuererklärungen selbst und Steuerbescheide müssen 10 Jahre aufbewahrt werden.

Lisa: Muß ich auch die PatientInnenkartei und meine Kalender so lange aufbewahren?

---

4 Ab Steuerjahr 2006 ist ein amtliches Formular zu benutzen, das EÜR heißt. Ausgenommen sind Unternehmen, deren Umsatz im Vorjahr 17.500 Euro nicht überstiegen hat.

```
Heilpraktikpraxis              Steuernummer: 231/0257/345
Lisa Teufel                    Geschäftsjahr:          2007
Medikamentenweg 6
52163 Köln
```

Einnahmen-/Überschuß-Rechnung
Januar – Dezember 2007

1. Betriebseinnahmen

8000	Praxiseinnahmen	15.460,00	Euro
8001	Einnahmen Vorträge	1.200,00	
8002	Einnahmen Gruppen	2.000,00	
8003	Einnahmen Sonstige	300,00	

Summe der Betriebseinnahmen **18.960,00**

2. Betriebsausgaben

4100	Raumkosten Praxis	1.500,00
4201	Porto, Verwaltungskosten	420,00
4202	Werbung	1.200,00
4300	Versicherungen, Beiträge	420,00
4301	Beratungskosten, Supervision	500,00
4302	Fachliteratur	220,00
4400	Reisekosten	1.000,00
4401	Fortbildungskosten	960,00
4500	Praxisbedarf	470,00
4600	sonstige Kosten	35,00
4700	Abschreibung (AfA)	1.000,00

Summe der Betriebsausgaben **7.725,00**

Betriebsgewinn **11.235,00**

Marie: Wenn sie belegen, wen du wann behandelt hast, unterliegen sie der Aufbewahrungspflicht.

Lisa: Muß ich auch meine privaten Kontoauszüge verwahren?

Marie: Wenn du deine privaten Geldgeschäfte und die Einnahmen und Ausgaben für die Praxis über **ein** Bankkonto laufen läßt, gilt dieses als Geschäftskonto und muß zehn Jahre aufbewahrt werden. Wenn du ein Geschäftskonto hast und dein Privatkonto nur für Privates nutzt, unterliegt es nicht der Aufbewahrungspflicht.

3. Private Entnahmen und Einlagen

Lisa: Im Buchladen bekomme ich ein Gehalt, das ist für meine Chefin eine Betriebsausgabe. Wie komme ich in meiner Praxis zu dem Geld, das ich zum Leben brauche? Ich nehme es aus der Kasse oder hebe es von der Bank ab. Aber wie verbuche ich das?

Marie: Wenn du dir Geld aus der Kasse nimmst – dafür arbeitest du ja schließlich –, schreibst du dir einen Eigenbeleg, „Entnahme 1.000 Euro am 7. Juli 2004", und heftest ihn ab. Wenn du eine Buchführung per Hand machst, hast du ein Trennblatt mit der Aufschrift „Entnahme und Einlage", hinter diesem Trennblatt legst du dir ein Kontenblatt an, auf dem du alle Entnahmen und Einlagen verbuchst. Dorthin heftest du den Beleg. So weißt du jederzeit, wieviel du in einem Zeitraum entnommen hast.

Wenn du Geld vom Praxiskonto abhebst, verfährst du genauso. Du fertigst einen Eigenbeleg an, auf dem die Entnahme verzeichnet ist, und heftest ihn zu dem entsprechenden Bankauszug. Du kannst dir rechnerisch immer nur den Gewinn auszahlen, den du mit deiner Praxis auch wirklich machst. Seid damit bitte alle sorgfältig, sonst blickt ihr bald nicht mehr durch.

Nun mag es ja sein, daß dein Betrieb Geld braucht, weil du neue Nadeln, Bücher oder Öle einkaufen mußt, die Kasse ist aber leer und das Konto auch. Damit es weitergeht, mußt du eine Einlage aus deinem Privatvermögen machen. Wenn du eine Einlage gemacht hast, fertigst du wieder einen Eigenbeleg an und heftest ihn unter diesem Trennblatt ab.

4. Abschreibungen

Abschreibungen brauchen besondere Aufzeichnungen. Im Kapitel „Planung" wurde beschrieben, was Abschreibungen sind. Sie kommen in der Gewinnermittlung als Kosten vor und werden am 31.12. des jeweiligen Jahres der Abschreibezeit gebucht. Als Beleg müßt ihr eine Abschreibungsübersicht erstellen (s. S. 209). In den EDV-Buchhaltungsprogrammen gibt es unter dem Begriff „Anlagenverwaltung" eine vorprogrammierte Eingabemöglichkeit.

Mit der Abschreibung *(Abschreibung für Anlagegüter = AfA § 7 EStG)* werden die Anschaffungskosten einer Sache auf die Dauer ihrer Nutzung verteilt. Das gilt nur für Sachen, die bei der Anschaffung mehr als 410 Euro gekostet haben. Gegenstände im Anschaffungswert unter 410 Euro heißen geringwertige Wirtschaftsgüter (GWG). Sie werden ganz normal im Jahr ihrer Anschaffung als Kosten verbucht.

Für alle Unternehmerinnen, die von der Umsatzsteuer befreit sind, die Therapeutin, die Heilpraktikerin und die Kleinunternehmerin, ist der Betrag ausschlaggebend, den sie tatsächlich bezahlt hat, inklusive Umsatzsteuer (Bruttorechnungsbetrag). Für Hannah, die demnächst umsatzsteuerpflichtig wird, ist der Rechnungsbetrag ohne MwSt. der Ausgangspunkt der Abschreibung (Nettorechnungsbetrag). Sie kann am 31.12.2007 den ersten Kostenanteil an der Computeranlage von 382,45 Euro verbuchen. Diesen Anteil kann sie nun weitere vier Jahre in ihre Buchhaltung einfließen lassen (s. Abschreibungsplan S. 209).

Hannah: Bis vor kurzem war die Abschreibungszeit für Computer noch drei Jahre. Woher weiß ich, was richtig ist?

Marie: Die Abschreibungszeiten werden vom Bundesfinanzministerium festgelegt. Sie sind ein wichtiges Instrument der Wirtschaftspolitik. Aktuelle Listen hat das Finanzamt.

Der Gedanke, der sich hinter diesem besonderen Spiel der Buchhaltung verbirgt, ist der, daß sich bei der Buchhaltung letztlich alles um das Vermögen oder den Wert des Unternehmens dreht. So muß Hannah die Ausgabe, die sie hatte, nicht direkt verbuchen, sie hat dafür ja einen wertvollen Gegenstand gekauft, also hat sie genausoviel Vermögen wie vor dem Kauf der Anlage. Aber nach einem Jahr ist die weniger wert, und diesen Wertverlust darf sie als Kosten verbuchen.

Sophie: Ich kann also beim Finanzamt anrufen und fragen: Auf wie viele Jahre kann ich meine Massagebank abschreiben?

Marie: Ja, du erhältst dort eine kostenlose kompetente Auskunft. Jetzt noch ein paar Besonderheiten in Sachen Buchführung.

1. Solltet ihr Angestellte haben, sei es eine Putzfrau oder eine Praktikantin, die von euch Lohn erhält, so müssen diese angemeldet und gesonderte Aufzeichnungen gemacht werden. Ich will das hier nicht weiter ausführen, weil es für euch selten praktisch wird. Wenn dieser Fall eintritt, ist es am einfachsten, bei der Krankenkasse eurer zukünftigen Angestellten nachzu-

Abschreibungsplan (theoretisch)

Bezeichnung des Anlagegegenstands: Computeranlage
Inventar-Nummer:
Standort:

Anschaffungsdatum:	18.03.2007	Anschaffungskosten:	1.740,00 €
Abschreibungsart:	linear	Erinnerungswert:	1,00 €
Nutzungsdauer:	5 J.	Restwert der Anlage:	1.740,00 €
Sonderabschreibung:	Nein	Abschreibungssatz:	20,00 %

Anschaffungsdatum 18.03.2007	1.740,00 €
- Abschreibung	348,00 €
- Sonderabschreibung:	
Buchwert zum 31.12.2007	1.392,00 €
Buchwert zum 01.01.2008	1.392,00 €
- Abschreibung	348,00 €
- Sonderabschreibung:	
Buchwert zum 31.12.2008	1.044,00 €
Buchwert zum 01.01.2009	1.044,00 €
- Abschreibung	348,00 €
- Sonderabschreibung:	
Buchwert zum 31.12.2009	696,00 €
Buchwert zum 01.01.2010	696,00 €
- Abschreibung	348,00 €
- Sonderabschreibung:	
Buchwert zum 31.12.2010	348,00 €
Buchwert zum 01.01.2011	348,00 €
- Abschreibung	347,00 €
- Sonderabschreibung:	
Buchwert zum 31.12.2011	1,00 €

fragen, wie die Anmeldung geht und was ihr sonst tun müßt. Diese Auskünfte erteilen die Krankenkassen kostenlos.

2. Reisekosten müssen mit speziellen Angaben abgerechnet werden. Besorgt euch im Schreibwarengeschäft einen Vordruck zur Reisekostenabrechnung, dann kann nicht mehr viel schiefgehen, denn diese Formulare enthalten alle wichtigen Angaben.

5. Buchführung für die umsatzsteuerpflichtigen Heilerinnen

Wie ihr jetzt wißt, sind Heilpraktikerinnen und Therapeutinnen nicht umsatzsteuerpflichtig. Hannah, die selbständige Beraterin, Lehrerin, Geistheilerin kann diese Befreiung nicht in Anspruch nehmen. Doch solange sie eine Kleinunternehmerin ist, deren Jahresumsatz im Vorjahr unter 17.500 Euro liegt, ist sie von der Umsatzsteuerpflicht ausgenommen.

Nehmen wir nun an, Hannah vermag ihren Umsatz soweit zu steigern, daß sie keine Kleinunternehmerin mehr ist. Dann kommt Arbeit auf sie zu. Die Aufzeichnungen, die Hannah machen muß, sind durch die Umsatzsteuerpflicht um einiges aufwendiger als die der Therapeutinnen.

Hannah: Es ist gut, daß ich eine Banklehre gemacht habe. Doch eigentlich wollte ich im Leben ohne dieses Wissen auskommen. Nun holt es mich ein. Ich finde das Ganze übrigens nicht leicht.

Marie: Ich gebe dir recht. Wenn du umsatzsteuerpflichtig bist, ist Buchhaltung weder per Hand noch per EDV ein müheloses Unterfangen. Und doch möchte ich alle ermutigen, es für kleine Unternehmungen zu lernen.[5]

Hier ist ein Beispiel, das ich stark vereinfacht habe – eine EDV-Buchung für einen Monat.

Datum	Beleg Nr./Text	Praxis Einn.	Hono-rar	19 % MwSt.	Fahrt-kosten	Tel.	19 % Vorst.	7 % Vorst
02.01.	B/1 Telefon					56,00	10,64	
07.01.	K/1 Frau Müller	100,00		19,00				
15.01.	K/2 Hon. Zülpich		1260,50	239,50				
20.01.	K/3 Taxi zum FBH				29,91			2,09
23.01.	B/2 Frau Schmitz	151,26		28,74				
Summe		251,26	1260,50	287,24	29,91	56,00	10,64	2,09

1. Buchung: Telefonrechnung, bezahlt hat Hannah 66,64 Euro.
2. Buchung: Frau Müller zahlte für die Behandlung 119,-- Euro.
3. Buchung: Hon. für ein Seminar im FBH Zülpich 1.500,-- Euro.
4. Buchung: Taxifahrt zum Seminarort kostete 32,00 Euro.
5. Buchung: Frau Schmitz zahlt für Behandlungen 180,-- Euro.

5   Die Buchhaltungsseminare von Geld & Rosen richten sich gerade an selbständige Freiberuflerinnen. www.Geld-und-Rosen.de.

Wenn du dir diese Aufzeichnung ansiehst, merkst du, daß die Umsatzsteuerpflicht dich zwingt, deine Einnahmen und Ausgaben in **Netto**, **MwSt.** und **Vorsteuer** zu trennen.

Willst du wissen, wieviel Umsatzsteuer du zahlen mußt?

MwSt.	287,24 €
Vorsteuer 19 %	10,64 €
Vorsteuer 7 %	2,09 €
Zahllast ans Finanzamt	274,51 €

Auf S. 213 findest du eine Umsatzsteuer-Voranmeldung.

Willst du wissen, wie hoch dein Überschuß im Januar ist?

Einnahmen (Brutto)	1.799,00 €
- Ausgaben (Brutto)	98,64 €
- Umsatzsteuerzahllast	274,51 €
Überschuß im Januar	1.425,85 €

Die **Abgabefristen** für die Umsatzsteuer-Voranmeldung:

- Wenn die Umsatzsteuerzahllast im vorangegangenen Jahr unter 512,-- Euro lag, ist nur **eine** Umsatzsteuererklärung bis zum 31.5. des nächsten Jahres abzugeben.
- Wenn die Zahllast im letzten Jahr 6.136,-- Euro nicht überschritten hat, muß bis zum 10. des Folgemonats des Quartals eine Umsatzsteuer-Voranmeldung abgegeben werden.
- Wenn die Zahllast 6.136,-- Euro überschritten hat, muß die Voranmeldung bis zum 10. des Folgemonats abgegeben werden.

Die Abgabe muß elektronisch erfolgen, mit dem Elster-Programm des Finanzamts.

Seit 2002 müssen neue Unternehmen zwei Jahre lang jeden Monat eine USt-Erklärung abgeben. Das gilt nicht für Kleinunternehmen.

Hannah: Ich muß wohl meine Buchhaltung auf EDV umstellen.

Marie: Dazu rate ich dir dringend. Du kannst dir das Programm auf deine Bedürfnisse einrichten lassen. Mit einem Buchführungsprogramm, das ca. 130 Euro kostet, kannst du deine Anlagen (Abschreibung) selbst verwalten; die Umsatzsteuer-Voranmeldung läßt sich auf Knopfdruck auf dem amtlichen Formular ausdrucken, ebenso der Jahresabschluß, dazu Kontenblätter (eine Spalte aus dem Beispiel oben), das Buchungsjournal, die betriebswirtschaftlichen Auswertungen und Saldenlisten. Ich will nichts beschönigen. EDV-Programme haben ihre Tücken. Einfach ist es erst, wenn du es gut kannst und gern machst.

Ganz ohne Buchführungskenntnisse und einiges Wissen im Steuerrecht ist die Buchführung einer umsatzsteuerpflichtigen Selbständigen nicht zu schaffen. Aber es gibt ja auch noch SteuerberaterInnen. Ihre Honorarrechnung wird niedriger, je mehr von den Buchführungsarbeiten du selbst erledigst.

Juliana: Auch mich interessiert das. Wieviel kostet die Steuerberaterin, und wie finde ich die richtige?

Marie: SteuerberaterInnen berechnen ihre Dienstleistung nach einer Gebührenordnung ähnlich wie Therapeutinnen und Heilpraktikerinnen. Bei einem Jahresumsatz von 50.000 Euro liegt der Gebührenrahmen zwischen 20 und 120 Euro pro Monat. Extras werden extra berechnet. Die Gebührenordnung ist aber nicht verbindlich, sie ist verhandelbar, und genau das solltet ihr tun.

Wichtig ist zu wissen, daß nicht alle Steuerbüros für alle Aufgaben gleich gut geeignet sind, deshalb ist das nächstliegende nicht unbedingt das beste. Du solltest fragen, worauf das Büro sich spezialisiert hat. Wenn die Antwort FreiberuflerInnen und Kleingewerbe lautet, bist du wahrscheinlich richtig. Um das nach einem Jahr überprüfen zu können, ist es gut, wenn du die Unterlagen lesen kannst, die du vom Steuerbüro erhältst.

- Bitte weiße Felder ausfüllen oder ☒ ankreuzen, Anleitung beachten -

2007

Fallart	**Steuernummer**	Unter-fallart
11	237/7521/3470	56

30 Eingangsstempel oder -datum

Finanzamt

Köln- Mitte

Geldstr. 153

50769 KÖLN

Umsatzsteuer-Voranmeldung 2007

Voranmeldungszeitraum
bei **monatlicher** Abgabe bitte ankreuzen   bei **vierteljährlicher** Abgabe bitte ankreuzen

07 01	Jan.	✗	07 07	Juli		07 41	I. Kalender-vierteljahr
07 02	Feb.		07 08	Aug.		07 42	II. Kalender-vierteljahr
07 03	März		07 09	Sept.		07 43	III. Kalender-vierteljahr
07 04	April		07 10	Okt.		07 44	IV. Kalender-vierteljahr
07 05	Mai		07 11	Nov.			
07 06	Juni		07 12	Dez.			

Unternehmer – ggf. abweichende Firmenbezeichnung –
Anschrift – Telefon – E-Mail-Adresse

Lebensberaterin

Hannah Klein

Marianneustr. 25

51767 KÖLN

Berichtigte Anmeldung
(falls ja, bitte eine „1" eintragen) 10 ☐

Belege (Verträge, Rechnungen,
Erläuterungen usw.) sind beigefügt
bzw. werden gesondert eingereicht
(falls ja, bitte eine „1" eintragen) 22 ☐

I. Anmeldung der Umsatzsteuer-Vorauszahlung

Lieferungen und sonstige Leistungen
(einschließlich unentgeltlicher Wertabgaben)

		Bemessungsgrundlage ohne Umsatzsteuer		Steuer	
		volle EUR	Ct	EUR	Ct
Steuerfreie Umsätze mit Vorsteuerabzug Innergemeinschaftliche Lieferungen (§ 4 Nr. 1 Buchst. b UStG) an Abnehmer mit USt-IdNr.	41		—		
neuer Fahrzeuge an Abnehmer ohne USt-IdNr.	44		—		
neuer Fahrzeuge außerhalb eines Unternehmens (§ 2a UStG)	49		—		
Weitere steuerfreie Umsätze mit Vorsteuerabzug (z.B. Ausfuhrlieferungen, Umsätze nach § 4 Nr. 2 bis 7 UStG)	43		—		
Steuerfreie Umsätze ohne Vorsteuerabzug Umsätze nach § 4 Nr. 8 bis 28 UStG	48		—		
Steuerpflichtige Umsätze (Lieferungen und sonstige Leistungen einschl. unentgeltlicher Wertabgaben) zum Steuersatz von 19 %	81	1.548	—	294	12
zum Steuersatz von 7 %	86		—		
Umsätze, die anderen Steuersätzen unterliegen	35		— 36		
Umsätze land- und forstwirtschaftlicher Betriebe nach § 24 UStG Lieferungen in das übrige Gemeinschaftsgebiet an Abnehmer mit USt-IdNr.	77		—		
Umsätze, für die eine Steuer nach § 24 UStG zu entrichten ist (Sägewerkserzeugnisse, Getränke und alkohol. Flüssigkeiten, z.B. Wein)	76		— 80		
Innergemeinschaftliche Erwerbe **Steuerfreie innergemeinschaftliche Erwerbe** Erwerbe nach § 4b UStG	91		—		
Steuerpflichtige innergemeinschaftliche Erwerbe zum Steuersatz von 19 %	89		—		
zum Steuersatz von 7 %	93		—		
zu anderen Steuersätzen	95		— 98		
neuer Fahrzeuge von Lieferern ohne USt-IdNr. zum allgemeinen Steuersatz	94		— 96		
Ergänzende Angaben zu Umsätzen Lieferungen des ersten Abnehmers bei innergemeinschaftlichen Dreiecksgeschäften (§ 25b Abs. 2 UStG)	42		—		
Steuerpflichtige Umsätze im Sinne des § 13b Abs. 1 Satz 1 Nr. 1 bis 5 UStG, für die der Leistungsempfänger die Steuer schuldet	60		—		
Nicht steuerbare Umsätze (Leistungsort nicht im Inland)	45		—		
Übertrag .... zu übertragen in Zeile 45				294	12

USt 1 A – Umsatzsteuer-Voranmeldung 2007 –

Dies ist das Formular zur Voranmeldung der Umsatzsteuer.

Eure Leistungen kosten Geld – wie bekommt ihr es?

1.Barzahlung
Einfach, praktisch und gut ist die Barzahlung im Anschluß an jede Behandlung. Therapeutische Leistungen direkt nach der Sitzung zu bezahlen, ist üblich und anerkannt. Wenn ihr eure Patientinnen von Anfang an darauf aufmerksam macht, daß ihr diese Art der Bezahlung vorzieht, werden sie sich daran gewöhnen. Was sind die Vorteile?

Hannah: Leistung und Entgeld werden direkt getauscht. Manchmal wissen gut verdienende Menschen nicht, wie es sich anfühlt, auf die Überweisung von 100 Euro warten zu müssen, wenn das Konto leer ist. Außerdem: Rechnungen schreiben ist ein mühsames und zeitaufwendiges Geschäft. Ich habe schon darüber nachgedacht, ob ich die Behandlung teurer machen soll, wenn die Kundin eine Rechnung haben will.

Juliana: Das kann aber auch so aussehen, als wolltest du die Einnahme nicht versteuern! Doch wenn die Patientin eine Rechnung braucht – für die Krankenversicherung oder die Beihilfestelle?

Marie: Dann schickst du ihr die Rechnung nach der Barzahlung – entweder einzeln oder z.b. vierteljährlich – zu und vermerkst darauf: „Betrag in bar erhalten."

2.Rechnungen schreiben
Marie:Es hat seit 2004 etliche Gesetzesänderungen gegeben, die zu neuen Regelungen beim Schreiben von Rechnungen geführt haben. Diese Vorschriften gelten für alle Rechnungen. Ich fasse hier das zusammen, was für euch als Frauen in therapeutischen Berufen zu beachten ist. Die nachfolgenden Regeln gelten für euch auch dann, wenn ihr nicht umsatzsteuerpflichtig seid – das wird oft falsch gemacht!

Zu unterscheiden sind „Kleinbetragsrechnungen" bis 150 Euro brutto und Rechnungen über 150 Euro.

Juliana: Und wie ist es mit Quittungen?

Marie: Für die Ausstellung von Quittungen gilt dasselbe! Rechnungen sind eine Aufforderung zur Zahlung für eine Leistung, auf Quittungen bestätigt die Erbringerin einer Leistung den Empfang der Bezahlung. Die Anforderungen an beide Dokumente sind dieselben. Falls die Grundlage einer Zahlung – z.B. von Honorar – weder Rechnung noch Quittung, sondern eine ‚Abrechnung' ist, so gelten diese Grundsätze auch.

Für Kleinbetragsrechnungen mit einem Gesamtbetrag von maximal 150 Euro gelten folgende Mindestangaben:
* Name und Anschrift des leistenden Unternehmens – also dein Stempel oder dein Briefkopf.
* Menge und Bezeichnung der Lieferung oder Leistung – z.B: „zwei Massagen und eine Ernährungsberatung".
* Datum der Leistung (Monat genügt) und der Rechnung (§ 31 UStG).
* Gesamtbetrag.
* Der angewendete Steuersatz (§ 33 UStDV) – wenn du nicht umsatzsteuerpflichtig bist, mußt du hier keine Angabe machen.

Rechnungen, deren Bruttobetrag 150 Euro übersteigt, müssen folgende Angaben enthalten:
* Name und Anschrift des leistenden Unternehmens - also wieder dein Stempel, dein Briefkopf.
* Vollständiger Name und vollständige Anschrift der Empfängerin – das ist deine Kundin.
* Ausstellungsdatum der Rechnung.
* Menge und Bezeichnung der Lieferung oder Leistung.
* Zeitpunkt der Lieferung oder Leistung (Monat genügt).
* Auf die Nettobeträge anzuwendende Steuersätze (z.B. 19 % oder 7 %), nach Umsatzsteuersätzen aufgeschlüsselte Nettobeträge, die darauf entfallenden Umsatzsteuerbeträge, die jeweiligen Bruttobeträge und der Gesamtrechnungsbetrag – dieses trifft Hannah, die nicht Heilpraktikerin ist und eventuell demnächst umsatzsteuerpflichtig wird.
* Rechnungen von Unternehmerinnen, die von der Umsatzsteuer befreit sind (also z.B. Heilpraktikerinnen, Physiothera-

peutinnen, Psychotherapeutinnen) müssen einen Hinweis auf den Grund der Umsatzsteuerbefreiung enthalten, z.B.: „Der Rechnungsbetrag ist umsatzsteuerfrei nach § 4 Nr. 14 UStG" (für medizinische Fachberufe) oder „nach § 19 UStG" (für Kleinunternehmerinnen wie Hannah, bevor sie umsatzsteuerpflichtig wird).

- Angabe der vom Finanzamt erteilten Steuernummer oder der USt-Identifikationsnummer.
- Fortlaufende, unverwechselbare Rechnungsnummer – am besten fängst du Anfang des Jahres an mit beispielsweise 2008/1.

Lisa: Was passiert, wenn ich diese Regeln nicht beachte?

Marie: Es hat für euch, soweit ihr nicht vorsteuerabzugsberechtigt seid und eure Kundschaft auch nicht, keine unmittelbaren rechtlichen Konsequenzen. Dennoch ist es besser, diese Regelungen zu beachten, denn eure Kundschaft könnte empfindlich reagieren, wenn ihr keine einwandfreien Rechnungen schreiben könnt.

Hannah: Das heißt ja wohl auch, daß ich alle Rechnungen, die ich bekomme und in meiner Buchhaltung verwenden will, daraufhin überprüfen muß, daß sie korrekt sind!

Marie: Das stimmt. Wenn du umsatzsteuerpflichtig wirst, kann dein Finanzamt den Vorsteuerabzug von unkorrekten Rechnungen verweigern. Leider können noch nicht alle Unternehmen korrekte Rechnungen schreiben, eine Kontrolle ist daher angebracht. Um so wichtiger ist es, daß du es kannst, wenn du deine Kundschaft nicht vergrätzen willst.

3. Die korrekte Rechnung

Etliche PatientInnen wollen eine Kostenerstattung bei ihrer privaten Krankenversicherung und/oder einer Beihilfestelle geltend machen. Sie brauchen eine Rechnung, die den Anforderungen der Kostenträger genügt. Da gilt es, das Gebührenverzeichnis zu kennen und Versicherungspraktiken zu durchschauen.[1] Mit diesen Fragen wenden wir uns an eine Expertin. Die Heilpraktikerin

---

1 Das Gebührenverzeichnis für Heilpraktikerinnen habe ich hier nicht abgedruckt. Es ist unter diesem Namen im Internet leicht zu finden und herunterzuladen.

Beatrixe Haußmann ist im Verband Lachesis e.V. zuständig für den Umgang mit dem Gebührenverzeichnis, der Rechnungsstellung und der Praxisorganisation. Zu diesem Themenkreis gibt sie auch Seminare. Hier ist ihr Brief an euch.

Liebe Kolleginnen,

seit 1993 arbeite ich als Heilpraktikerin mit eigener Praxis in Moers. Für den Berufsverband für Heilpraktikerinnen Lachesis leitete ich von 1990 bis 2000 die Regionalstelle West. Meine Aufgabe war es, Fragen der Mitfrauen zu beantworten. Auf diese Weise konnte ich viele Erfahrungen im Bereich Rechnungsstellung machen. Heute gebe ich Seminare und Coaching für Heilpraktikerinnen zu Fragen der Praxisführung. Dieses Wissen will ich euch hier vermitteln.

Vorab geht es darum, eine klare Haltung gegenüber den Erwartungen der Patientinnen einzunehmen. Was will ich eigentlich? Will ich es allen recht machen und mich dem Druck beugen, den manche Patientinnen versuchen, auf uns auszuüben: „Ihre Kollegin schreibt mir immer die Rechnungen so, daß ich sie voll erstattet bekomme!" Oder mache ich, was ich für richtig und stimmig halte, und schreibe dann auch eine stimmige Rechnung? Ich mag keinen Druck und möchte in mir und bei meiner Arbeit klar bleiben. Aus diesem Grund rechne ich nichts ab, was ich nicht geleistet habe. Das ist ein einfacher Grundsatz, der mir hilft, nicht jeder alles recht machen zu wollen. Es werden nicht alle Therapierichtungen von den Versicherungsträgern übernommen; es ist jedoch Sache der Patientin, wo und wie sie versichert ist.

Ich hoffe, meine Erfahrungen helfen euch weiter und befähigen euch, die Angst vor dem Schreiben der Rechnungen zu vergessen. Daher beantworte ich jetzt eure Fragen zur Abrechnung mit Zusatzversicherungen und privaten Krankenversicherungen.

1. Wirtschaftliche Aufklärungspflicht
Patientinnen ist oft nicht klar, was eine Behandlung kostet. Es gehört zu unseren Pflichten, die Patientin über die zu erwartenden Kosten aufzuklären. Dies sollte am besten schriftlich geschehen, denn mündlich Gesagtes wird oft vergessen und ist niemals zu beweisen. Es ist wichtig, mit der Patientin darüber zu sprechen, welche Therapien von ihrer Versicherung erstattet werden und welche nicht.

An folgende Informationen solltet ihr immer denken:

- Art der Behandlung, eventuelle Dauer.
- Welche Kosten entstehen und wo verlassen wir das GebüH?
- Was erstattet die Versicherung und die Beihilfe?

Es reicht nicht aus, Preishinweise in der Praxis auszuhängen oder einen Zettel mitzugeben. Richtig ist es, ein Gespräch zu führen und die genannten Punkte zu erläutern.

Ich möchte an einem Beispiel aufzeigen, wie wichtig Absprachen sind.

Eine Patientin kommt zur Heilpraktikerin, die mit klassischer Homöopathie arbeitet. Die Patientin hat dieses Risiko – homöopathische Behandlung durch Ärztinnen und Heilpraktikerinnen – privat versichert. Sie teilt der Heilpraktikerin mit, daß sie privat versichert sei, nennt aber die Versicherung nicht, die Kollegin fragt auch nicht danach. Die Heilpraktikerin berechnet ihre Erstanamnese wie ihre Kollegin, die Ärztin, mit 125 Euro. Die Rechnung der homöopathisch arbeitenden Ärztin hatte die private Versicherung, in diesem Fall die Continentale, in voller Höhe erstattet. Als dann die Rechnung der Heilpraktikerin nur mit 15,40 Euro übernommen wurde, weil die Continentale nur den niedrigsten Satz unseres Verzeichnisses erstattet, war die Patientin erbost – und zwar nicht gegenüber der Versicherung, sondern gegenüber der Heilpraktikerin, die eine Patientin verlor.

2. Wer verlangt, daß wir das GebüH anwenden?
Patientinnen, die privat versichert oder beihilfeberechtigt sind oder eine Zusatzversicherung haben, können bestimmte Leistungen über ihre Versicherung erstattet bekommen. Die Erstattung erfolgt nach dem Gebührenverzeichnis für Heilpraktiker (GebüH) und zwar mit dem niedrigen oder höheren Satz, je nach der Vereinbarung, die die Patientin mit der Versicherung getroffen hat. Die Beihilfestellen erstatten in der Regel nach dem GebüH oder bis zu dem Schwellenwert der GOÄ (Gebührenordnung der Ärzte).

3. Müssen die Kostenträger auf jeden Fall die Kosten erstatten?
Nein, das ist abhängig von den Therapien, die wir anwenden. Kostenträger erstatten nur die medizinisch notwendige Behandlung. Bei Unsicherheiten sollte vor der Behandlung von der Pa-

tientin ein Antrag auf Kostenübernahme bei dem Kostenträger gestellt werden.

4. Müssen wir uns bei Abrechnungen mit privaten Krankenversicherungen immer nach diesem GebüH richten?

Nein! Dieses Verzeichnis wird nur als Richtlinie verstanden, es ist keine Verordnung, an die wir gebunden sind, deshalb können wir mit den Patientinnen eigene Honorare vereinbaren. Unsere Tätigkeit als Heilpraktikerin beruht auf einem Dienstvertrag nach §§ 611–630 BGB.

Nach § 611 BGB wird durch den Dienstvertrag die eine Vertragspartei zur Leistung der versprochenen Dienste, die andere zur Gewährung der vereinbarten Vergütung verpflichtet.

Die Höhe der Vergütung kann zwischen der Patientin und der Therapeutin frei vereinbart werden. Falls ihr das einmal vergessen solltet, habt ihr dennoch Anspruch auf Bezahlung, denn § 612 BGB bestimmt, daß eine Vergütung als stillschweigend vereinbart gilt, wenn die Dienstleistung den Umständen nach nur gegen eine Vergütung zu erwarten ist. Das ist bei euren Leistungen sicher der Fall. § 612 BGB sagt weiter:

„Ist die Höhe der Vergütung nicht bestimmt, so ist bei dem Bestehen einer Taxe die taxmäßige Vergütung, in Ermangelung einer Taxe die übliche Vergütung als vereinbart anzusehen."

Das bedeutet, daß die Patientin davon ausgehen kann, daß sich das Honorar im Rahmen des GebüH bewegt, wenn nichts anderes vorher vereinbart wurde.

5. Wann und wie schließen wir die Honorarvereinbarung?

Beim Erstkontakt, auch bei der telefonischen Anmeldung, nenne ich mein Honorar. Vor Beginn der Behandlung sollte die Honorarvereinbarung geschlossen werden – d.h. die Patientin muß das Honorar kennen und damit einverstanden sein.

Eine Honorarvereinbarung ist prinzipiell auch mündlich gültig. Doch wenn eure Honorare von dem GebüH abweichen, ist eine schriftliche Honorarvereinbarung notwendig. Die Preise, die im GebüH stehen, müssen angegeben werden, damit klar zu erkennen ist, von welchen Beträgen abgewichen wird, weil wir nicht davon ausgehen können, daß die Patientin unser Verzeichnis kennt.

So kann eine Honorarvereinbarung aussehen:

Abweichend von der Höhe der Vergütung durch das GebüH (Gebührenverzeichnis für Heilpraktiker) berechne ich folgende Honorare:

GebüH

Ziffern	Leistung	Betrag in Euro	Vereinbarung (nur ein Beispiel)
2	Repertorisation klass. Homöopathie Pro 45 min.	15,40–41,00	pauschal 125,00
124	Folgebehandlung	16,00–22,00	35,00
5	Beratung	8,20–20,50	20,00
20.1	Atemtherapie	13,00–31,00	35,00
21.1	Akupunktur	10,30–26,00	30,00
usw.	usw.	usw.	usw.

Ich bin mit den Honorarforderungen von Frau ... einverstanden, und bin darüber aufgeklärt worden, daß eventuell die Kosten nicht oder nur teilweise von meiner privaten Krankenversicherung übernommen werden.

Gesetzliche Krankenkassen übernehmen in der Regel keine Heilpraktikerinnenkosten.

Unterschrift: Heilpraktikerin   Patientin

6. Die häufigsten Streitpunkte zwischen Behandlerin und Patientin

- Die Kosten sind vor Beginn der Behandlung nicht besprochen worden.
- Die Patientin fühlt sich nicht angemessen behandelt, der Gesundheitszustand verbessert sich nicht oder hat sich verschlechtert.
- Das Honorar wird als überhöht empfunden, weil die Kostenträger solche Behauptungen aufstellen. Das passiert leider häufig.

Daraus könnt ihr eine wichtige Lehre ziehen: Laßt euch nach jeder Behandlung bar bezahlen (s.o. S. 214 f).

Kommt ein Streit vor Gericht, kann das Gericht einen Gutachter beauftragen, um die Leistungen und die Angemessenheit des Honorars zu prüfen. Daher sind schriftliche Vereinbarungen so wichtig.

7. Wie sieht die Rechnung aus?

Die Rechnung bekommt die Patientin, denn mit ihr haben wir einen Vertrag geschlossen.

a) Daten: Auf den Rechnungen, die an die Versicherungen gehen, stehen die Daten der Versicherten und wenn eine Familienangehörige behandelt wird, diese als zu behandelnde Person. Diese Daten müssen auch auf verordneten Rezepten stehen, damit sie erstattet werden. Name, Vorname und Anschrift reichen für die Verordnung (Rezept). Auf der Rechnung muß zusätzlich noch das Geburtsdatum stehen.

b) Diagnose: Eine ungenaue Diagnose und nicht nachvollziehbare Behandlungen sind oft ein Grund für die Nichterstattung der Rechnungen. Seit einigen Jahren wird nach dem Europäischen Diagnoseschlüssel, dem ICD-10-Diagnoseschlüssel (International Classification of Diseases) abgerechnet, der regelmäßig angepaßt wird.

Es besteht für uns als Heilpraktikerinnen noch keine Pflicht, danach zu arbeiten, aber Beihilfe und Versicherungen beurteilen danach unsere Diagnosestellung. Wenn die Diagnosen mit diesem Schlüssel versehen sind, werden sie als wissenschaftlich anerkannte Diagnosen bearbeitet. Mehr zum Diagnoseschlüssel unter www.dimdi.de (Deutsches Institut für medizinische Dokumentation und Information).

c) Berechnung: Damit eine Beurteilung der erbrachten Leistungen stattfinden kann, erstellen wir die Rechnungen mit den Ziffern aus dem GebüH. Es reichen deren Ziffern (bitte nicht die GOÄ-Ziffern benutzen), der zugehörige Leistungstext kann mit aufgelistet werden. Die Beihilfestellen erstatten die Sätze nach dem Schwellenwert der GOÄ oder, falls niedriger, des GebüH.

Es gibt Aussagen von Kollegen, daß einige Heilpraktikerverbände mit dem Verband der Privaten Krankenversicherer einen Betrag bis 40 Euro pro ½ Stunde für die Ziffer 2 abgesprochen haben. Das sollte auf jeden Fall ausprobiert werden. Ich freue mich auf Informationen über eure Erfolge (oder auch Mißerfolge).

d) Angaben angewendeter Präparate: Zur Berechnung der Injektionen lest bitte S. 148 ff.

Beispiel: Wird die Ziffer 25.4 abgerechnet (intrakutane Reiztherapie), sollten die verordneten Präparate angegeben werden.

Hierbei ist zu beachten, daß nicht alle Medikamente erstattet werden, was zur Folge haben kann, daß auch die Injektion gestrichen wird.

8. *Was ist mit Leistungen, die nicht im GebüH aufgeführt sind?*
Fußreflexzonentherapie zum Beispiel ist im Gebührenverzeichnis nicht genannt. Da könnt ihr euch behelfen mit der Ziffer 20.6, Sondermassagen. Das erfaßt Fußreflexzonenmassage ebenso wie weitere manuelle Therapien. Lymphdrainage wird ausdrücklich genannt, jedoch ist der Höchstsatz zu niedrig. Was tun? Dies ist ein Fall für eine Honorarvereinbarung.

Auch andere Therapieformen können analog der verzeichneten Leistungen berechnet werden, z.B. Blütentherapie und Homöopathie. Im Einzelfall solltet ihr euch bei der Krankenversicherung erkundigen, ob sie die Behandlung übernimmt und nach welcher Ziffer. Manche Therapien sind nun mal nicht abrechenbar! Eine Massage, die ausgeführt wird, heißt immer Massage, und nicht Lomi, Kundalini oder Yoni.

Es gibt Zusatzversicherungen, die nach unserem Verzeichnis berechnen und darüber hinaus Leistungen nach dem Hufelandverzeichnis erstatten. Dieses Verzeichnis ist von der Hufelandgesellschaft für Gesamtmedizin e.V. herausgegeben worden, einem Dachverband der Ärztegesellschaften für Naturheilkunde und Komplementärmedizin.[2] Es können z.B. EAV oder Ayurvedische Behandlungen berechnet werden. Die Zusatzversicherungen benennen diese Leistung besonders.

All dies ist Inhalt meiner Seminare und wird dort ausführlich besprochen. Auf meiner Internetseite www.b-haussmann.de findet ihr meine aktuellen Seminartermine.

9. Welche Unterstützungen für die Rechnungsstellung sind zu empfehlen?
Es gibt heute einige Abrechnungsfirmen für Heilpraktikerinnen, z.B. www.medas.de, www.mediserv.de oder Programme wie www.Simplimed.de oder www.Soliprax.de. Für die Praxisprogramme können für wenig Geld Demoversionen bestellt werden.

2 Das „Hufeland-Leistungsverzeichnis der besonderen TherapieRichtungen" ist erschienen im Haug-Verlag.

Zum Schluß:

Liebe Kolleginnen, nach jedem Seminar schreibt jede, die teilgenommen hat, ihre Rechnungen manchmal sogar mit Vergnügen, aber immer stressfrei.

Beispiel für eine korrekte Rechnung:

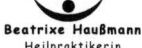

Beatrixe Haußmann
Heilpraktikerin

Cecilienstr. 40
47443 Moers
Fon 02841-502795
praxis@b-haussmann.de
www.b-haussmann.de

Beatrixe Haußmann, Cecilienstr. 40, 47443 Moers

Frau
Rosa Blume
Schöne Welt Str. 10
53879 Frauenberg

Moers, 20.11.2007

Liquidation 007- 223344 (fortlaufende Nummer)

Sehr geehrte Frau Blume,
für meine diagnostischen- und therapeutischen Leistungen berechne ich Ihnen 405,00 €

Behandelte Person: Frau Rosa Blume, geb. 11.11.1911
Diagnose: J40 Bronchitis, J31.0 Rhinitis, 32.9 Sinusitis

Die Liquidation erfolgte nach dem Gebührenverzeichnis für Heilpraktiker

Datum	Ziffer	Erbrachte Leistung	Betrag	
10.12.2007	1	Untersuchung	20,50	€
	2	Repertorisation	41,00	€
	20.1	Atemtherapeutische Behandlung	31,00	€
	4	Beratung	20,00	€
12.12.2007	20.1	Atemtherapeutische Behandlung	31,00	€
	21.1	Akupunktur	26,00	€
	5	Beratung	20,50	€
14.12.2007	20.1	Atemtherapeutische Behandlung	31,00	€
	21.1	Akupunktur	26,00	€
19.12.2007	20.1	Atemtherapeutische Behandlung	31,00	€
	21.1	Akupunktur	26,00	€
21.12.2007	4	Beratung	22,00	€
23.12.2007	20.1	Atemtherapeutische Behandlung	31,00	€
	21.1	Akupunktur	26,00	€
30.12.2007	4	Beratung	22,00	€

Gesamt: **405,00 €**

Bitte überweisen Sie den Betrag von 405,00 € bis zum 20.01.2008 auf das unten angegebene Konto

Mit freundlichen Grüßen

Beatrixe Haußmann

Bitte beachten Sie, dass seit dem 01.01.2002 die Zahlungsverzugsregelung nach § 286 Abs. 3 BGB gilt.
Diese Rechnung ist umsatzsteuerbefreit nach § 4 (14) USTG. Steuer-Nr. 207/6134/0505
Unabhängig von einer abweichenden Beurteilung der medizinischen Notwendigkeit, einer medizinisch-wissenschaftlichen Anerkennung der durchgeführten Behandlung, oder einer abweichenden Erstattung der privaten Krankenversicherung, ist der Rechnungsbetrag in voller Höhe zu zahlen.

Bankverbindung · Sparkasse Moers · Kto 1115 006 403 · BLZ 354 500 00

Ich habe einige Orte und Institutionen zusammengetragen, die Ausbildungen und Fortbildungen für Frauen im Bereich Heilen, Heilpraktik und Therapie anbieten – die Aufzählung ist nicht vollständig, weitere Hinweise sind willkommen.

Alchemilla e.V.
Selbstverwaltetes Heilpraktikerinnen-Ausbildungsprojekt
Hamburg, www.alchemilla.de

Frauen-Gestalt-Institut e.V.(FGI)
Berlin, www.frauengestaltinstitut.de

Frauenbildungshaus Zülpich
www.frauenbildungshaus-zuelpich.de

frauenhomöopathieschule in Nürnberg
Gudrun Barwig und Dr. Andrea Lux
www.frauenhomöopathieschule.de

Institut Wildwuchs
Angelika Koppe, Kelkheim, www.angelikakoppe.de

Su Wen
Ausbildung zur Heilpraktikerin in Nürnberg,
Bali Schreiber und Elisabeth Benzing www.suwen.de

Schwarze Hecke
Ausbildung in Rituellem Kreistanz
Ziriah Voigt, Mechernich, www.ziriah.de

Shiatsuschule für Frauen
Anke Sewa Schauf, Böhnhusen bei Kiel
www.shiatsuschule-fuer-frauen.de

Beratung und Fortbildung für Frauen im Bereich Heilkunde
Lachesis e.V.
info.lachesis@gmx.de / www.lachesis.de

Geld & Rosen
Brigitte Siegel, Dr. Marie Sichtermann, Franziska Bessau, Petra Welz, Euskirchen, www.geld-und-rosen.de

Gesetz über die Berufsmäßige Ausübung der Heilkunde ohne Bestallung (Heilpraktikergesetz)
Vom 17. Februar 1939 (RGBl. I S. 251),
geändert durch Art. 53 des EGStGB vom 2. März 1974 (BGBl. I S. 469).

§ 1

(1) Wer die Heilkunde, ohne als Arzt bestallt zu sein, ausüben will, bedarf dazu der Erlaubnis.

(2) Ausübung der Heilkunde im Sinne des Gesetzes ist jede berufsmäßig vorgenommene Tätigkeit zur Feststellung, Heilung oder Linderung von Krankheiten, Leiden oder Körperschäden bei Menschen, auch wenn sie im Dienste von anderen ausgeübt wird.

(3) Wer die Heilkunde bisher berufsmäßig ausgeübt hat und weiterhin ausüben will, erhält die Erlaubnis nach Maßgabe der Durchführungsbestimmungen; er führt die Berufsbezeichnung „Heilpraktiker".

§ 2

(1) Wer die Heilkunde, ohne als Arzt bestallt zu sein, bisher berufsmäßig nicht ausgeübt hat, kann eine Erlaubnis nach § 1 in Zukunft (...) erhalten.

§ 3

Die Erlaubnis nach § 1 berechtigt nicht zur Ausübung der Heilkunde im Umherziehen.

§ 5

Wer, ohne zur Ausübung des ärztlichen Berufes berechtigt zu sein und ohne eine Erlaubnis nach § 1 zu besitzen, die Heilkunde ausübt, wird mit Freiheitsstrafe bis zu einem Jahr oder mit Geldstrafe bestraft.

§ 5a

(1) Ordnungswidrig handelt, wer als Inhaber einer Erlaubnis nach § 1 die Heilkunde im Umherziehen ausübt.

(2) Die Ordnungswidrigkeit kann mit einer Geldbuße bis fünftausend Deutsche Mark geahndet werden.

§ 6

(1) Die Ausübung der Zahnheilkunde fällt nicht unter die Bestimmung dieses Gesetzes.

§ 8

(1) Dieses Gesetz tritt am Tage nach der Verkündung in Kraft.

(2) Gleichzeitig treten § 56a Abs. 1 Nr. 1 und § 148 Abs. 1 Nr. 7a der Reichsgewerbeordnung, soweit sie sich auf die Ausübung der Heilkunde im Sinne dieses Gesetzes beziehen, außer Kraft.

Land Hessen:
Richtlinien zur Durchführung des Heilpraktikergesetzes
Vom 14. Februar 1997, geändert 15. Dezember 2000
Auszüge

1

Wer die Heilkunde, ohne Ärztin oder Arzt zu sein, ausüben will, bedarf dazu der Erlaubnis nach § 1 des Gesetzes über die berufsmäßige Ausübung der Heilkunde ohne Bestallung. (Heilpraktikergesetz – HPG) vom 17. Februar 1939 (RGBl. I S.251), geändert durch Gesetz vom 2. März 1974 (BGBl. I. S. 469). Ausübung der Heilkunde ist jede berufs- oder gewerbsmäßig vorgenommene Tätigkeit zur Feststellung, Heilung oder Linderung von Krankheiten, Leiden oder Körperschäden bei Menschen, auch wenn sie im Dienst von anderen ausgeübt wird (§ 1 Abs. 2 HPG).

2

Die Berufsausübung ist eingeschränkt; Heilpraktikerinnen und Heilpraktiker sind insbesondere nicht befugt,

2.1 Geburtshilfe zu leisten (§ 4 des Gesetzes über den Beruf der Hebamme und des Entbindungspflegers vom 4. Juni 1985... zuletzt geändert durch Gesetz vom 27. April 1993...),

2.2 Untersuchungen auf Geschlechtskrankheiten und Krankheiten oder Leiden der Geschlechtsorgane sowie ihre Behandlung vorzunehmen (§ 9 des Gesetzes zur Bekämpfung der Geschlechtskrankheiten vom 23. Juli 1953... zuletzt geändert durch Gesetz vom 2. August 1994...),

2.3 meldepflichtige übertragbare Krankheiten zu behandeln (§ 30 in Verbindung mit § 3 Abs. 1 und 2 des Gesetzes zur Verhütung und Bekämpfung übertragbarer Krankheiten bei Menschen (Bundes-Seuchengesetz... zuletzt geändert durch Gesetz vom 25. Mai 1995...),

2.4 verschreibungspflichtige Arzneimittel zu verordnen (§§ 48, 49 des Gesetzes über den Verkehr mit Arzneimitteln in der Fassung vom 19. Oktober 1994...),

2.5 Betäubungsmittel zu verordnen (Verordnung über das Verschreiben, die Abgabe und den Nachweis des Verbleibs von Betäubungsmitteln in der Fassung vom 16. 9.1993, zuletzt geändert durch Gesetz vom 24. Juni 1994...).

Anmerkung: Leider ist in 2.2. der Richtlinien die Aufhebung des Gesetzes zur Bekämpfung der Geschlechtskrankheiten durch das Infektionsschutzgesetz noch nicht berücksichtigt. Das Tätigkeitsverbot für HeilpraktikerInnen steht in § 24 IfSG, abgedruckt auf S. 231.

Hygiene-Verordnung des Landes Baden-Württemberg

Verordnung der Landesregierung und des Sozialministeriums
zur Verhütung übertragbarer Krankheiten (Hygiene-Verordnung)
vom 15. Januar 1996 (GBl. Baden-Württemberg S. 74)
Auszug

§ 1

Wer berufs- oder gewerbsmäßig Tätigkeiten am Menschen ausübt, bei denen Erreger einer durch Blut oder andere Körperflüssigkeiten übertragenen Krankheit im Sinne von § 1 des Bundes-Seuchengesetzes übertragen werden können, unterliegt dieser Verordnung. Dies gilt insbesondere für die Akupunktur, die Ausübung des Friseurhandwerks, die Fußpflege, die Kosmetik sowie für Tätigkeiten wie das Ohrlochstechen und das Tätowieren.

§ 2

(1) Wer Tätigkeiten im Sinne des § 1 ausübt, ist zur sorgfältigen Beachtung der allgemein anerkannten Regeln der Hygiene verpflichtet.

(2) Wer Eingriffe durchführt, bei denen eine Verletzung der Haut vorgesehen ist, muß vorher seine Hände reinigen und desinfizieren sowie die zu behandelnde Hautfläche desinfizieren.

(3) Geräte, die dazu bestimmt sind, Hautschichten zu durchdringen, sind zu sterilisieren; Geräte, deren Verwendung zu Verletzungen der Haut führen kann, sind nach jeder Anwendung sorgfältig zu reinigen; hat eine Verletzung stattgefunden, sind sie zu desinfizieren.

(4) In den Betriebsräumen dürfen weder Haustiere gehalten noch Lebensmittel hergestellt oder behandelt werden. Das Verbot gilt nicht für Ruhe- und Pausenräume der Beschäftigten. Im Betrieb müssen Handwaschgelegenheiten mit fließendem Wasser, Seifenspender sowie hygienisch einwandfreie Vorrichtungen zum Trocknen der Hände vorhanden sein. Die Waschbecken für das Personal sind zusätzlich mit Desinfektionsmitteln und Hautschutz- und Pflegemitteln auszustatten.

§ 3

(1) Zur Desinfektion dürfen nur Mittel und Verfahren verwendet werden, die entweder von der nach § 10c Abs. 1 des Bundes-Seuchengesetzes zuständigen Bundesoberbehörde auf Wirksamkeit und Unbedenklichkeit für Gesundheit und Umwelt geprüft und in eine zu veröffentlichende Liste aufgenommen oder in der Desinfektionsmittelliste der Deutschen Gesellschaft für Hygiene und Mikrobiologe aufgeführt sind. Für die Hände- und Hautdesinfektion können auch Präparate verwendet werden, die 70 bis 85 Volumenprozent Alkohol enthalten. Zur Sterilisation dürfen nur die vom Robert-Koch-Institut oder von der zuständigen Bundesoberbehörde anerkannten Verfahren verwendet werden.

(2) Über geeignete Desinfektions- und Sterilisationsmaßnahmen berät das Gesundheitsamt.

(3) Hat jemand eine blutende Verletzung erlitten, soll die behandelnde Person diese nicht mit ungeschützten Händen berühren. Zur Blutstillung sind keimfreie Tupfer zu verwenden.

§ 4

(1) Spitze, scharfe oder zerbrechliche Geräte, die bei der Ausübung der Tätigkeit im Sinne von § 1 verwendet wurden, dürfen nur dann mit dem Hausmüll beseitigt werden, wenn sie in Behältern, die eine Verletzungsgefahr ausschließen, in den Abfall gegeben werden oder wenn sie vor der Beseitigung wirksam desinfiziert worden sind.

(2) Abfallrechtliche Regelungen bleiben unberührt.

§ 5

Die Beauftragten des Gesundheitsamtes sowie der Ortspolizeibehörde haben bei der Überwachung der in dieser Verordnung festgelegten Pflichten die Befugnisse gemäß § 10 des Gesundheitsdienstgesetzes vom 12. Dezember 1994 (GBl. S. 663).

§ 6

Ordnungswidrig im Sinne des § 69 Abs. 2 des Bundes-Seuchengesetzes handelt, wer vorsätzlich oder fahrlässig

1. entgegen § 2 Abs. 2 die Reinigung und Desinfektion nicht oder nicht ausreichend durchführt,
2. entgegen § 2 Abs. 3 Geräte nicht nach dem Gebrauch einer sorgfältigen Reinigung, Desinfektion oder Sterilisation unterzieht,
3. entgegen § 2 Abs. 4 Satz 1 in den Betriebsräumen Haustiere hält oder Lebensmittel herstellt oder behandelt,
4. entgegen § 4 Abs. 1 infektiöse Abfälle unbehandelt oder ungeschützt mit dem Hausmüll beseitigt oder
5. einer Duldungs-, Unterstützungs- oder Auskunftspflicht nach § 5 zuwiderhandelt.

§ 7

Diese Verordnung tritt am Tage nach ihrer Verkündung in Kraft. (...)

Gesetz über die Werbung auf dem Gebiet des Heilwesens (Heilmittelwerbegesetz – HWG)
in der Fassung vom 6. August 2004
Auszüge

§ 3

Unzulässig ist eine irreführende Werbung. Eine Irreführung liegt insbesondere dann vor,

1. wenn Arzneimitteln, Verfahren, Behandlungen, Gegenständen oder anderen Mitteln eine therapeutische Wirksamkeit oder Wirkungen beigelegt werden, die sie nicht haben,
2. wenn fälschlich der Eindruck erweckt wird, daß
   a) ein Erfolg mit Sicherheit erwartet werden kann,
   b) bei bestimmungsgemäßem oder längerem Gebrauch keine schädlichen Wirkungen eintreten,
   c) die Werbung nicht zu Zwecken des Wettbewerbs veranstaltet wird,
3. wenn unwahre oder zur Täuschung geeignete Angaben
   a) über die Zusammensetzung oder Beschaffenheit von Arzneimitteln, Gegenständen oder anderen Mitteln oder über die Art und Weise der Verfahren oder Behandlungen oder
   b) über die Person, Vorbildung, Befähigung oder Erfolge des Herstellers, Erfinders oder der für sie tätigen oder tätig gewesenen Personen gemacht werden.

§ 5

Für homöopathische Arzneimittel, die nach dem Arzneimittelgesetz registriert oder von der Registrierung freigestellt sind, darf mit der Angabe von Anwendungsgebieten nicht geworben werden.

§ 11

Außerhalb der Fachkreise darf für Arzneimittel, Verfahren, Behandlungen, Gegenstände oder andere Mittel nicht geworben werden

1. mit Gutachten, Zeugnissen, wissenschaftlichen oder fachlichen Veröffentlichungen sowie mit Hinweisen darauf,
2. mit Angaben, daß das Arzneimittel, das Verfahren, die Behandlung, der Gegenstand oder das andere Mittel ärztlich, zahnärztlich, tierärztlich oder anderweitig fachlich empfohlen oder geprüft ist oder angewendet wird,
3. mit der Wiedergabe von Krankengeschichten sowie mit Hinweisen darauf,
4. mit der bildlichen Darstellung von Personen in der Berufskleidung oder bei der Ausübung der Tätigkeit von Angehörigen der Heilberufe, des Heilgewerbes oder des Arzneimittelhandels,
5. mit der bildlichen Darstellung
   a) von Veränderungen des menschlichen Körpers oder seiner Teile durch Krankheiten, Leiden oder Körperschäden,

b) der Wirkung eines Arzneimittels, eines Verfahrens, einer Behandlung, eines Gegenstandes oder anderen Mittels durch vergleichende Darstellung des Körperzustandes oder des Aussehens vor und nach der Anwendung,

c) des Wirkungsvorganges eines Arzneimittels, eines Verfahrens, einer Behandlung, eines Gegenstandes oder eines anderen Mittels am menschlichen Körper oder an seinen Teilen,

6. mit fachsprachlichen Bezeichnungen, soweit sie nicht in den allgemeinen deutschen Sprachgebrauch eingegangen sind,

7. mit einer Werbeaussage, die geeignet ist, Angstgefühle hervorzurufen oder auszunutzen,

8. durch Werbevorträge, mit denen ein Feilbieten oder eine Entgegennahme von Anschriften verbunden ist,

9. mit Veröffentlichungen, deren Werbezweck mißverständlich oder nicht deutlich erkennbar ist,

10. mit Veröffentlichungen, die dazu anleiten, bestimmte Krankheiten, Leiden, Körperschäden oder krankhafte Beschwerden beim Menschen selbst zu erkennen und mit den in der Werbung bezeichneten Arzneimitteln, Gegenständen, Verfahren, Behandlungen oder anderen Mitteln zu behandeln, sowie mit entsprechenden Anleitungen in audiovisuellen Medien,

11. mit Äußerungen Dritter, insbesondere mit Dank-, Anerkennungs- oder Empfehlungsschreiben, oder mit Hinweisen auf solche Äußerungen,

12. mit Werbemaßnahmen, die sich ausschließlich oder überwiegend an Kinder oder an Jugendliche unter 18 Jahren richten,

13. mit Preisausschreiben, Verlosungen oder anderen Verfahren, deren Ergebnis vom Zufall abhängig ist,

14. durch die nicht verlangte Abgabe von Mustern oder Proben oder durch Gutscheine dafür,

15. durch die nicht verlangte Abgabe von Mustern oder Proben von anderen Mitteln oder Gegenständen oder durch Gutscheine dafür.

§ 12

(1) Außerhalb der Fachkreise darf sich die Werbung für Arzneimittel und Medizinprodukte nicht auf die Erkennung, Verhütung, Beseitigung oder Linderung der in Abschnitt A der Anlage zu diesem Gesetz aufgeführten Krankheiten oder Leiden bei Menschen beziehen, die Werbung für Arzneimittel außerdem nicht auf die Erkennung, Verhütung, Beseitigung oder Linderung der in Abschnitt B dieser Anlage aufgeführten Krankheiten oder Leiden beim Tier. Abschnitt A Nr. 2 der Anlage findet keine Anwendung auf die Werbung für Medizinprodukte.

(2) Die Werbung für andere Mittel, Verfahren, Behandlungen oder Gegenstände außerhalb der Fachkreise darf sich nicht auf die Erkennung, Beseitigung oder Linderung dieser Krankheiten oder Leiden beziehen. Dies gilt nicht für die Werbung für Verfahren oder Behandlungen in Heilbädern, Kurorten und Kuranstalten.

Anlage zu § 12

Krankheiten und Leiden, auf die sich die Werbung gemäß § 12 nicht beziehen darf

A. Krankheiten und Leiden beim Menschen
1. Nach dem Infektionsschutzgesetz vom 20. Juli 2000 (BGBl. I S. 1045) meldepflichtige Krankheiten oder durch meldepflichtige Krankheitserreger verursachte Infektionen,
2. bösartige Neubildungen,
3. Suchtkrankheiten, ausgenommen Nikotinabhängigkeit,
4. krankhafte Komplikationen der Schwangerschaft, der Entbindung und des Wochenbetts.

B. Krankheiten und Leiden beim Tier
1. Nach der Verordnung über anzeigepflichtige Tierseuchen und der Verordnung über meldepflichtige Tierkrankheiten in ihrer jeweils geltenden Fassung anzeige- oder meldepflichtige Seuchen oder Krankheiten,
2. bösartige Neubildungen,
3. bakterielle Eutererkrankungen bei Kühen, Ziegen und Schafen,
4. Kolik bei Pferden und Rindern.

Gesetz zur Verhütung und Bekämpfung von Infektionskrankheiten beim Menschen (Infektionsschutzgesetz – IfSG)

in der Fassung der Bekanntmachung vom 20. Juli 2000 (BGBl. I S. 1045) zuletzt geändert durch Gesetz vom 5. November 2001 (BGBl. I S. 2960)

§ 24
Behandlung übertragbarer Krankheiten

Die Behandlung von Personen, die an einer der in § 6 Abs. 1 Satz 1 Nr. 1, 2 und 5 oder § 34 Abs. 1 genannten übertragbaren Krankheiten erkrankt oder dessen verdächtig sind oder die mit einem Krankheitserreger nach § 7 infiziert sind, ist insoweit im Rahmen der berufsmäßigen Ausübung der Heilkunde nur Ärzten gestattet. Satz 1 gilt entsprechend bei sexuell übertragbaren Krankheiten und für Krankheiten oder Krankheitserreger, die durch eine Rechtsverordnung auf Grund des § 15 Abs. 1 in die Meldepflicht einbezogen sind. Als Behandlung im Sinne der Sätze 1 und 2 gilt auch der direkte und indirekte Nachweis eines Krankheitserregers für die Feststellung einer Infektion oder übertragbaren Krankheit; § 46 gilt entsprechend.

LITERATUR

Zum Thema Heilen

Imre und Dagny Kerner, *Heilen*, Köln 1997.

Jeanne Achterberg, *Die Frau als Heilerin*, Bern/München/Wien 1993.

Barbara Ehrenreich und Deidre English, *Hexen, Hebammen und Krankenschwestern*, München 1975.

Barbara Ehrenreich und Deidre English, *Zur Krankheit gezwungen*, München 1976.

Zum Thema Existenzgründung

Marie und Barbara Sichtermann, Brigitte Siegel, *Den Laden schmeißen. Ein Handbuch für Frauen, die sich selbständig machen wollen*, München 2005.

Luisa Francia, *SteinReich*, München 1993.

Anni Hausladen, Gerda Laufenberg, *Die Kunst des Klüngelns – Erfolgsstrategien für Frauen*, Reinbek 2001.

Birgitt Torbrügge, *Teilzeitselbständigkeit. Das Handbuch für die Kleinunternehmerin*, München 2004.

existenzielle – das Magazin für selbständige Frauen
www.existenzielle.de

Der deutsche Psychologenverlag GmbH, Heilsbachstr. 22, 53123 Bonn, gibt Schriften und Bücher für die Praxis heraus.

Recht, Gesetze, Steuern, Finanzierung

Karl F. Liebau, *Berufskunde für Heilpraktiker*, München, 4. Aufl. 2002.

B. Firgau, *Rechtshandbuch für Heiler*, Weinheim, 4. Aufl. DGH Schriftenreihe Band 1, zu bestellen beim DGH, Steigerweg 55, 69115 Heidelberg.

Hubert Scharl, *Gesetzeskunde für Heilpraktiker*, München, 9. Aufl. 1996 (vergriffen).

Gerd Pulverich, *Psychotherapeutengesetz. Kommentar*, Deutscher Psychologen Verlag, 3. Aufl. 1999.

Günter Jerouschek, *PsychThG, Kommentar*, München 2004.

Holger Meyer, Steuer-ABC für Freiberufler, München, 4. Aufl. 2000.

Steuerinfos für Existenzgründer, Hg. Oberfinanzdirektion Münster, Andreas-Hofer-Str. 50, 48145 Münster

Hermann Plagemann, Michael Klatt, *Recht für Psychotherapeuten,* Frankfurt/Main 1999.

Mechthild Upgang, *Finanzratgeber für Frauen,* Frankfurt 2002.

Helma Sick, *Wenn ich einmal reich wär,* München 2007.

Sozialversicherung

Bundesversicherungsanstalt für Angestellte, *Selbständige in der Rentenversicherung,* Dezernat für Presse- und Öffentlichkeitsarbeit, 10704 Berlin.

Buchführung

Iris Thomsen, *Crashkurs Buchführung für Selbständige,* Freiburg 2003 (leicht verständlich, mit einer Demoversion von Lexware, Lexware ist aber nicht unbedingt empfehlenswert für kleine Unternehmen).

Buchführungsprogramme PC

RoSoft, Zeilweg 4, 97618 Leutershausen, www.rosoft.de, Preis-Leistungsverhältnis gut, leichte Handhabung, wenig Spielereien.

quabach Datentechnik, Heinrich-Krapoth-Str. 18, 51647 Gummersbach, www.rosoft.de, Preis-Leistungsverhältnis gut, leichte Handhabung, wenig Spielereien.

sage KHK, PC Kaufmann Startpaket (Einnahmen-Überschußrechnung); das Programm GS-EAR wurde von sage übernommen (ehemals Gandke & Schubert) Frankfurt/M., www.sage.de, leider nicht mehr das, was es mal war, aber mit Buchführungswissen brauchbar.

LEXWARE buchhalter QuickBooks, Haufe Verlagsgruppe Freiburg, www.lexware.de, viel Spielerei, viel Papier, was man drucken kann (beeindruckend), wird viel unterrichtet, schwerfällig und umständlich. Gehaltsbuchführung brauchbar. Wenn man beim Haufe-Verlag in der Adreßkartei ist, bekommt man viel Werbepost, das ist lästig.

Über die Autorin

Marie Sichtermann, Jahrgang 1944, wurde nacheinander Juristin, Heilpraktikerin, Projektfrau, Berufsfeministin. Seit 1987 ist sie selbständig als Mitinhaberin des Büros „Geld & Rosen, Projekt- und Unternehmensberatung für Frauen" in Euskirchen bei Köln. Beratung und Fortbildung von Frauen in Heilberufen sind ihre Spezialität.

Barbara Ehrenreich/Deirdre English
Hexen, Hebammen und Krankenschwestern
aus dem amerikanischen Englisch
von Ilona Balthazar

120 Seiten, Abbildungen
€D 7,90/€A 8,20/sFr. 14,60
ISBN 978-3-88104-031-0

Frauen waren Ärztinnen, Ratgeberinnen, Pflegerinnen, Pharmazeutinnen, Hebammen, Abtreiberinnen. Warum verloren sie ihre führende Position im Heilwesen an die männliche Medizin?

Birgitt Torbrügge
Teilzeitselbständigkeit
Das Handbuch für die Kleinunternehmerin

120 Seiten
€D 13,90/€A 14,30/sFr. 25,10
ISBN 978-3-88104-365-6

- Wie verträgt sich die Teilzeitselbständigkeit mit den Rahmenbedingungen von Elternzeit, Festanstellung, Sozialhilfe oder Arbeitsamt?
- Welchen Einfluß hat die teilzeitselbständige Tätigkeit auf die bestehende sozialversicherungsrechtliche Absicherung, insbesondere Kranken-, Renten- und Unfallversicherungen?
- Welche Anforderungen müssen gegenüber dem Finanzamt beachtet werden?
Das Buch informiert jede Teilzeitgründerin darüber, welche Regelungen sie betreffen, wo diese zu finden sind und von wem sie weiterführende Auskunft erhält.

Verlag Frauenoffensive

Luisa Francia
SteinReich

120 Seiten mit 64 Orakelbildern zum Ausschneiden
als Schutzumschlag
€D 14,90/€A 15,40/SFr. 26,80
ISBN 978-3-88104-239-0

Um Frauen Zugang zu Geld zu verschaffen, gibt dies Buch respektlose Anleitungen und kühne Rituale für fortgeschrittene Träumerinnen und macht Lust auf spielerische Verwandlung von Substanzen aller Art.
64 I-Ging-kompatible Orakelsprüche und 64 von der Autorin gezeichnete Orakelbilder zum Ausschneiden helfen bei der Suche nach dem richtigen Umgang mit Geld.

Barbara Sichtermann, Marie Sichtermann,
Brigitte Siegel
Den Laden schmeißen
Ein Handbuch für Frauen,
die sich selbständig machen wollen

280 Seiten
€D 19,90/€A 20,50/SFr. 34,90
ISBN 978-3-88104-372-4

Dies ist der Ratgeber, der Gründerinnen auf dem Weg zur Umsetzung ihrer Ideen Mut macht und Antworten auf alle Fragen gibt. Dabei wird die Theorie immer wieder an praktischen Beispielen überprüft und anschaulich erklärt.
Auch die, die sich schon selbständig gemacht haben, finden aktuelle und sachkundige Begleitung, wenn sie ihren Laden so richtig zum Laufen bringen wollen.

Verlag Frauenoffensive